增訂
三版

健康、疾病與醫療

醫療社會學新論

葉肅科　著

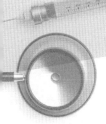
三民書局

國家圖書館出版品預行編目資料

健康、疾病與醫療：醫療社會學新論／葉肅科著.－－增訂三版五刷.－－臺北市：三民，2024
　　面；　公分
參考書目：面
含索引
ISBN 978-957-14-5995-0　（平裝）
1. 醫療社會學

410.15　　　　　　　　　　　　　104000940

健康、疾病與醫療：醫療社會學新論

作　　者	葉肅科
創 辦 人	劉振強
發 行 人	劉仲傑
出 版 者	三民書局股份有限公司 (成立於 1953 年)

三民網路書店
https://www.sanmin.com.tw

地　　址	臺北市復興北路 386 號　　（復北門市）　(02)2500–6600 臺北市重慶南路一段 61 號 (重南門市)　(02)2361–7511
出版日期	初版一刷 2008 年 6 月 　　　　⋮ 增訂三版一刷 2016 年 1 月 增訂三版五刷 2024 年 9 月
書籍編號	S541300
I S B N	978-957-14-5995-0

增訂三版序

安寧照護：臨終關懷與四全照顧服務

安寧照護是一種積極治療的態度以緩和身體不適，讓患者安詳且有尊嚴地走完人生最後的旅程。同時，它也讓家屬能順利度過死亡所帶來的悲傷期，達到平靜、安寧與生死兩無憾之目的。因此，安寧照護的發展可說具備「四全照顧」之特色：

㈠全人照顧：是指身、心、靈的整體照護。在一般病房中，僅注重病患身體的照顧。然而，對於癌症末期的病患來說，他們不僅需要照護身體症狀，也需要照護其心理、靈性與家庭的問題。由此觀之，這的確是一種全人照顧。

㈡全家照顧：意指不僅需關心病患，也要關懷家屬。當病患最終走向死亡時，它是整個家庭，甚至是全家族的大事。作為照顧病患的家屬，他們也可能出現生理、心理與悲傷等問題。因此，安寧照護不僅需照顧病患，也要照顧家屬。

㈢全程照顧：亦即整個過程中，照護者需陪伴病患行至臨終，並且輔導家屬度過低潮。特別是當病患死亡後，還要做家屬悲傷的輔導。這可讓病患家屬的創傷降至最輕，不致於產生某些後遺症。

㈣全隊照顧：係指結合專業醫療團隊的照護工作，其成員主要包括：醫生、護士、心理師、社工師、志工、物理治療師、職能治療師、營養師與宗教人員等，共同照顧病患及其家屬。

未來，健康照護專業者（尤其是健康照護社工員）可抱持更積極且主動的態度加入安寧照護醫療團隊，這不僅可讓醫療機構內部的高層更進一步認知到健康照護專業者間之合作的重要性，也能讓健康照護社會工作在醫療團隊的合作關係中，發揮專業性與預防性之功能。唯有如此，方可提升健康照護專業者的專業地位，並使病患

及其家屬皆能獲得最佳的醫療團隊照護與支持。此外，也有人認為：隨著健康照護社會工作績效的展現與受重視，未來，醫療機構的醫療團隊需要專業社工員的機會明顯增加。因此，健康照護社工員應更積極地參與安寧照護醫療團隊之運作。畢竟，《安寧緩和醫療條例》修正後，健康照護社工員即有了新任務，與醫療團隊成員較密切的互動，也更能發揮社會工作的專長。未來，健康照護社工員需更具創意地研擬照護服務方案。據此，當可對健康照護社會工作帶來相當正面的意義。

在本書增訂二版的第五篇〈醫療權力關係：結構與互動〉中，我們分別探討了「醫療職業：權力結構與位階變遷」以及「醫病關係」，但我們並未提及醫生、病患與家屬間的關係。顯然地，這不僅無法瞭解健康、疾病與醫療照護間的關係，也可能忽略專業醫療團隊間的合作關係。因此，本書利用增訂三版的機會，適時加入〈老化照顧服務：安寧照護〉一章，不僅可考慮老化照顧服務對專業醫療團隊的挑戰，也能檢證安寧照護對病患個人及其家屬之健康與福祉的意涵。

一直以來，本書試圖整合傳統醫療社會學的核心理念，並適時融入新近的身體、健康與疾病社會學文獻的某些論點。據此，增訂三版較大幅度的改變包括：

㈠新增第十四章〈老化照顧服務：安寧照護〉：據此，第五篇〈醫療權力關係：結構與互動〉乃包括第十二章至第十四章所關注的醫療權力關係議題，它們牽涉到醫療職業的權力結構與位階變遷、醫病關係，以及專業醫療團隊的安寧照護服務之合作關係共三個重要議題。

㈡延伸「問題與討論」單元：本書再版時，即在每一章的最後增加「問題與討論」單元，題目約 5 題左右。然而，增訂三版後，某些章節已做局部性的修改，因此「問題與討論」單元也延伸為 6-7 題。我們希望讀者在讀完每一章後，都能針對該章內容進行思考，以加

深印象與達到反思之效果。

　　(三)補充各章關鍵詞彙之內容：在全書的相關章節中，我們會盡可能增補與健康、疾病、醫療有關的關鍵詞彙，以充實增訂三版的內容。譬如說，在三版的內容上，我們已適切地將安寧照護、四全照顧、臨終關懷與日常生活醫療化等概念補充為各章節的重要內容。

　　(四)調整書中可用的圖表資料：藉由本書的增訂，讓我們有更新與補充資料的機會，可將相關的圖表資料加以調整。

　　(五)更新本書內文所附列照片：為了讓三版內容更趨活潑且生動，本書內文已將特別附列的數十張照片加以更新。在此，要感謝出版社編輯適時地協助完成此一工作。

　　本書增訂三版的完成，要感謝金門大學健康護理學院的所有同仁，以及一直以來不斷給我鼓勵與協助的師長、友人與學生。內人海娟不辭辛勞替我分擔照護兩位子女之責任，以及學術生涯一路走來的鼎力相助，都讓我有更寬裕的時間可準備本書的增訂工作。本書承蒙三民書局的慨允增訂，尤其是發行人劉振強先生的支持，以及該公司編輯們的多次聯繫與認真校對，都讓作者銘記在心，並深致感謝。增訂三版已完成，尚祈師長與先進不吝指正，期使本書內容更臻豐富與完美。

葉 肅 科

2016 年 1 月
序於金門大學社會工作學系

增訂二版序

健康、疾病與年齡：生命歷程觀點

從生物學與心理學觀點來看，人類生命週期被視為一種包含成長、成熟與退化的自然、普遍與持續過程。雖然健康、疾病與醫療社會學者並不否認生物與心理因素的關聯性，但他們更關注年齡分類的社會與文化層面。晚近，有些社會科學家已開始拒絕「生命週期」的理念，轉而支持「生命歷程」的概念。因為生命週期一詞常用來描繪個人通過許多固定的、明顯以年齡界定為階段的過程。換言之，「生命週期」意味著個人生命是固定的範疇，並假設了一種穩定的社會體系。然而，「生命歷程」概念則顯示：個人是以更彈性的自傳或歷史模式存在於持續變遷的社會體系中。

因此，將生命看作「歷程」的生命歷程觀點可凸顯個人在生命歷程中的選擇權，這比將生命視為個人幾乎無掌控權的「週期」觀點更易於理解。其實，生命歷程可比擬成公車行程，據此，公車牌與搭乘點即代表生命的不同區段。雖然公車總是循著相同路線，但公車站的地點卻可改變。就此意義而言，童年、青年與中年的公車牌與搭乘點會因時而延長或縮短，也隨著地區與文化不同而有差異。從生命週期的角度來看，個人在人生旅程的每個階段會扮演不同的角色與地位；然而，生命歷程觀點卻告訴我們：人生旅程階段的長度與模式是受到個人、社會、經濟與文化因素的影響。

在本書初版的第三篇〈醫療服務對象：健康與社會地位〉中，我們分別探討了健康、疾病與社經地位、性別、族群和生活方式間的關係，但我們並未提及健康、疾病與年齡間的關係。顯然的，這不僅無法瞭解健康、疾病與生命歷程間的關係，可能也忽略健康、疾病與年齡間存在的不平等關係。利用本書再版時，適時加入〈健康、

疾病與年齡〉的章節，不僅可考慮年齡或生命歷程對健康的衝擊，也能檢證年齡或生命歷程對個人健康與福祉的意涵。

一直以來，本書試圖整合傳統醫療社會學的核心理念，並融入更新近的身體、健康與疾病社會學文獻的某些新論點。據此，本書再版的較大幅度改變包括：

㈠新增〈健康、疾病與年齡〉一章：本書再版全書計有六篇十五章，主要新增第八章〈健康、疾病與年齡〉。據此，第三篇〈醫療服務對象：健康與社會地位〉乃包括第五章至第九章所關注的醫療服務對象之健康不平等議題，它們牽涉到社經地位、性別、族群、年齡與生活方式五個主要因素或變項。

㈡增加「問題與討論」單元：本書在每一章的最後均會增加「問題與討論」單元，題目約 5 題左右。其目的是讓讀者在讀完一章後，能針對該章的內容進行思考，進而達到加深印象與反思的效果。

㈢補充各章關鍵詞彙之內容：在全書的相關章節中，我們會盡可能的增補與健康、疾病、醫療有關的關鍵詞彙，以充實再版的內容。譬如說，在再版的內容上，我們已適切的將臨床凝視、醫源病、醫療劊子手、臨床自主性，以及臨床方法等概念補充為各章節的重要內容。

㈣調整書中可用的圖表資料：藉由本書的再版，讓我們有更新與補充資料的機會，也有調整書中相關圖表資料的可能性。

㈤更新本書內文所附列照片：為了讓再版內容更趨活潑且生動，本書內文將特別附列的數十張照片加以更新。如此，不僅可進一步豐富再版的內容，更可讓讀者瞭解到：這些照片也是健康、疾病與醫療社會生活的一部分。

本書再版的完成，要感謝東吳大學社會學系的所有同仁，以及不斷給我鼓勵與協助的師長、友人與學生。當然，我也要感謝內人海娟的鼎力相助，以及不辭辛勞的替我分擔照護兩位子女的責任，讓我有更寬裕的時間可準備本書的再版。本書承蒙三民書局的慨允再

版，尤其是發行人劉振強先生的支持，以及該公司編輯們多次的聯繫與認真校對，均讓作者銘記在心，並深致感謝。惟再版撰寫恐怕仍有疏漏、錯誤或辭不達意之處，是作者的力有未逮。尚祈師長與先進的不吝指正，期使本書內容更臻豐富與完美。

葉肅科

2012 年 2 月 8 日
序於臺北市外雙溪東吳大學

序

　　30 年前，當我們談到健康、疾病與醫療時，可能會想到醫院、醫生、護士、藥品與急救箱。然而，邁入 21 世紀的今天，映入我們腦海的可能是許多不同意象，例如健康食品、健康俱樂部、健康檢查、有氧舞蹈、瑜珈、維他命丸、跑步鞋、芳香治療、民俗治療與另類醫療等。在我們的日常生活中，健康似乎已成為一種文化普遍存在的特色。健康、疾病與醫療明顯受到大眾媒體的高度關注，無論電視、廣播、報紙、雜誌與錄影業莫不投入相當大的篇幅、時間與人力來報導這些相關議題。因此，有關健康、疾病與醫療的資訊與知識不再只是健康或醫療專家的財產或專利。至少，每個庶民均有其健康與疾病的生活經驗，也都有他們自己的某些醫療知識。

　　健康與疾病的研究不僅是醫療實務的研究，也牽涉到社會層面的關聯。疾病是一種基本的人生經驗，也是所有社會均需克服的難題。在不同社會裡，疾病的界定與管理提供一種對一般社會類屬與過程之洞察。再者，疾病並非隨意的分布，而是社會的分布。藉由疾病的社會分布之探討，我們可深入瞭解不同社會的資源與權力分配。在現代社會裡，處理健康與疾病問題的醫療科層制或機構往往構成國家與私人（或公民社會）醫療支出的主要面向。這些機構、醫療人員，以及醫療體系支出模式的分析，也提供我們檢證不同社會的經濟資源與政治結構的另一種關注點。

　　本書的目的主要在引介當代健康、疾病與醫療社會學的一些新知與重要辯論課題。這樣的一本書並不試圖提供讀者一種無所不包或徹底無遺的學科領域之解釋，而是要盡可能的概述其晚近新發展，並且設法釐清它們與當代健康、疾病與醫療變遷的關聯性。醫療社會學新論的主要努力之一是：讓我們瞭解社會學對於當代身體、健康、疾病與醫療的理解可做出相當的貢獻。因此，本書試圖整合的

是傳統醫療社會學的核心理念，並且融入更新近的健康與疾病社會學文獻的一些新視野。

本書包含許多相關健康、疾病與醫療的新論題，全書共計六篇十四章。第一章概述健康、疾病與醫療社會學理念，並關注該學科領域內的新近分析與概念轉變。第二章針對健康、疾病與醫療論題，引介與評論七種醫療社會學理論觀點。第三章探討流行病學與社會流行病學，並以三種社會流行病作為論證的範例。第四章討論健康與疾病社會建構，凸顯健康與疾病是社會界定的概念，也是社會建構的結果。第五章至第八章關注醫療服務對象的健康不平等論題，這牽涉到四個主要因素或變項：社經地位、性別、族群與生活方式。第九章討論醫療專業，設法釐清醫療專業的規範、地位與控制。第十章介紹醫療機構供給，不僅讓我們瞭解現代醫院的興起，也對當代醫院進行批判。第十一章與第十二章主要在探討醫療權力關係，分別論述醫療職業的權力結構與變遷，也探討醫生、護士與病患間的醫病關係與護病關係。最後一篇在探討國家健康：醫療全球化論題。因此，第十三章從跨文化與國際社會發展角度探究醫療保健體系，而第十四章則從各國福利國家與社會政策發展視野進行比較健康政策的探討。

由於本書的章節是由實質的一些新醫療論題所組成，因此，各章論題往往會讓它本身具有一獨特的分析取向。譬如說，患病經驗的研究往往採取與個人行動相關的詮釋、現象學與社會建構的探究取向，而健康與醫療不平等現象的研究則主要強調社會結構的分析。我們並不試圖提供任何統一的理論觀點或綜合性的探究取向，而是要讓讀者具備許多不同的理論觀點。因為，對於任何人來說，要廣泛探討和健康、疾病與醫療相關的複雜論題，不同理論觀點是非常重要的。

《健康、疾病與醫療：醫療社會學新論》一書的撰寫適用於社會學系大學部與研究所學生，這可讓他們對於健康、疾病與醫療研究

領域有更深入的瞭解。我們希望：它也是社會福利、社會政策、社會工作、公共政策、文化研究與衛生科學等相關學科學生的一本重要參考書。當然，研究社會科學的醫療專業人員也將發現這是一本實用的書。

　　本書的完成，首先要感謝東吳大學社會學系的所有同仁，以及不斷給我鼓勵與協助的師長、友人與學生，他們是：中央研究院的張炎憲指導教授，政治大學的林顯宗教授，陽明大學的蔡篤堅教授，實踐大學的張火木教授，靜宜大學的李瑞金教授，東吳大學的蔡漢賢教授，聯合大學的胡愈寧教授，臺灣大學的好友古允文教授，以及一群與我一起寫論文的研究生們：鎮州、建名、致安、朝進、海平、淑美、立民、慧鈴、旭伶、敏如、淑琴、俊偉、佳蓁、育如、瑋筠、蕙君、秀川、裕峰與明義等。當然，也要感謝我的內人海娟、家人與岳父母，他們不辭辛勞的替我分擔照護兩位子女的責任，留給我更寬裕的時間以撰寫本書。

　　為了使內容更趨活潑與生動，本書內文特別附列數十張照片。將這些照片放入書中，除了可豐富內容外，更重要的是：它們都是健康、疾病與醫療社會生活的一部分。本書承蒙三民書局的出版，尤其是發行人劉振強先生的慨允出版，以及該公司企劃編輯、責任編輯的多次聯繫與認真校對，深致感謝。惟全書撰寫恐怕仍有疏漏、錯誤或辭不達意之處，這是作者的力有未逮，尚祈師長先進不吝指正。

葉肅科

2008 年 5 月 20 日
序於臺北市外雙溪東吳大學

健康、疾病與醫療：醫療社會學新論

CONTENTS 目次

第六篇　國家健康：醫療全球化

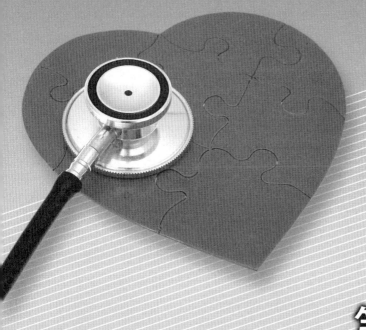

第一篇

導論：
概念與理論

第一章
健康、疾病與醫療社會基礎

對於社會學者而言，醫療是與健康維持和疾病醫治有關的社會制度。他們通常關注健康、疾病與醫療的社會意涵。健康是一種精神、生理與社會幸福的狀態，也是一種健全、穩固與幸福的正面感覺。疾病可以是地方性的或流行性的、急性的或慢性的。生病既是個人的事情，也是社會的產物。社會因素不僅可能影響疾病，疾病也會回過頭來造成社會衝擊。

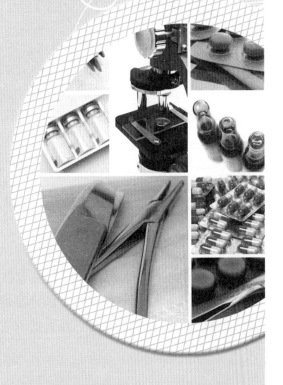

　　在正常情況下，個人總會經歷生、老、病、死。對我們而言，健康與疾病是意義深遠的社會現象，它們可說是生命歷程中的明顯事實。從個人與生物角度來看，此一過程是特別值得深入探究的論題。就特殊疾病來說，某些社會團體似乎要比其他團體更容易罹患或感染。人們遭受病痛或疾病致死的原因，是由社會與經濟發展水準及其不平等模式所決定。醫療保健供給本身是一種權力與文化界定的建構，也是一種藉由理性與技術程序以對抗疾病的過程。

　　本章作為本書導論，因此，特別強調健康、疾病與醫療的社會分布特性與社會基礎。首先，我們透過醫學與社會學專業論述，釐清健康、疾病與醫療概念。其次，我們強調：庶民健康、疾病與患病概念對於健康、疾病與醫療社會學分析的重要性。第三，我們認為：疾病會帶來許多社會影響，人類的健康與疾病和生態與社會環境息息相關。社會因素影響疾病顯現，人類特殊文化脈絡或次文化假定也形塑我們詮釋與回應疾病的方式。最後，本章從現代醫學的興起與醫療社會學的主題談起，再歸結到醫療社會學的發展。我們認為：健康、疾病與醫療社會學的許多重要論題之出現，是對醫學模型典範的回應與批判。這種批判的醫療社會學新論之出現，是促使健康、疾病與醫療社會學向前發展的關鍵。

第一節
專業概念：健康、疾病與醫療

　　在論述健康、疾病與醫療專業概念前，試著發揮一下醫療社會學想像力：你認為自己健康嗎？能否立即回答「是」或「不是」？在回答這個問題前，你可能需要先釐清什麼是健康？的確，在探究健康、疾病與醫療社會學之前，實有必要先釐清它們的定義。

❖ 一、健康的定義 ❖

根據聯合國世界衛生組織 (World Health Organization, WHO) 的說法，健康可界定為：「一種精神的、生理的與社會幸福的狀態。」這不僅是沒有疾病或不受傷害，更重要的，它是一種健全、穩固與幸福的正面感覺。這樣的定義尤其關注心理、生理與社會因素在個人幸福感上的相互影響。如果身體沒有疾病，但心理卻遭到困擾或社會環境是有害的，則良好健康就不可能實現。多數研究顯示：非醫療專業人員傾向將健康視為個人在每天活動中能發揮功用的能力 (Blaxter, 1990; Calnan, 1987; Dubos, 1981)。這並不是說：健康的人可遠離所有健康問題，而是指他們有能力發揮功用，做他們想做的事。

其實，健康的定義是一種個人贊成或認可的健康概念。史密斯 (Smith, 1983) 指出，健康的定義有四種主要類型：㈠**臨床的 (clinical)**：健康被認為沒有患病症狀；㈡**角色扮演或功能的 (role performance or functional)**：健康被看作個人有能力做某些事，而它們又是個人生活的重要環節；㈢**適應的 (adaptive)**：健康被當作個人有能力，而且有效的與物質世界和社會環境彼此互動；㈣**幸福的 (eudaimonistic)**：健康被視為豐富的福祉或高度的幸福狀態。然而，健康的定義可能因為年齡、性別、居住地區與社經地位的不同而有差異。譬如說，鄉村居民並無明確健康概念，因此，強調有能力工作的功能定義是普遍的看法。顯然的，個人的健康定義強烈的影響健康促進的生活方式。幸福的健康定義是與健康行為的促進具有正相關，也與人際支持和緊張管理相關聯，而臨床的健康定義則與較少的運動頻率有關。

另一方面，不同學科或研究領域對於健康定義也有不同看法。林芸芸 (1982) 在〈健康指標之探討〉一文中，綜合整理出不同學科或立場的健康看法：

㈠**醫學觀點**：健康重點在發現疾病，並減少疾病；

㈡**預防醫學與公共衛生學觀點：** 健康焦點在於預防疾病，人們需透過各種方法來消除環境中的有害因素，並盡可能減少自己在環境中感染有害因素；

㈢**經濟學觀點：** 健康重點在去除一切導致生產與經濟損失的因素，強調醫療保健是消費者權利，並試圖以成本效益方式凸顯醫療保健的使用情形；

㈣**哲學觀點：** 強調潛力的存在，健康重點是充分發揮能力與實現自我，也是心理衛生最常倡議的論點；

㈤**生態學觀點：** 健康重點強調人類及其整體生態環境的互動關係，個人只是整體生態環境中的一環；

㈥**超生物體系觀點：** 個人是一個體系，它與自然環境的調適與作用具有內在限制與特性。健康是正常的成長與發育，而疾病則是環境中必然存在的成分；

㈦**人道立場：** 健康是人類努力的重點，教育、兒童福利與社會福利的改善均以此概念為基礎。

❖ 二、疾病、患病與生病 ❖

當病患去看醫生時，總是帶著某種擔憂或不安的心情。醫生的工作是替病患診斷，亦即將醫療分類或命名應用在病患的問題上，再將身體不適轉換成一種疾病。一般而言，醫生專業地位的來源主要置基於此種特殊技能。因此，要知道疾病名稱，通常就意味著：要知道如何醫治它，並進一步預測它的可能結果 (Robertson, 1989: 303)。在探究健康、疾病與醫療保健的社會層面上，社會學者認為：**疾病 (disease)**、**患病 (illness)** 與**生病 (sickness)** 這三個概念可做基本的社會學區分。「疾病」是一種客觀的、醫療診斷的身體病理或病狀，例如鉛中毒、細菌或病毒感染的傳染病，或癌症。「患病」是一種個人主觀的不適感，亦即某人覺得自己是不健康的。「生病」則指社會接受或認定身體不好或不舒服者的情況，例

如公司員工或學校學生會被允許請假在家「養病」。換言之，疾病是一種生物現象，它是某人「**害有**」(has) 一種病。患病是一種心理現象，它是某人「**覺得**」(feels) 自己不健康或有病。生病則是一種社會現象，它是某人「**扮演**」(acts) 生病角色，或行為舉止以生病者的方式展現 (Twaddle and Hessler, 1986)。

　　我們不僅可輕易看出：疾病、患病與生病的不同，也可瞭解：其中一項的存在不必然意味著其他兩項的存在。個人可能沒有疾病，但卻覺得自己不健康(例如受心理影響的患病實例)。或是個人可能有一種疾病，但卻不覺得不健康 (例如未查出腫瘤的實例)。或是個人可能覺得不健康且害病，但他人卻不認為是生病 (例如他人並不接受自我聲稱不健康的情況)。就某種意義而言，醫生與病患間的互動是由病患對病情的訴說與醫生對疾病的檢查或診斷所構成。據此，醫生若發現疾病，則他們便從社會眼光證實或確定病患生病的正當性或有效性 (Robertson, 1989: 304)。要言之，這三種概念經常密切相關，並受到性別、年齡、族群、社會階級與次文化等社會因素的影響（林瑞穗譯，2002: 393）。

　　就醫療角度來看，**症候** (signs) 與**症狀** (symptoms) 是有差異的。對於醫生而言，此一區別是清楚的。然而，對於病患來說，可能是不能理解的。「症候」是客觀的特色，醫生可透過臨床試驗，或藉由病患的檢查，例如心率、皮膚損傷或血膽固醇層次的檢查而查出。「症狀」則是主觀的特色，醫生只能透過病患的報告而間接得知，例如暈車反胃、胃痛或虛弱等。病患可能把他們的症狀看得比他們的症候更重要，他們甚至可能並不知道症候的情形。然而，醫生則較關注症候，在他們看來，症候是較可靠或更確

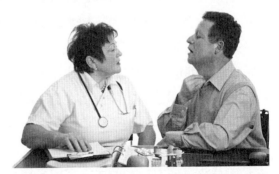

　圖 1-1　在醫療互動關係中，因對症候及症狀的關注焦點不同，醫生和病患常有雞同鴨講的感覺。

實的。顯然的，在醫病互動關係中，往往充滿混淆與誤解的機會或可能性
(Robertson, 1989: 304)。

❖ 三、醫療、醫療化與社會醫療化 ❖

健康與醫療是密切相關，但並非完全相同。**醫療 (medicine)** 是一種
提供科學診斷、醫治與疾病預防的制度化體系。其強調的是：個人可能
因某些生理情況與心理狀態而妨礙獲得良好健康。基本上，醫療靠的是
源自物理、化學與生物學等自然科學的知識應用。就美國醫療歷史發展
來看，醫療通常被看作健康失調或反常。當人們患病時，會求醫以醫治
該問題。這種觀點顯示：醫療與健康是有區別的。晚近幾年，**預防醫學
(preventive medicine)** 逐漸興起，也日益成為重要的研究旨趣。它所關
心的是：如何透過與疾病相關的環境和行為因素之修改或變更，以降低
疾病發生。初期，預防醫學關心的是傳染病的瞭解與預防。現在，該學
科也牽涉到慢性病預防，或造成某些病患類型長期罹病的處方用藥習慣
之修改或變更。預防醫學強調：健康的生活方式可預防不健康的發生。
就本質而言，它是健康與醫療的一種合併 (Appelbaum and Chambliss,
1997: 356–357)。

藉由權能的賦與或宣稱，而介入愈來愈多的社會生活領域，有組織
的醫療乃日益擴大其權力。過去，習慣由神職人員、教師與社工員等負
責的工作，現在，則被視為醫生的事務。整體而言，**醫療化
(medicalization)** 這個名詞在文獻著作上蘊含四層重要的社會意涵：㈠**醫
療詮釋範圍持續擴展**：醫療化從健康與疾病角度詮釋人類的某些行為與
心理狀態，進而以醫療化標準衡量個人身心狀態；㈡**庶民自我決定權力
日益損毀**：由於醫療愈來愈介入各種社會生活領域，致使一般民眾也喪
失其自我決定權力；㈢**庶民決定權直接讓渡給醫療技術專家**：在醫療語
言與大眾語言隔閡的情況下,非專家的一般民眾並無能力討論醫療問題,
只能將決定權交給醫療專家；㈣**醫療取向逐漸成為社會控制的工具**：為

了維持社會規範或減輕違反社會規範的困擾，醫療化逐漸脫穎而出，並成為監控或遏止問題惡化的一種社會控制工具或手段（張苙雲，1998: 34；Fulcher and Scott, 1999: 210）。

因此，透過醫療化過程，日常生活的各個領域均被納入醫學權威的範疇下。藉由此一過程，它也體現出四種主要特性：㈠**有愈來愈多的日常生活經驗已被重新界定成需要醫學干預的健康議題**：許多社群討論的主題、宗教領袖與家庭的責任，甚或個人關心的事務，都日益成為醫學專業論述的健康議題。㈡**醫療化命題的早期論述將醫療化看作一種醫學專業有意識延伸其權力與影響力的策略**：自 1970 年代以來，有愈來愈多類似疾病或身心失常的個體與社會經驗被擺入醫學語彙中。於是，社會也鼓勵人們藉由醫學語彙以詮釋日益增加的人類活動範圍，生病的類別則被用來解讀存在的制式問題。㈢**專業主導性的降低與新醫療化形式的興起，已讓醫療化重新被論述成一種更廣泛的文化動態**：在西方社會中，醫學專業均普遍面臨權威與信心之危機，易言之，醫學權威已因醫學專業的去專業化與去技術化而遭到挑戰。㈣**日常生活的醫療化讓個人能理解其困境，並尋求一種認同感**：過去，似乎較會約束醫學對日常生活的入侵；而今，則逐漸試圖將疾病正常化，並尋求以治療性的干預作為界定與賦予個人認同的有效工具（游卉庭譯，2012: 183–201）。

醫療化現象如何產生？綜合而言，可能理由包括：㈠**醫療帝國主義 (medical imperialism) 的結果**：現代醫學為鞏固其利益與權力而逐漸擴張勢力範圍，侵入許多非醫療的生活領域；㈡**專業發展的必然結果與鞏固資本主義市場的必要手段**：醫療領域擴張必須先說服大眾相信各類問題在本質上是醫療問題，並需要醫療諮詢與醫治處理，才能進一步提升醫療專業地位與擴展醫療市場；㈢**傳染病控制成效與醫療服務壟斷**：這不僅使醫學成為主要（甚至唯一）的疾病醫治模式，也讓醫學取得當前的優勢專業地位與醫療宰制權力；㈣**醫療論述與大眾語言隔閡**：藉由醫療問題需保護的名義，使許多社會問題因無法充分與適當對話和討論，而完全依賴醫療方式處理；㈤**醫療問題轉移社會大眾注意力**：當社會問

題被歸因於生物或人格缺陷時，往往轉移社會大眾注意力，也模糊社會問題成因及其可能的社會衝擊（張苙雲，1998: 35–38；Illich, 1976; Zola, 1975）。

隨著醫療專業的逐漸成長與備受重視，其所帶來的社會衝擊也遠超出對抗疾病的科學戰場。有些社會學者指出：我們正經歷一種**社會醫療化 (medicalization of society)** 現象。在此過程，醫療領域已擴展出先前的非醫療生活領域 (Friedson, 1970; Conrad and Schneider, 1980)。換言之，愈來愈多社會領域正變成醫療化，或處於醫療機構及其成員掌控的領域。懷孕、分娩與嬰兒照護是最典型的實例。過去，它們總被認為「**自然的**」(natural)，而非「**醫療的**」(medical) 事。迄今，對低度發展國家的數百萬婦女而言，它們還是非醫療的事。然而，在許多先進工業國家裡，人們似乎自動的假定：這些過程確保了醫療診斷的必要性，甚至醫療介入的正當性。在美國，這種趨勢有四個明顯的指標：

㈠**醫療機構的成長**：20 世紀期間，醫療機構在規模與社會重要性上是穩健的成長。它們不僅消費相當大比例的社會資源，也從其他目標中轉移。醫生、護士與醫院病床數持續的上升，遠超過人口規模的增加速度，而製藥業更成為社會中的最大經濟體制之一。

㈡**生命事件醫療化**：過去，許多生命事件常被認為自然的，但現在，即使它們未涉及「疾病」，也被重新界定為醫療的、可修改的。醫療主張已深入日常生活領域，生育更變成一項主要的與昂貴的醫療事件。生育前，婦女會碰到生育力、懷孕、產前照護或墮胎這類論題；分娩後，她們又需面對產後照護、小兒科，以及一般兒童發展之類的事。

㈢**偏差醫療化**：以前，有許多行為被認為是罪惡的、犯罪的或不道德的，而今，它們則被看作醫療的問題。結果，先前可能被稱為「**邪惡的**」(wicked) 人，現在，則被診斷為「**生病的**」(sick) 人。這意味著：大多數的人應該醫治而非懲罰。酒精中毒、藥物耽溺、兒童虐待、對配偶施暴與強盜等偏差行為大多被醫療化。然而，這些行為沒有一件是自明「**醫療的**」(medical)。它們所以變成如此，只因為醫生，特別是精神科

醫生，成功的聲稱具有支配它們的權威。

㈣**大眾接受醫療化：** 社會醫療化似乎已成為日常生活的一環，並視之為理所當然。人們暗自將許多個人、人際與社會問題當作一種醫療觀點，卻忘了「生病的」(sick) 與「健康的」(healthy) 標誌往往是隱喻的，而非臨床的診斷。若說某人行為怪異，即是輕易冠予他「病態」的污名；而他人行徑是較傳統或慣例的，則說他有一種「健康的態度」。我們學習將許多日常生活的困難視為需要藉由醫治解決的醫療問題：藥丸可幫助睡眠，也可喚醒我們；藥丸可抑制食慾，也可使我們感到飢餓；藥丸可使人保持鎮靜，也可讓人精神振奮。我們依靠醫生證明：某人何時出生、適合服兵役、能夠工作、具有領取身心障礙給付的資格，甚或確認死亡。

社會醫療化絕非圓滿的、無疑的，甚或不容挑戰的。許多批評者指出：一般醫療，特別是精神病學，過分的將它擴展至非醫療領域 (Szasz, 1970, 1986; Torrey, 1974; Clark, 1983)。顯然的，醫生的專業權威正受到病患的挑戰，因為病患的權利要求已被凸顯出來，範圍從知的權利到尊嚴的死亡。話雖如此，但醫療也取得一種令人印象深刻的地位。在現代社會中，它仍然是最優勢的、備受重視的制度。

第二節

庶民觀點：健康、疾病與患病

❖ 一、庶民的健康定義 ❖

對於醫療保健從業者而言，庶民健康概念的社會學分析所以重要有四個主要理由。第一，研究發現有助於瞭解醫病互動關係，因為它可提供一種庶民概念的洞察，而不會被醫療專業視為「不正確」的知識。第二，對於有效推動健康教育與健康促進方案，瞭解庶民的健康維持與疾病預防理念是重要的。第三，庶民健康概念的研究可增進我們對非正式

醫療保健知識的認識，並提升病患在醫療保健脈絡中的地位。第四，大多數醫療保健工作是由庶民履行或實踐，其方式可能是自我保健或親屬與友人照護 (Nettleton, 1995: 38-39)。

在《健康與生活方式》(*Health and Lifestyles*) 的調查報告中，學者 (Blaxter, 1990) 檢證人們如何界定健康。研究顯示：個人對健康有許多不同定義。這些不同定義可分為負面與正面（參見表 1-1），而且是「**本質上競爭的**」(essentially contested) 定義。所謂「本質上競爭的」，意指沒有單一的一致性定義。社會學者皮爾與史考特 (Pill and Scott, 1982)、威廉斯 (Williams, 1992) 也指出：健康定義不僅因個人不同而有區別，也因不同性別、年齡、世代、職業、團體或族群而產生差異。譬如說，中產階級較常使用正面的健康定義；工人階級婦女會狹義的界定健康，例如「健康就是能度過今天」(Calnan, 1987)；年輕人的健康觀點不同於老人的健康理念；一位貌美、有魅力的模特兒看待粉刺問題可能非常不同於職業上非依賴生理吸引力者的看法。

對於一般庶民而言，健康定義可能有不同且複雜的觀點。這顯示：健康定義是相當困難的。健康是「**本質上競爭的**」，因為我們不太可能界定出一個放諸四海皆準的健康定義 (Senior and Viveash, 1998: 6-7)。在社會學研究上，健康的競爭概念所以重要的理由是：㈠要研究健康，可能需要詢問人們：「是否認為自己健康?」㈡健康定義會形塑醫療保健服務供給類型，尤其是受到國內全民健保的影響。

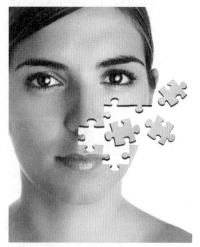

🔵 圖 1-2　對貌美的模特兒來說，粉刺問題的嚴重程度可能甚於任何人。

⬤ 表 1-1　健康的正面與負面定義

負面定義	正面定義
健康是無患病症狀，譬如說，沒有頭疼或背痛。	健康是生理的適當或康寧，例如身體康寧適合於運動。
健康是無一種疾病／身心障礙，譬如說，沒有腿斷或關節炎之類的醫療診斷情形。	健康是心理的、社會的幸福安寧狀態，例如情緒穩定，能克服生活困難。

❖ 二、庶民的疾病與患病解說 ❖

個人不僅會界定健康與疾病，也會試圖解說身體狀態的改變。對於健康、疾病與醫療社會學來說，探討庶民對患病原因的想法所以重要，是因為這些理念會決定或影響個人自我健康擔負責任的程度。有關庶民的疾病與患病解說，國外研究發現有四種基本思考方式 (Chrisman, 1977)。這四種思考邏輯方式是：

㈠**侵入邏輯：** 引證病菌理論與其他物質侵入作為疾病與患病產生的病因。

㈡**退化邏輯：** 把患病詮釋成身體衰弱或退化的結果。

㈢**機械邏輯：** 將患病視為身體結構受到損害或遭遇妨礙的結果。

㈣**平衡邏輯：** 把患病看作身體各部分間或個人與環境間的調和崩解或失去平衡的結果。

健康、疾病與醫療社會學研究顯示：在試圖解釋患病時，大多數的人傾向以多因素的因果關係理論來解說。庶民觀點的疾病與患病理論解說包含特殊疾病與患病認知起源與特性的解說，而這些解說又是透過個人生命歷程的建構。因此，它們也反映出庶民的日常生活經驗。庶民觀點是由生物醫學模型所傳輸，個人是透過直接的醫病互動而獲得知識，或從次級來源，特別是大眾傳播媒體的接觸，或與家人、朋友和同事的談話而取得資訊。雖然庶民理念受到科學醫療知識的影響，但庶民認知也是根據庶民理念與固有治癒傳統來建構 (Clarke, 2001: 35-40)。

當人們談到健康、疾病與患病時，不僅會描繪疾病的症候與症狀，也可能試圖確認出患病原因 (Herzlich and Pieret, 1986)。庶民觀點不但解說患病原因，也為它的發生尋找責任歸屬。研究顯示：某些患病的產生被人認為是個人外在因素所造成，因此，並不在他們的控制範圍內。在此情況下，他們可能認為不需為其身體的不健康負責。現代社會生活的範例之一是：非自願的暴露在與環境污染相關的健康風險中。然而，個人被認為對於維護自我健康負有責任；這是由超出其控制的因素所決定，但卻要個人擔負起維持健康的責任。儘管患病不被認為應受責難，但庶民觀點認為：人們的確該為自己的失去健康而負責。

第三節
疾病、醫療與社會影響

在日常生活中，醫療制度是一種不斷碰觸的制度。俗語說：人吃五穀雜糧，沒有不生病的。人的一生中，疾病與損傷常折磨著我們。直到身體遭到致命襲擊後，終於奪走生命。由於不健康是一種普遍問題，並且影響個人與社會。因此，人類對生病的回應方式往往是社會建構或社會組織的形式。就健康維持或疾病醫治而言，沒有一個社會可將此責任完全歸諸個人。每個社會都有其健康與生病概念，並授權某些特定的人決定誰生病，以及生病者該如何醫治？圍繞此一問題所產生的是長久以來的社會制度，亦即一套穩定的規範、價值、團體、地位與角色。

❖ 一、疾病的社會影響 ❖

疾病會帶來許多社會影響，最明顯的是：它可使社會成員喪失能力，甚至瓦解一個社會。就此意義而言，疾病有一種類似饑荒、地震或戰爭等其他自然或社會災害的衝擊力。與其他現象一樣的，某些疾病現象可能是某個社會持續遭遇的，但在其他社會則可能甚少發生。所謂**地方病**

或**風土病 (endemic disease)**，是指一種總是出現在大部分人口中的一種疾病現象。譬如說，痢疾是食物與水源被污染或傳染的結果；在非洲與印度次大陸的許多地方，它是特有的，而且影響數百萬人。另一方面，**傳染病**或**流行病 (epidemic disease)** 是一種影響重要人口群的一種疾病現象，但在常態情況下，它是不尋常的。譬如說，流行性感冒總是以一種流行形式出現，先襲擊一群人，再傳染給非常高比率的一群人，直到流行週期過去為止。疾病的種類可以是急性或慢性的。**急性病 (acute disease)** 是一種短暫持續的病；一般而言，罹病者不是痊癒，就是死亡。它的主要疾病範例是：痲疹與一般感冒。**慢性病 (chronic disease)** 則是一種長時間的病；病患可能死亡或不會死亡，但通常並沒有痊癒。疾病的主要實例是：糖尿病與動脈炎。

任何疾病的直接衝擊都會影響個人，他們可能覺得不舒適、疼痛、焦慮、閉居，甚或死亡。然而，影響程度可能從個人擴展到家庭、社區與整個社會。一般而言，流行病有某些特別明顯的影響；在某些情況下，它們會毀滅整個社會。14 世紀時，恐怖的鼠疫，亦即眾所周知的「**黑死病**」(the Black Death) 橫掃整個

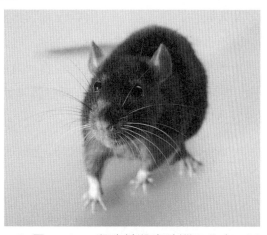

⬤ 圖 1-3　鼠疫曾殺害歐洲三分之一以上的人口。

歐洲，殺害三分之一以上的人口，並動搖中世紀世界的經濟、政治與宗教基礎 (Gottfried, 1983)。1347 年至 1351 年間，淋巴腺腫或稱腺鼠疫的流行病，殺害約 7,500 萬歐洲人。當時，黑死病普遍被認為是神對人的罪惡之懲罰。於是，許多人加入正統派基督教的宗派：自笞派苦修者兄弟會 (the Brotherhood of the Flagellants)，並公然鞭打自己，希望藉此平息憤怒的上帝。在某些社會裡，則以責備猶太人作為替代，轉而燒死所有

活著的猶太人。其實，這種疾病是透過老鼠攜帶的跳蚤而傳染。其後的數個世紀，歐洲仍有許多較輕型的鼠疫發生。現在，雖然全世界，包括美國在內，都有孤立的案例發生，但已屬罕見病例。

其後的幾個世紀，歐洲探險家或探勘者將某些疾病帶入非洲與美洲，致使沒有自然免疫力的原住民因此害病。16 世紀時，天花被一位西班牙士兵帶入墨西哥的阿芝特克社會，致使整個阿芝特克文明為之崩解。類似的流行病也毀滅其他部落的人，例如南非的原住民 Hottentots，他們很快就完全滅絕。雖然醫療也帶來社會進步，但毀滅性的流行病卻仍然威脅現代工業化國家。譬如說，流行感冒病原體依然定期的傳播其因子，產生致命的新式流行病毒。對此，人類的人口群是少有免疫性的，而且即使現有預防接種也是無效的。1918 年，當此種情況發生時，約有 2,000多萬人死亡，這比第一次世界大戰四年期間所有被屠殺的人還多。類似這種流行性感冒的全球循環或再現，可能會再次發生。的確，疾病（包括新形態的疾病）總是跟隨著我們。人類的健康狀態與生態環境息息相關，當環境不斷變遷時，新的疾病傳媒就跟著演化、遷移或再製 (Dubos,1969; McKeown, 1988)。

❖ 二、社會影響的疾病 ❖

正如疾病影響社會一樣，社會因素也影響疾病的顯現。疾病並非隨意的襲擊人類；為何某人或某團體會比其他人或團體更容易變成受害者總有其理由，即使那些理由並非立即顯現的。當然，遺傳學與體質因素在疾病起源上扮演著重要角色，但它們也是和社會與文化因素互動的結果。譬如說，數十年前，新幾內亞有個叫做 Fore 的園藝部落，還遭受到致命的濾過性毒菌所引起的 kuru 腦炎疾病之苦。最初，醫療人員與社會科學家可能並不瞭解：為何 Fore 部落的人會這麼容易感染這種極罕見疾病？但最後，他們找到原因。這種致命的 kuru 腦炎疾病被判明是藉由部落不尋常的文化習俗而傳遞；當他們對其死去的親人表示深度尊敬時，

就會吃下他們。在他們敲開頭蓋骨與準備和進食過程裡，也讓自己暴露於病原體的危險中 (Bingham, 1981)。幸運的，由於另一種文化的影響，亦即西方人非難其食人習俗的干涉，現在，kuru 腦炎已在 Fore 部落間滅絕。

　　像 Fore 部落一樣的，每個社會都有與其文化習俗密切相關的健康與疾病特有模式。美國是世界上心臟病比例最高的國家之一，這樣的問題有部分源自運動的普遍缺乏，加上酪農業產品與紅肉類的動物脂肪高消費所致。明顯不同的，日本有非常低比例的心臟病，部分是因為日本人有魚類飲食偏好勝過肉類脂肪的習性。同樣的，美國源自肺癌、交通意外事故或藥物過量致死的比例也受到吸煙、私有汽車使用，以及藥物濫用等文化習性的影響。採用病患個案史的醫生不僅對「醫療」(medical) 事實感興趣，也對年齡、種族、性別、婚姻狀況、宗教、職業與社會階級等重要社會因素表示關心。理由是：像文化習性一樣的，這些特徵對於個人健康也有強烈的關係。譬如說，年輕人比老年人更可能遭受急性病之苦，而老年人則較容易患慢性病。一般而言，美國白人較黑人健康。單身者較已婚者更容易遭受憂鬱之苦。摩門教禁止喝酒與吸煙，因此，摩門教教徒比非摩門教教徒享有更好的健康。社會階級較高者，個人健康似乎也有較好的情形。人類健康深受自然與社會環境互動的形塑，而上述的這些洞察即形成流行病學的基礎。

❖ 三、疾病的文化回應 ❖

　　當個人覺得不健康時，總會試圖讓身體康復。我們通常會做的是：尋求醫治者的檢查或診斷，但社會學研究顯示：事實絕非如此單純的過程。即使相同的疾病，也未必以相同方式做回應。特殊文化脈絡或次文化假定會影響我們詮釋症狀的方式，但有病時，我們可能求醫或接受不同的醫治。在某個團體中，同樣的身體不適可能被詮釋為施巫術或魔法的結果，但在另一個團體裡，可能被視為「貧血」的案例，而在第三個團體內，則被看作濾過性病毒感染。當然，病患醫治與治癒情形也有相

當不同的結果。甚至是否真的患有某種疾病的問題，也部分取決於社會定義。譬如說，寄生蟲蔓延不必然被詮釋為一種問題。在腸內阿米巴疾病是透過皮膚發生作用的社會裡，被感染者一般並不認為自己「生病」或需要尋求醫治，因為他們的症狀被認為是正常的。

即使個人認定自己有病時，其回應方式也受到文化或次文化假定的影響。學者 (Zborowski, 1969) 發現：有關身體疼痛的經驗，不同的美國族群團體成員有相當不同的回應方式。譬如說，義大利人對於疼痛是非常現在取向的，而且主要關注如何減輕或消除疼痛；另一方面，猶太人是較未來取向的，其所焦慮的是他們感覺怎樣的長期意義。對於疼痛這個主題，兩個團體均自由表達了他們的情感。另一方面，白種、盎格魯撒克遜背景的美國人則傾向較少抱怨或訴說病狀，並且採取一種無偏見的、非情緒的觀點來看待其症狀。

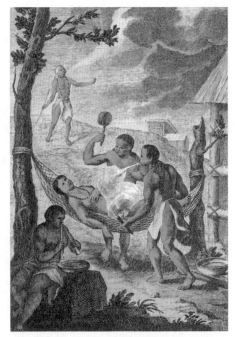

在美國，族群團體的某些成員，特別是印第安人、華人與墨西哥裔美國人，可能轉向他們自己無執照的傳統醫療。的確，人們的求醫行為不僅根據其身體不適或覺得如何不健康而定，文化脈絡或次文化假定也影響人們認定的適切醫治類型。在所有人類社會裡，均有一種社會認可的醫療程序。在最簡單的前工業社會裡，疾病普遍被認為是巫術或其他有害的超俗性或聖靈影響之結果。部落裡的僧人或「**巫醫**」(witch doctor) 扮演醫治者角色，而巫術儀式與草本植物和其他治療法的結合也經常有明顯的療效。

在多元文化的社會裡，求醫行

圖 1–4　不同的文化有不同的求醫方式。圖為 18 世紀的畫作，呈現出美洲傳統部落治療疾病的方式。

為可能有各種不同形式，類別從民俗（或信仰）治療到針灸醫治均有。有些宗教教派成員所以拒絕醫療處置，是因為他們認為：撒旦是疾病的創造者，只有上帝才可治癒它。其他的人則轉向被有執照醫師所輕蔑的民俗（或信仰）醫治者、占星家，以及各種醫治類型的密醫或庸醫。然而，弔詭的是：儘管醫療機構認為它是沒有用的，甚至危險的，但仍然有數以萬計的美國癌症病患尋求以一種黃紅色果核的濃汁來醫治。一般而言，各種另類醫療體系所吸引的對象是對「傳統」(conventional) 醫療表示懷疑的病患。因為對於身體不適的人而言，它可能已毫無作用。因此，個人尋求民俗醫治者的醫治目標可能是盲眼或殘廢的奇蹟醫治，而非求助於淋病或面疱的醫治。總的來說，病患或許在延緩一陣子之後，或在試圖以自我藥物治療不成功的情況下，才會去看醫生，但大多數的人還是會接受醫療專業對疾病的權威診治。

第四節
醫療社會學的發展

19 世紀時，人們大多死於傳染病。20 世紀時，人們的平均壽命延長，但臨終前也較可能患有慢性病。預期壽命延長與慢性病增加引發一些非醫療問題，例如：何謂生活品質？使人們活命的代價是什麼？誰該有資格取得最先進的醫療科技？預防醫學與公共衛生政策是現代醫學的主要特色，但它們也需要醫療知識與社會學理解。的確，現代醫療保健體系不僅具有複雜的組織結構、龐大的預算經費，以及權威的科學知識基礎，也是一種現代社會創造的、意義深長的社會轉變結果。基於這些理由，社會學者認為：要瞭解現代社會的健康與醫療保健體系，不能只單純地審視疾病的生物特性，而是關注更廣泛的社會、文化與經濟力的影響。就此意義而言，現代醫療也凸顯出醫療社會學的重要性。

❖ 一、現代醫學的興起 ❖

　　為了瞭解現代醫療體系與醫療知識的獨特性，實有必要檢證其歷史形成條件，並指認出它不同於傳統醫療知識的地方。在傳統社會裡，健康與宗教領域密切的關聯。因此，治療法的應用常伴隨祈禱與冥想之類的宗教介入。在這樣的社會裡，對個人的瞭解通常是從整體取向來認知。它也意味著：心靈與身體被認為是緊密連結的。根據醫療人類學的說法，傳統醫療知識的疾病理論概可分成兩個體系 (Forster and Anderson, 1978)：

　　㈠個人體系 (personalistic systems)：將生病看作對部分他人、神祇或靈魂造成不敬或觸犯行為的結果。一般認為：心靈或身體生病是靈魂著魔或被糾纏、下詛咒、施巫術或打破禁忌的結果。在這些情況下，治癒常涉及召喚超自然支持、訴諸靈魂世界或從事犧牲活動之類的道士、僧人、巫師或巫醫等專門醫治者。

　　㈡自然體系 (naturalistic systems)：主張個人均衡與調和的需要。當個人的重要質素或力量失去均衡時，生病就跟著來。譬如說，在傳統中醫裡，重要的力量是陰與陽。古希臘人相信：四種「實質」(substances) 或「體液」(humours)：憂鬱／黑膽汁（不開心）、痰（無氣力）、動肝火／黃膽汁，以及血是決定個人體質與人格的要素，也是構成健康與疾病的原因。當這些實質或體液失去均衡時，生理與心理疾病就可能產生。因此，我們會說：某人在人格上是「殘忍的」(bloody minded) 或「冷淡的」(phlegmatic)。在此情況下，治療具有一種恢復調和的自然信仰體系，並且經常是藉由其他調和的刺激。重要的是：在此體系下，並無普遍的治療法。反之，疾病的實際治療對於個人特徵，甚至一年中的時間都變成特有的。

　　現代醫療科學的主要知識基礎在於**生物醫學** (biomedicine)，它的出現只有 300 多年歷史。生物醫學是一種相當晚近的醫療知識形式，具有許

多核心信仰與實際特徵。據此，它與傳統醫學特徵明顯不相同之處在於：

㈠**對於疾病瞭解與治療而言，科學與科學方法是重要的**：反之，傳統醫學靠的是民俗信仰與宗教知識來補充治療，生物醫學卻將這些東西看作迷信，認為它們是有效治療的一種障礙。

㈡**心靈與身體被視為分開的，而且無法彼此影響**：基於這樣的理由，除了患有心理疾病的情況下，病患的情緒與需求在實際治療上被理解成相當不重要的。**臨床凝視 (clinic gaze)** 的概念即屬於一種身體專門論述的一環，而將身體看作一個可被觀察、測量與治療的實體，而且只稍微涉及或完全不涉及個人。

㈢**在生物醫學典範裡，身體就像一部機器**：它是由各系統——神經系統、循環系統與肌肉組織等所組成。醫療介入是以特殊體系作為標的，而不像在較傳統醫學知識中的整體個人。譬如說，循環問題需要循環系統的治療。這種將身體概念化的方式是從科學與理性的思想中發展出來的，並且不限於對受到檢視的部位提出描繪。

㈣**疾病原因是生理的 (physical)，而且可從科學角度解說**：生物醫學需要指認出特有的疾病，並普遍發展出以每一種疾病為標的的、可適用的治療法。這與傳統強調個人及其問題的獨特性，以及疾病的精神起源是明顯不同的。

㈤**生物醫學知識並非孤立結構，而是受到一種特別複雜的社會結構支持**：這些結構包括病患醫治的醫院與診所、有組織且受管制的醫療專業、製藥業，以及各種研究機構。透過複雜的基礎結構，現代生物醫學所執行的工作，顯然不同於傳統醫療保健的社區醫療組織運作。

生物醫學與生物醫學機構的興起，可歸諸韋伯 (Max Weber, 1864–1920) 所描繪的現代社會出現的許多核心過程。基本上，這些過程是眾所周知的理性化、世俗化與分化。**理性化 (rationalisation)** 的最佳解釋是描繪現代科學知識的興起、客觀解釋疾病所需的信念，以及置基於實驗與推理的科學知識。**世俗化 (secularisation)** 描繪現代醫療知識取代有關疾病的宗教信仰之過程。**分化 (differentiation)** 則解釋宗教與醫學的分離，

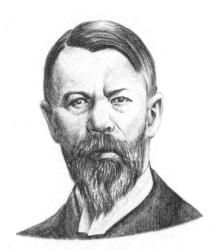

🔵 圖 1–5　韋伯 (Max Weber, 1864-1920)，德國社會學家。

以及特有醫療專業掌控醫療論題的出現。換言之，科學使魔法與宗教的組成要素從**解除魔咒 (disenchantment)** 的過程中能與醫療知識有所區別。這三個過程解說現代生物醫學與科學間的關聯、醫療專業的成長，以及理性科層制組織對於現代醫療的實際向心性。

❖ 二、醫療社會學的主題 ❖

在許多方面，現今醫學和健康、疾病與醫療社會學所關心的論題明顯不同於 30 年前。21 世紀的醫學與社會學將有更多交集，更多研究興趣或共同主題。醫學已改變，這至少有部分是受到社會科學挑戰的影響。當然，它也是因為患病本身的特性正在改變，社會對它的回應亦復如此。20 世紀後半葉，疾病負擔經歷明顯的轉變，主要是從急性的、威脅生命的傳染病轉向癌症、心臟病與糖尿病等慢性的、非立即威脅生命的狀況。晚近，雖然人類平均壽命不斷增加，但這些慢性病狀況也更普遍存在於高齡人口中。因此，我們需要從干預轉向監控，由醫治走到照護。就定義來看，慢性病狀況已無成功干預的餘地，因此，要醫學有改善的反應似乎也是有限的。

當代疾病負擔的原因也在改變，許多人都認為它們是可預防的。現在，抽煙、喝酒、用藥、緊張與運動等生活方式或生活風格因素被認為是影響個人健康的重要因素。住宅狀況、收入、失業與貧窮等則是影響健康的社會結構因素。逐漸地，醫學與社會學共同關注的焦點變成身體與健康，而不再只是疾病、患病與醫療。社會組織對於生理健康與心理衛生的回應漸漸回到社區內，而不是在醫院的機構限制裡。這些健康與醫療保健內部的發展明顯看到的轉變是：從疾病、患病到身體、健康；從醫院、機構到社區、家庭；從急性病到慢性病；由醫治到預防；由干預到監控；從醫療處置到醫療保健；從病患到個人；從被醫治者到醫療使用者；從案主到消費者 (Nettleton, 1995: 11–12)。在某種程度上，這種健康與醫療的當代轉變集體的反映出一種醫療保健的新典範轉變，勢將取代傳統的生物醫療模型。

　　當我們思考這些變遷時，可能會瞭解到：醫學與社會學間有一種日益重疊的現象，它們之間的關注區別也變得愈來愈模糊。在我們瞭解與回應健康與疾病時，這些變遷是已長久存在於這兩門學科間的緊張結果。當然，這些緊張也可能帶來其研究對象的再明確表述。醫學逐漸承認：存在於社會脈絡中的人是有思想的人，而社會學也日益接受：生理的與活生生的身體是研究的重心。這些發展有部分是醫學的優勢論述遭到批判之緣故，它也牽涉到醫療知識的基礎受到挑戰，以及另類健康與醫療解說的內容和特性之出現。這些辯論不限於社會學領域，它們也對醫療實務與醫療保健造成重要影響。顯然的，生物醫學受到挑戰、醫學與社會科學間有更緊密且正式的結合均促使健康政策的明顯轉變。譬如說，現在的醫療保健已從醫院的場域轉向社區的環境；醫療從業人員必須較不具家長式作風的，也更消費者取向的；即使是健康行為的禁止，也應考慮庶民的意見與解說。

❖ 三、醫療社會學的出現 ❖

　　當我們開始論述醫療社會學時，我們並非以「倒敘」的方式來揭露其概念與方法論。反之，我們是透過醫療社會學持續改變的風貌，以及社會如何集體理解健康與疾病的經驗推論來闡明醫療社會學。顯然地，醫療社會學所使用的概念與方法論多半源自主流社會學的理論觀點。然而，在我們探究醫療社會學的出現時，我們實有必要釐清醫療社會學知識上所出現的四個重要問題（游卉庭譯，2012: 16–18）：

　　㈠雖然不同典範會有興衰，但無法反映科學的線性進展過程：換言之，不同典範的轉移似乎無法反映人們是從無知與謬誤進展到真理與知識的線性過程。譬如說，自 1970 年代晚期以來，健康政治經濟學明顯式微，而從 1980 年代早期開始，學界對醫療知識論則愈來愈感興趣。然而，我們並不能只用前者的不足或後者的真實情形作為詮釋的論證。

　　㈡在現實社會中，很難找到各典範的同質性與共識度：1950 年代，並非所有的醫療社會學者均是奉行功能論的教條主義者。同樣地，女性主義的概念與觀點也不限於 1970 年代才影響醫療社會學的整個歷史。要言之，不同理論觀點的影響可能隨著時間、國家、社會學系與學者的不同而有差異，並且形成不同的變化。

　　㈢對醫療社會學的貢獻，愈來愈難以研究者的觀點來分類：近年來，醫療社會學者不僅常從社會學之外的學科做論述，也幾乎不再完全地將自己界定為某個理論觀點的學者。通常，研究者會依其研究命題而實地引用與綜合傳統觀點。在經驗研究上，此種「混搭」的探究取向是相當明顯的。譬如說，雖然難以調和自然主義與實證主義兩種研究方法的知識論假設，但採取「混合法」的支持者則傾向併用量化與質性的資料蒐集方法。

　　㈣係透過更廣泛的健康論述之參與，將醫療社會學傳達給大眾：儘管醫療社會學是從主流社會學而來的產物，並被運用在健康與疾病的經

驗研究上，但其重要性卻只能在學術界、研討會與出版刊物等學術圍牆的背後被看見。其實，醫療社會學並非透過社會理論中的不同支派之建構來居中協調，而是藉由更廣泛的健康論述之參與，進而將健康與疾病所闡明的社會模式傳達給社會大眾。

❖ 四、醫療社會學的發展 ❖

健康、疾病與醫療社會學的論題並不限於正式醫療機構的狹隘領域，它也關注當代社會生活中涉及個人生命歷程之福祉侵害的所有面向。健康、疾病與醫療社會學的發展必須從它與西方醫學主要典範：**生物醫學** (biomedicine) 關聯的角度去理解。健康、疾病與醫療社會學的許多重要論題之出現，主要是針對這種典範的回應與批判。正因為健康、疾病與醫療的社會、文化要素改變與拓展，健康、疾病與醫療社會學的研究領域才為之轉向與變寬 (Nettleton, 1995: 2)。

健康、疾病與醫療社會學迅速成長的一個理由是：它與醫學間存在著一種侷促不安的關係。或許，這種不確定的關係最好能從**醫學中的社會學** (sociology in medicine) 與**醫學的社會學** (the sociology of medicine) 間存在的緊張關係來理解 (Strauss, 1957)。所謂醫學中的社會學，意指符合醫學需求與旨趣的社會學研究。研究議程是專業的與制度的決定，社會學者努力提供的是醫療界定的問題解決。這是醫療社會學在 1950 年代至 1960 年代所具有的主要特色，當時，醫學相當熱中於瞭解與改善醫病關係的動力、改善病患的順從、避免病患以瑣碎的健康問題去困擾醫生，以及確認可能助長疾病的社會因素。

明顯不同的是：醫學的社會學代表一種更批判取向的轉變。其中，較明顯的事實是：庶民觀點而非醫療的健康與疾病論述是特別受重視的、醫療宰制是被認知的、醫療專業的界限是被質疑的，以及醫療組織的機能運作是被進一步細查的。由於這種批判的醫療社會學之出現，也挑戰現代醫學的合法性，健康、疾病與醫療社會學乃發展起來 (Nettleton,

1995: 13)。在這整本《健康、疾病與醫療：醫療社會學新論》裡，我們採取的論述觀點正是這種批判的探究取向。

小 結

　　健康與疾病可視為社會產物，因為健康與疾病的經驗往往受到生活周遭的社會、經濟與文化環境之形塑與影響。健康是一種個人贊成的健康意義或概念，它不僅是沒有疾病或不受傷害，更是一種健全、穩固與幸福的正面感覺。疾病是一種客觀的、醫療診斷的身體病狀。患病是一種個人主觀的不適感，亦即某人覺得自己是不健康的。疾病的概念是置基於病態的醫療界定，而患病概念根據的是常態的社會定義。生病則是社會接受或認定身體不舒服的情況，也是某人以生病者身分所扮演的生病角色。這三種概念經常密切相關，並受到性別、年齡、族群、社會階級與次文化等社會因素的影響。從庶民觀點看來，健康是一種多面向的概念，它可透過許多不同方式來界定。在一般民眾看來，健康可界定為：沒有患病（負面定義）、有工作能力（功能定義）或一般生理適當或康寧（正面定義）。當然，根據年齡、性別與社會階級的不同，健康、疾病與患病的庶民觀點也存有某些變化。

　　疾病會產生許多社會影響，甚至毀滅整個社會。無疑的，人類的健康與生態環境息息相關。當環境不斷變遷時，新的疾病傳媒即跟著演化、遷移或被製造出來。疾病並非隨意的襲擊人類，社會因素也影響疾病的出現。人類健康的形塑是由自然環境與社會環境間的互動所決定，而這種洞察即形成流行病學的基礎。人類的特殊文化脈絡或次文化假定會影響我們詮釋症狀的方式，即使相同的疾病，也可能以不同方式做回應。在多元文化的社會裡，求醫行為可能有各種不同形式。病患在延緩一陣子或試圖自我藥物治療不成功後，才會選擇看醫生，但庶民通常還是會接受醫療專業對疾病的權威診治。要瞭解現代社會的健康、疾病與醫療

保健體系，不能只審視疾病的生物特性，還需關注更廣泛的社會、文化與經濟力之影響。就此意義而言，現代醫療亦肯證醫療社會學的重要性。健康、疾病與醫療社會學的許多重要論題之出現，即是對生物醫學典範的回應與批判。健康、疾病與醫療社會學所以迅速成長的一個理由是：醫學中的社會學與醫學的社會學間的歧異與爭論。這種批判的醫療社會學新論之出現，也促使健康、疾病與醫療社會學的發展。

問題與討論

1. 社會學者如何區別疾病、患病與生病三個概念間的不同？請就你的日常生活經驗或觀察舉例說明之。

2. 醫療化 (medicalization) 此一名詞在文獻著作上蘊含哪些重要社會意涵？醫療化現象又是如何產生的？

3. 庶民對於健康如何界定出負面與正面的不同定義？在社會學研究上，健康的競爭概念所以重要的理由是什麼？

4. 在第三節中，我們討論了疾病、醫療與社會影響間的關係。請你就疾病的社會影響這一方面提出實際的論證例子。

5. 現代醫學的主要知識基礎在於生物醫學 (biomedicine)，你認為生物醫學與傳統醫學特徵明顯不相同之處在哪裡？

6. 在我們探究醫療社會學的出現時，實有必要釐清醫療社會學知識上所出現的哪四個重要問題？

第二章
健康、疾病與醫療：理論觀點

每一種社會學理論觀點都對健康、疾病與醫療保健論題做出貢獻。功能論、衝突論與女性主義從宏觀角度看待健康、疾病與醫療保健。形象互動論與標籤理論從微視觀點關注醫病社會行動者間的互動關係，而後現代主義觀點試圖凸顯論述、合法性與抗拒、零碎或分裂、監督與身體等一套不同議題。社會建構論則認為：健康與疾病既是生物形體的表現，也是社會建構的產物。

本章重點

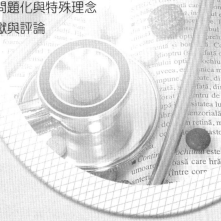

從全球健康角度來看，當前，人們死亡的主因是意外事件、暴力，以及癌症與心臟病等慢性病罹患。所有這些致死原因，大抵受到社會與心理因素影響。在現代工業社會裡，健康失調的醫治需瞭解庶民日常生活及其健康風險間的相互關聯。其中，影響庶民健康最重要的因素是：醫療保健輸送、醫療資源分配優先性、環境風險控制的政策角色，以及職場健康與安全管制的執行。要瞭解這些影響健康、疾病與醫療的社會與政治因素，需借助醫療社會學的研究與理論觀點 (Cockerham, 2001; Weiss and Lonquist, 1994)。

我們可能認為自己患病，但他人卻不以為然。究竟是誰控制健康與疾病的定義？是基於什麼目的？當我們自認或被視為不健康時，影響又是什麼？本章從功能論與衝突論的傳統理論開始檢證，繼而探討晚近的當代醫療社會學觀點。我們意圖提供一種簡要的健康、疾病與醫療社會學理論引介，因為要提供一種全面性的主流社會學觀點的概論已超出本章範圍。在此，我們將探討功能論、衝突論、形象互動論、標籤理論、女性主義觀點、後現代主義與社會建構論如何審視健康、疾病與醫療相關論題。藉由這些主要社會學理論典範的援引，可更深層洞察健康定義與疾病醫治如何受社會脈絡的形塑，也可進一步瞭解不同國家的醫療保健體系及其問題 (Andersen and Taylor, 2006: 539–541; Schaefer, 2003: 473)。

第一節
功能論

根據美國社會學家派深思 (Talcott Parsons, 1902–1979) 的**生病角色** (sick role) 之說法，當個人生病時，其社會角色必須由他人承擔或放任未履行。在後面這種情況下，勢將造成整體社會的緊張。對於社會運作而言，患病發生率即構成一種威脅，因為它可能妨礙個人履行社會認定的正常社會義務。此外，這總有一種危險，亦即某些人可能裝病以免除擔負

某些社會責任。當人們患病時，社會往往會免除其正常「義務」(duties)。如果太多人聲稱自己患病，對社會來說可能是反功能；工作可能因不足而無法完成，裝病次文化或拒絕歸返工作可能因此形成。誠如派深思所指出，健康之所以是功能的不僅來自個人視野，也源於社會觀點：

> 健康的問題直接地涉及社會體系的功能先決條件……當然，幾乎任何的健康定義均包含社會的個別成員之功能需求。因此，從社會體系的功能運作來看，太低的一般健康水準，以及太高的患病發生率均是一種社會反功能。(Parsons, 1951: 430)

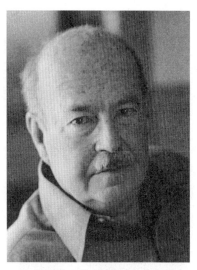

圖 2-1　派深思 (Talcott Parsons, 1902-1979)，美國結構功能學派開創者。

❖ 一、生病角色與醫療功能 ❖

派深思的理論旨趣並不在於患病本身，而在於患病對社會體系的意涵。根據派深思 (1951, 1958, 1975) 的說法，患病是一種社會現象，而非個人的生理屬性。在社會層次上，患病具有潛在分裂影響。在某些脈絡下，它可被看作一種偏差形式，這又需要某種社會控制的形式 (Parsons and Fox, 1953)。因此，社會的重要工作不僅在維持健康與治癒疾病，也決定誰是生病與誰不是生病。在現代社會中，正式醫療保健扮演的一種重要功能是：它可確保病患痊癒後歸返有給工作。在派深思 (1975) 看來，生病角色與醫療專業在患病的社會控制上扮演著重要角色。社會控制機制背後的理念是：藉由偏差行為的消除與既定社會規範與習俗遵守的增

進，可維繫社會體系的穩定性與凝聚力。從社會結構論觀點看來，基於整體社會利益的考量，病患應有迫切求醫的需要以迅速康復。藉此，他們才能履行家庭與職場的正常社會責任。對於個人與社會而言，正式醫療保健均有其功能。在派深思看來，醫療制度有四種主要功能：

㈠**健康維持**：醫療制度具有維持社會健康的明顯與重要功能。這種功能是透過各種方式來履行，例如健康檢查、免疫、健康教育，以及各種公共衛生措施。

㈡**疾病醫治**：每個人的健康都可能出狀況，而醫療制度是社會試圖醫治與治癒疾病的有組織體系。就某種意義上而言，病人總是社會負擔，因此，在盡可能減少這類問題的情況下，疾病醫治的功能是重要的。

㈢**研究與創新**：醫療的一種重要功能涉及疾病起源與傳播的研究，以及外科手術與藥物之類的醫治科技的創新。

㈣**社會控制**：在許多方面，醫療可作為社會控制的工具或動力。第一，醫療提供一種生病角色的認可，以及不允許其他人生病的手段。這可確保病人減輕某些責任，但裝病者則受到社會控制。第二，醫生扮演「守門人」(gatekeeper) 的角色，他們控制各種社會地位與利益取得機會。換言之，他們開立人們的出生、預防接種、因病弱無法工作，以及給予保險給付資格等證明。第三，在某些方面，精神科醫師是社會控制執行者，因為精神病標籤與醫治的威脅可用來抑制各種偏差行為。

❖ 二、受到批評 ❖

功能論傾向關注現有社會結構與維持規律的社會問題，而非直接處理社會變遷的動態關係。據此，由於它的固有保守主義，也受到某些強烈的批評 (Clarke, 2001: 8–10; Robertson, 1989: 306; Senior and Viveash, 1998: 312–313)：

㈠**社會福利與發展是國民健康改善的重要關鍵**：派深思 (Parsons, 1975) 假定：醫療保健體系是一種創造康寧與健康社會的最有效方法，但

麥克翁 (McKeown, 1976) 認為：公共衛生、污水處理、住宅與一般福利之改善是對國民健康最重要的貢獻。這種另類健康模型，即是眾所周知的「社會模型」(social model)。

㈡**西式醫療處置不僅無效，也造成病患傷害：**功能論者假定：人們試圖將自己界定為患病以逃避社會角色，但依利希 (Illich, 1976) 認為，這是因為醫療專業積極尋求將患病標籤強貼在人們的身上。倘若沒有醫療介入，即不會造成傷害。傷害發生是因醫治帶來令人不快的副作用、外科手術期間的技術錯誤，以及聲稱醫療介入（而非降低貧窮或改變個人行為）將改善健康。此種由醫師所造成的傷害，稱為**醫源病** (iatrogenesis)。依利希 (Illich, 1993: 158) 認為，藥物治療、醫師或醫院均是傷害的起因，也構成所謂的「臨床」醫源病。另外，「文化」醫源病則指涉病患對醫學與醫療從業者的依賴，這種**醫療劊子手** (medical nemesis) 的情境可能致使我們不為疾病尋求其他解釋或治療方法。在此情境中，除非進一步依賴醫療介入，否則，醫療引起的傷害會變得難以消除。然而，這又可能造成更多傷害。

㈢**庶民有追求健康的方式，而非只是看醫生：**從庶民日常活動、醫療服務的使用與個人維持健康的方式中，可以發現：他們使用許多另類方式追求健康，例如運動與尋求「民俗」治療等。在他們看來：這是任何其他正式醫療介入無法給予的好處 (Punamaki and Aschan, 1994)。

㈣**病患即使去看醫生，並非總是遵循醫生囑咐或意見：**派深思 (1975) 認為：如果病患想要康復，他們會遵從醫生囑咐或意見，但依利希 (1976) 強調：醫療囑咐或意見可能是一種不利的影響。譬如說，由於藥物或手術失敗而來的副作用，不遵從醫囑反而是一種健康的行為表現。儘管醫生可能把不遵從醫囑視為偏差，但從病患角度來看，他們自己可判斷並區別什麼是有用的與沒用的醫療囑咐或意見。

㈤**「生病角色」概念不適於解釋慢性病與帶來標籤效應：**在醫療社會學上，雖然派深思的生病角色是非常有影響力的概念，但受到批評的主要理由是：第一，他的理論關注流行性感冒等急性疾病，似乎較不適

於解釋癌症之類的慢性病。在此情況下，病人可能必須調整或適應情況，而非努力設法康復。第二，在某些情況下，例如精神疾病、癲癇病或性傳染病，即使病患在康復過程中表現合作，也會帶來某些偏差的烙印或污名化 (Robertson, 1989: 306)。

㈥醫生享有的權力、地位與報酬無法單純從他們的社會貢獻來解釋：反之，它可能是一種職業團體使用許多策略鞏固其職場地位的方法，而且大多基於利益考量。早期的醫界試圖將婦女排除於醫學之外即顯示：男性醫生如何試圖限制女性進入醫療專業的機會，而漫長的醫療訓練期間則可解釋為限制婦女進入醫療專業的另一種手段。

總之，功能論認為：社會主要基於價值共識而群聚在一起。然而，就其共識取向分析社會結構而言，不免過分強調社會規範與社會價值在形成社會凝聚力與生活合作上所扮演的角色。許多批評者即認為：大多數功能論者未能認知與承認社會結構產生衝突的事實，但強制與敵對卻是社會生活的基本特色。這一群批評者當中，衝突論者可說是主要的批評者。

第二節
衝突論

衝突論者認為：許多傳染病造成貧窮國家數百萬兒童的死亡，但只要資源是可使用的，悲劇就不會發生。衝突論者想知道：誰得利、誰受苦，以及誰支配或宰制的犧牲他人？從衝突論觀點來看，醫療保健輸送有明顯的不平等。衝突論醫療觀的兩個基本假設是：一、**良好健康是一項珍貴資源**：和權力、財富與聲望等其他重要資源一樣的，良好健康也往往是不平等的社會分布。二、**資源競爭形塑社會醫療保健體系**：該體系可有系統的組織以降低、維持或增加既有的醫療不平等。然而，還需兩種條件配合，個人享有良好健康的機會才會增加。首先，個人生活條件不要引發疾病。其次，個人要有取得良好醫療保健的機會。較諸缺乏這兩種優勢的人，具有這兩種優勢者往往有更好的健康。

❖ 一、階級與資本主義 ❖

　　事實上，社會總是存有醫療不平等。與其他社會不平等形式一樣的，健康狀況的差異也往往與社經地位的不同有關。從衝突論觀點看來，資本主義社會的固有不平等要為醫療保健的取得機會不平等負責。譬如說，少數民族、弱勢族群、下層階級與老人，要比優勢族群、中上階級與中年人更少有取得醫療保健體系的機會 (Andersen and Taylor, 2006: 539–540; Robertson, 1989: 307)。衝突論探究健康、疾病與醫療社會學的一個重要主題是：醫療保健輸送方式係受到**資本主義邏輯 (logic of capitalism)** 的支配，因此，醫療保健體系可看作商品生產過程的一環。衝突論者主張：我們必須瞭解醫療保健在整個社會中的地位，尤其是現代醫療體系與資本主義需求間的關聯；階級是醫療體系不平等的一種重要決定因素，而醫療體系又與社會壓迫過程相關聯。據此，他們主張：批判醫療體系是不夠的，還需質疑當代資本主義社會的整個結構。有關衝突論的醫療體系觀點，學者們整理出一個有用的摘要。在他們看來，衝突論試圖論證的醫療體系特色為 (Waitzkin, 1983)：

　　㈠**薪資不平等是續存的**：醫生所賺的錢是護士或守衛與門房的數倍。因此，醫療體系可說是使社會其他部分成為階級支配的體系。

　　㈡**少有職業流動的可能**：少有醫生來自工人階級的家庭背景。

　　㈢**財富集中核心機構與醫院**：這反映社會朝向**壟斷資本 (monopoly capital)** 取代市場力量變動的普遍趨勢，也凸顯大公司榨取市場競爭的事實。

　　㈣**透過患病檢定，醫療成為一種社會控制形式**：只有提供勞動力最低限度的健康，才有適當的工人供給以滿足優勢階級的需求。

　　最後這一點由許多衝突論學者加以擴展，他們認為：現代生物醫療信念扮演著一種意識形態的角色。譬如說，健康是從個人履行生產力的角度來界定，而非從社會整體的觀點來看待，因為後者包含個人成長與自我實現的需求考量。這種符合資本主義需求的狹義界定，是為了維持

最低成本的生產勞動力。同樣的，生物醫療強調個人層次的罹病率（患病），藉以隱藏不健康的社會與經濟來源。循著馬克思主義的傳統，衝突論者將資本主義社會的醫療保健體系看作是履行經濟與意識形態的功能。在經濟功能方面，醫療保健部門履行四種主要功能：幫助累積資本、為資本投資（例如製藥廠）提供機會、提供就業機會與有助於吸收任何剩餘勞動力，以及提供服務以幫助維持健康與勞動生產力。支持衝突論觀點的理論者強調：在疾病與患病產生上，資本主義的生產力是相當關鍵的因素，但它卻被強調個人責任勝過一切的健康意識形態所忽略 (Navarro, 1979)。

　　針對不健康的理由，以及不健康與醫療專業間的關係，那瓦柔 (Vicent Navarro) 試圖從各社會階級間的健康不平等做出解釋。他指出，此種持續存在的情況可在統治階級與醫療專業的聯合利益中找到答案；這兩個群體均在不平等的狀態中取得權力 (Navarro, 1979)。對統治階級而言，健康不平等即表示他們與勞工階級所獲得的是不同的生活機會。全民健保之類所提供的醫療照護多半是要勞工階級維持在某個合理的健康程度，亦即一種讓人有能力工作且在病後返回工作崗位的程度。對醫療專業來說，將不健康的要因歸諸個人與生理層面，可強化醫療專業有權為大眾解釋疾病的地位，並促進透過醫學以治病的依賴感。要言之，當統治階級與醫療專業聯合時，醫療專業的支配地位即可獲得維持，勞工也能維持在一個合理的健康程度，進而為統治階級效力。據此，統治階級與醫療專業雙方均達到雙贏的目的（郭寶蓮、黃俊榮譯，2009：18-19）。

　　衝突論者也指出：對於健康與患病來說，社會階級與勞動過程是重要的。在努力賺錢的過程中，資本家剝奪的不僅是工人的勞動力，也是他們的健康。現代工作，特別是普羅階級工作的重要特徵，是無助於健康的。現今，工人少有工作自主性，而且往往在一種污染與危險的環境中工作。在職場上，他們受到威權的控制，執行著單調且重複的工作，而且處於社會孤立的情境。這些情況進一步造成死亡、疾病、焦慮、憂

鬱與失去自尊 (Haralambos et al., 1996)。

　　社會學者弗瑞德森 (Freidson, 1970: 5) 將今日的醫療地位比擬為昨日的國家宗教，因為它對健康與醫療界定，以及疾病醫治，具有一種官方認可的獨占權。藉由「**社會醫療化**」(medicalization of society) 概念的使用，衝突論者認為：醫療制度作為一種社會控制的主要手段有日益強化的趨勢。在衝突論者看來，醫療不僅是一種「**治療的專業**」(healing profession)，也是一種管控的機制。這種社會控制是如何顯現的？第一，晚近數十年來，醫療已相當幅度擴展其專門知識與技術領域。其次，醫療對醫療保健的許多程序保有絕對管轄權而掌握社會控制的機制 (Conrad and Schneider, 1980; Zola, 1972, 1975)。

　　根據衝突論的說法，社會醫療保健體系的組織方式往往反映供給者與消費者間的利益衝突或競爭。與其他體制一樣的，醫療保健體系也反映社會內部的權力關係 (Roemer, 1976; Elling, 1980)。在大多數工業化社會裡，醫療保健被當作一種免費或象徵性收費的公共服務來供給。歷經數十年的演變，美國大型醫療機構與公司的出現，也造成數百億元「**醫療一工業叢結**」(medical-industrial complex) 的成長。在這種體系裡，醫療貨物與服務常以類似家具或設備的方式被販賣 (Relman, 1980)。它主要是由醫療供給者、保險公司、製藥廠與醫療設備製造商所組成。這些機構與組織構成一個強有力的遊說團體以保護既得利益，藉以促進昂貴的醫療程序，並提供一種持續擴張市場的醫療化普遍過程。美國醫療體系的主要缺點是：醫療服務輸送不平等，尤其是數百萬人無法獲得適當的醫療保險，但也不夠貧窮到可獲得公共援助。體系的優點是：醫療自由企業使美國產生世界最廣泛的與技術進步的醫療保健體系。當然，它也創造出世界最昂貴的醫療保健與全球最富有的醫生。

❖ 二、比較與批評 ❖

　　從前面的概述中可看出：共識的結構功能論與健康政治經濟學詮釋

的衝突論是置基於相當不同的社會特性之概念。兩種觀點均視醫療為一種社會控制的制度，有助於規律與穩定社會之形成。然而，當我們審視醫療究竟是為誰的利益著想時，則會發現：兩種探究取向間也有明顯差異。在派深思看來，健康是從社會角色扮演的能力來界定，良好健康被認為是穩定社會的一種功能前提。因此，在努力預防患病、治癒生病與控制生病角色之取得機會上，醫療專業的作為被看作基於社會整體利益的考量。醫療履行的社會功能，是相當不同於衝突論的看法。在此，健康與患病定義被看作受到資本主義優勢或主流意識形態的形塑。為了協助健康的、有生產力的勞動力維持，醫療專業的作為是為了保護資本利益。簡言之，在衝突論觀點看來，醫療服務對象並非一般公眾利益，而是社會的特殊分子，亦即統治的資產階級利益 (Clarke, 2001: 13)。

所有這些觀點均有其批評者，衝突論觀點自然也不例外。譬如說，哈特 (Hart, 1985) 即指出，一般假定：醫療對改善人類健康具有重要影響是值得懷疑的。她認為：「與衝突論的詮釋不同的，醫療其實是助長勞動生產力的降低。」她強調：「自 1948 年以來，一般醫療從業人員為病患開立生病請假證明的數量持續增加，這顯示：英國國民健康服務已毀損勞動力的健康根基，而非改善它。」(Hart, 1985: 641) 至於在資本主義社會的一般健康情形上，一般批評者認為：衝突論的政治經濟學觀點主要忽略生活水準與生命預期的明顯改善，其實是和資本主義的成長與發展關聯 (Reidy, 1984)。話雖如此，但在富裕的資本主義社會裡，社會階級間依然存有健康不平等則是不爭的事實。無疑的，在關注健康不平等論題與健康和廣泛經濟生活間的關聯上，衝突論者的觀點是有用的。然而，許多重要理論與實證論題要解決的仍然是分析的優先性，亦即我們描繪的醫療體系中的權力角色，階級往往勝過族群與性別因素。女性主義者指出：最有益的方式是把醫療視為一種男性權力而非階級宰制的領域。

第三節
形象互動論

形象互動論將關注焦點擺在：人類如何觀看與理解社會世界。該理論方法較注重有關人類行為的解釋，而較少關注社會結構的**宏觀**或**鉅視 (macro)** 要素。與**社會學想像 (sociological imagination)** 一樣的，它的重點也在檢視文化中最普遍的常識與最熟悉的層面，並質疑被視為「自然」與「正常」的事物。形象互動論者主張：在某種程度上，疾病是社會建構的結果。健康與疾病的定義是文化相關的界定，因為某文化的疾病可能是另一文化的健康。譬如說，在相同文化的某個年代，最佳身體意象或理想體型的條件（例如苗條或瘦弱）可能被界定為疾病；20 世紀初，健康的女性被認為是肥胖或豐滿的女性。同樣的，醫療保健體系本身也有一種社會建構的面向。我們看待疾病、醫生與醫療保健體系的行為方式都是社會創造的產物。

形象互動論探究取向的意義在於：理解看似不理性的健康行為。葛拉漢 (Hilary Graham) 對低收入母親的吸煙模式之研究，正好論證了此一事實。研究結果顯示：就某種程度上來說，吸煙是不理性的。因為它違反了「吸煙有害健康」的主流健康理念，並分散或浪費了家庭的有限資源。然而，葛拉漢的形象互動論探究取向係以人類的信仰與意義為脈絡，並在該脈絡中詮釋人類的行為。顯然地，此種另類詮釋讓吸煙行為與日常照料工作產生關聯。因為吸煙行為不僅在母親與兒女間創造出一種「空間」，也讓母親在累人的照料工作之餘獲得「休息時間」。誠如葛拉漢所說：「以母親的日常生活作為脈絡來檢視，則我們可發現：吸煙行為似乎是一種方法。它讓她能面對照料工作上不斷的累人要求，也是一種不需離家即可暫時逃脫的方法。」(Graham, 1993: 93)

❖ 一、醫病互動與社會建構 ❖

在檢證健康、疾病與醫療保健體系上，形象互動論者的關注焦點是擺在醫病互動關係的微觀層次上。他們強調：病患不應總被看作被動的，他們也應被視為經常顯示其強力意圖而看醫生的行動者 (Zola, 1983: 59)。具體表現方式之一是：病患在醫療保健上扮演一種未遵循醫生建議的主動角色。譬如說，儘管醫生囑咐，但所有病患在接受醫療前的一段長時間幾乎有一半已停止接受醫療。有些人故意吃下不正確的藥服量，其他的人甚至未曾使用醫生處方藥。這種不遵從囑咐部分是因自我醫療的盛行，許多人習慣性的自我診斷與自我治療。

社會學者研究發現：至少有 70% 的學院學生曾經在生病的 36 小時內用藥治療自己 (Zola, 1983: 191–192)。雖然許多醫療使用是少有影響的，但這種高比率的自我醫療卻顯示：許多人並非完全依賴醫生的病患。在醫病角色扮演的研究中，形象互動論者指出：相同症狀可能會不同的顯現在各團體成員身上。研究者發現：第一代愛爾蘭裔美國病患有一種低估症狀的趨勢，而第一代義大利裔美國病患則較可能概括且誇大症狀。這些結果提醒我們：醫病互動是發生在一個較大社會脈絡裡，而且受到不同次文化的價值與規範之影響 (Schaefer, 2003: 475–478)。

形象互動論凸顯出許多醫療保健體系的社會建構問題，最明顯的是醫病互動模式。醫療從業人員往往以**嬰兒化 (infantilization)** 的方式對待病患，即使他們是成人，仍會像兒童般的對待他們，並和他們進行「嬰兒式交談」。病

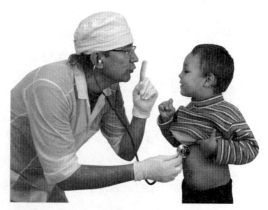

💊 圖 2–2　醫療從業人員往往以嬰兒化的方式對待病患。

患被指派一種生病角色，這種角色是相當依賴醫生與醫療保健體系，也非常像嬰兒依賴父母一般。醫生與護士可能從噓寒問暖的問候語：「今天覺得好嗎?」開始幫助病患。雖然醫生常以他們的名字稱呼病患，但病患總是以「醫師」來稱呼醫生。對於醫生來說，女性病患甚至比男性病患更可能以其名字來稱呼她們。在急診室裡，這些受保護的與嬰兒式的病患可說是普通的事，而少數民族或弱勢族群的病患甚至比其他病患更常以嬰兒式的方法被對待 (Gonzalez, 1996)。

　　形象互動論者的醫療保健體系分析，讓我們更清楚的看到這些問題。這些問題的解決方法之一是：在醫學院裡，應給予醫療保健專業人員此方面的訓練。在少數的美國醫學院裡，這只是剛起步而已。譬如說，在某些醫學院的婦科醫學課程裡，強調的一個社會論題是：當男性婦科醫生處遇女性病患時，應如何展開互動?當她們半裸的躺在檢查桌上，腳後跟放在高架的馬鐙形工具裡，然後雙腿張開，女性病患總覺得相當尷尬、不舒服，甚至受傷害。此外，強烈而刻板印象的社會規範認為：當男人觸摸女性生殖器時，是一種親密行為，但婦科醫學檢查則被認為完全非關個人的事。當男性婦科醫生未能感知女性病患的不舒服或不安時，他們可能因此弄得聲名狼藉 (Andersen and Taylor, 2006: 540–541)。話雖如此，但形象互動論讓我們深入瞭解社會現象之重要層面的兩個好處是：首先，它將焦點擺在「意義」具有爭議的本質上，讓我們清楚地瞭解該門學科的中心為何，亦即質疑那些常被視為理所當然的事物。其次，它將重點擺在社會微觀 (micro) 的層面上，亦即個人與個人、個人與團體間的小型互動上。

❖ 二、受到批評 ❖

　　形象互動論者感到興趣的是：個人賦與自我和他人行為意義的方式。譬如說，醫生如何將觀點強加在病患身上，而病患又怎樣試圖具有醫生診斷的觀點 (Hak, 1994)。對於小規模互動研究而言，不遵從醫囑的議題

已變得愈來愈重要，也日益成為熱門話題。這種小規模互動研究的一個問題是：它無法普遍地歸納或概括研究發現。學者論證：醫生往往使用封閉性的問題要求病患做出非常特殊的回應，但也因此限制病患的貢獻(Bloor, 1976)。就此意義而言，醫生是在醫療專業背景下強加其醫病互動的宰制。就政策意涵來說：形象互動論作為一種教育或指導策略，可鼓勵醫護人員應定期體驗病患的生病角色。

除探討個人看待世界的方式外，社會結構也應被考慮。紀登斯(Giddens, 1991) 認為：要瞭解人類行為，需同時檢證社會結構與個人看待世界的方式。換言之，社會透過社會化形塑人類行為的方式，也影響個人選擇自我行為的方式。每個人都有相當能力做某些選擇，例如是否看醫生。但是，他們的決定是受到社會生活體系之限制。譬如，公車費用成本與無法請假等社會情境都可能阻礙個人看醫生，因此結構與行動都必須檢證。紀登斯的結構歷程化理念顯示：形象互動論並未考慮社會結構的角色。其實，許多議論均肯定形象互動論研究的價值。然而，小規模研究的特性意味著：樣本是小型的，這使它難以聲稱：研究結果可作為較大一群人的代表。另一方面，形象互動論的研究也被批評為缺乏客觀性。因為觀察與訪談是獲得互動資料的重要方法，所以某些批評者認為：訪談者可能以調整問題的方式來獲得想要的答案，被觀察者或被訪談者可能改變行為以符合研究者所要的答案，或隱藏其正常行為。這些與效度論題相關的問題包括：研究是否產生真實資料？這樣的研究是非常難以重複或複製研究來獲得相同結果，這也因而產生研究的信度問題。

第四節
標籤理論

對於某種社會現象，我們的解讀方式、標記詞彙與援引理論，都會對經歷該現象的個人認同與他人回應方式產生影響。1960 年代，標籤理論被探究「正常」與「偏差」是如何透過貼標籤而被定義與強加的理論家所

接受。從形象互動論所發展出來的標籤議題已被應用到健康、疾病與醫療研究。雖然許多醫療宰制的批判是從社會體系的層次與社會團體間的權力關係來論述，但是，微觀社會學者強調：必須更詳細的審視醫療體系內的互動、程序與人們所使用的情境定義。在這些觀點中，標籤理論是最具影響力的觀點之一。在教育與偏差社會學上，也檢證出類似的標籤過程：

一、人們對於自我與他人具有知覺。

二、人們會使用這些知覺去瞭解個人或團體的特徵，例如他們是有罪的、懶惰的或有低度疼痛的門檻。

三、標籤可能深刻影響到個人，而個人又可能遵循該標籤（自我實現預言）或拒絕它。

四、標籤可能改變人們回應個人的方式。

在醫療社會學裡，湯姆斯・謝夫 (Thomas Scheff, 1966) 的有關精神疾病論述之著作，或許是標籤理論的最佳例證。謝夫認為：被歸類為精神疾病者通常是打破視為理所當然行為規則者。譬如說，他們可能在搭乘升降機時，大聲對自己自言自語。其實，每個人都會在不同時間打破規則，但並非每個人都會被認定為精神病患。只有當行為被權威者（醫生或警察）公布或呈報，而權威者也開始標籤或證明該行為時，某人才會變成精神病患。謝夫認為：社會的最邊緣人，是最可能被通報的人，也是最不可能用適當方式提繳所要金額者，例如無家可歸者或單親媽媽的處境即是如此。因此，一旦託付執行，並從收容所釋放，惡性循環便產生。由於收容所的損害經驗與偏差烙印之影響，精神病患乃顯現一種新的人格與認同。於是，其未來行為甚至更可能被詮釋成偏差精神病條件的顯示。在標籤循環過程中，他們再次被貼上標籤、污名化或烙印的機會也明顯增加。

❖ 一、標籤與烙印 ❖

標籤理論的主要洞見在於：首先，它強調偏差並非內嵌於個人行為

中，而是由重要他人所強加的標籤所決定。誠如貝克 (Howard Becker) 所說的：「其實，偏差行為就是人們加上標籤的行為。」(Becker, 1963: 2) 在醫療社會學上，此一洞見的價值是顯而易見的。譬如說，醫療專業人員對其病患所施加的診斷分類與標籤，往往大多是無關生理病症的。其次，標籤理論也引起有關哪個社會團體有施加標籤與鞏固權力的政治問題。正如羅森漢 (Rosenhan, 1973) 的研究所顯示：因為專業知識提供了一種詮釋，並可施加在個人身上。通常，它是一組與個人最佳利益相違背的期待，並且牽涉到貼標籤的過程。

標籤理論者認為：個人被認定為「健康」或「疾病」，常涉及重要他人的社會定義。正如警察、法官與其他社會控制的管理者一樣，醫療保健專業人員（特別是醫生）也有權力界定某些人為「生病」。此外，與疾病有關且再形塑的標籤不僅是我們如何被他人對待的問題，也是我們如何看待自我的問題。因此，在社會生活裡，一旦被貼上重大影響的任何標籤，即顯示生理或心理健康的缺陷。這種標籤的權力宰制，可透過英國社會學者安‧侯羅漢 (Ann Holohan) 的鮮明個人經驗描述而清楚揭露。有一次，侯羅漢去看醫生以醫治她認為源自先前受傷引起的一般胸部感染。然而，醫生卻發現一個腫瘤而告訴她：她可能得了癌症，並建議她到醫院做切片檢查。侯羅漢 (1977: 88) 說：當她離開診所而回到「外面世界」時，她感到這樣的震撼：

> 似乎難以置信的，事情並沒有改變──陽光依然輝煌光亮，路邊的清掃機依舊在蒐集落葉。我坐在我的車上，而無限的驚恐浪潮持續的襲向我。我胡亂地開車回家，極少記得實際的路程。……然而，在我看門診前，我並不是「病人」(sicker)。現在，改變的是：醫生對於我的症狀所給予的醫療標籤的可能性。

回到家裡，侯羅漢試圖否認其疾病的嚴重性。她合理的推論：因為她依然可做家事，因此，她可能並未得到癌症。最後，侯羅漢到醫院去，並

接受切片檢查；結果顯示：她並未得到惡性腫瘤。

　　1980 年代晚期，社會對於愛滋病患者的另一種標籤的權力宰制已變得相當明顯。一旦某人被醫生告知檢查出有陽性 HIV，與愛滋病有關的病原體，病患就需處理這種距離死亡不遠的可能性。因此，病患必須面對的立即與困難問題是：是否應告訴他或她的家人、配偶、情人、友人、同事與雇主？他們會有何反應？其實，人們擔心的是這種致命的疾病會導致他人對愛滋病患者或懷疑患有愛滋病者的偏見、歧視，甚至排斥。於是，愛滋病患者必須處理的不僅是疾病的毀滅性醫療影響，也要處理這種令人擔心與苦惱的社會影響。

　　另一方面，醫療人員間的態度也可能影響 HIV 病患所獲得的醫療品質。多果 (Dougal) 等人 (1985) 研究 128 名醫療照顧者（醫生與護士）間的恐同症（恐懼同性戀者的一種心理症狀）發現：10% 的人覺得感染該病毒者是「罪有應得」(got what they deserved)。對於同性戀者的偏見，似乎是由同志應為其感染愛滋病負責的認知所煽惑。研究也發現：較諸肺癌病患，愛滋病病患被醫療照顧者認為較不負責的、危險的、不幸的與敵視的。研究清楚的顯示：醫療人員可能具有刻板印象或標籤病患的價值觀；這些醫療人員可能採取這些假設，進而造成對被標籤者的不平等照顧 (Senior and Viveash, 1998: 322)。

❖ 二、受到批評 ❖

　　標籤理論往往假設：當個人被貼上生病或精神病患的標籤時，將可能遵循此一標籤。於是，標籤可能被看作相當決定性的關鍵。換言之，它假定：所有的人在被貼上標籤後，都將遵循相同的行為模式。標籤理論所以受到批評，主要是來自其探究取向的決定論。決定論意味著：行為是必然且可預期的。譬如說，將某些人標籤為精神病患可能使他們覺得自己很糟，也可能根據他人看待自我的方式而改變行為。標籤論題常被認為是行為的原因，彷彿標籤實際上造成行為的發生。然而，在相當

程度上，行動者也具有能動性。人們有能力選擇或決定，因而也可以抗拒標籤。這種論點提醒我們：標籤並未必變成社會實相，行動者的主觀能動性不容忽視。

第五節
女性主義觀點

女性主義 (Feminism) 是一個廣泛的概念，它說明社會結構的基礎如何置基於男女間的不平等關係上。一般而言，傳統學科均會強調工業化的效應、支薪工作與政治制度的世界。然而，女性主義者則一再對此種觀點提出挑戰。在她們看來，傳統方法明顯忽略許多重要的社會元素，例如家庭與性別關係。對於傳統學科的假設，女性主義觀點提出了挑戰與質疑。這不僅讓我們更確切地瞭解一般人眼中的社會世界，也知道女性主義觀點對健康與疾病的研究確實做出了貢獻。譬如說，女性主義觀點對性別關係的分析係置基於社會如何建構與維持女性的不平等上。對於此種不平等的解釋，女性主義者提出了一個具爭議的概念：**父權制 (patriarchy)**。就字面上來說，它是指男人支配女人、年長男人支配年輕男人的社會事實。為了瞭解男女生活的區別，父權制概念正好提供一種獨特視野，讓我們可深入地審視女人生活的許多層面（郭寶蓮、黃俊榮譯，2009: 19–20）。

女性主義者認為：現代醫療體系是一種父權制，它是男人支配且為男人利益服務的制度。這種最有影響力的假設性陳述認為：醫療化的主要受害者是女人 (Ehrenreich and English, 1973)。雖然男人支配女人的父權制受到宗教

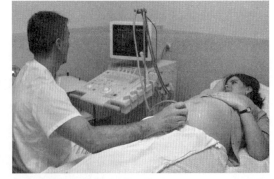

🔴 圖 2–3　你可曾想過, 為何現代女性生產不再找助產婆?

合法性的支持，但現在，它則受到科學知識與醫學論述的支持。他們指出：男性支配的醫療專業將傳統的女性醫治者邊緣化，同時，在醫治與助產術的領域上，男性也侵占傳統技能。藉由將分娩與月經等論題界定為醫療問題，女人不僅失去自主性，也喪失對自我生命與身體的控制權。女性主義者認為：從健康觀點來看，醫療化過程往往是無效的，因為新的介入通常會危害而非改善女人健康。晚近幾年，女性主義者在各種不同領域，包括懷孕與分娩、墮胎、避孕、老化、前月經併發症、飲食與體重，以及精神疾病與憂鬱等領域，均證實醫療化過程對女性身體的影響。

❖ 一、女性身體與醫療化主體 ❖

雖然女性主義者所描繪的經常是一種由上而下的醫療化過程，而且在此過程，醫療科學總支配女人，並使其成為被動或順從的受害者，但也因為她們的需求，女人往往會積極參與這種醫療化過程 (Riessman, 1980)。乍看起來，這種觀點似乎在責備受害者，但值得注意的是：這些需求與想望是受到一套特殊的階級／性別關係之形塑。對於此一論題，女人的避孕討論提供很好的範例。女性主義者認為：避孕提供女人一種新的女性意識，並不要求性被動或擔負母職的角色。它也提供生殖自由，並在父權制社會裡，有能力控制自己的身體。簡言之，女人要求避孕與新科技的發展是受到這種通俗要求的影響或推動。雖然女人從避孕科技的發展與分配中獲得某些自由，但她們也失去其他自由。結果，避孕變成醫療化，並剝奪女人與男人間政治關係轉變的可能性。

為何女人常變成醫療化主體，可能有三個主要理由 (Riessman, 1980)：

㈠**女性身體造成生物過程的外在標誌：** 例如月經與母乳，並不存在於男人身上。這些標誌常使女人成為生物醫療體系下的吸引標的，而且可清楚的測量。

㈡**女人較可能與醫療體系接觸**：她們常陪伴親屬去看病，而且往往比男人更常看醫生。許多醫療問題是伴隨定期的檢查，以尋求生殖體系的可能意涵。定期檢查的結果，也把女人變成強烈醫療關注的對象。

㈢**女人在父權制社會結構上更易受傷害**：這種脆弱性充斥在整個醫療體系裡，主要是男醫生醫治女病患。

除了這些批判外，現代醫療體系也控制女性身體。女性主義者指出：性別不平等滲入醫療專業裡。她們認為：較好的聲望與較佳的給付位置是由男人占有。典型上，女人占有的位置是劣等或下屬的地位，例如作為男人助手或作為病患的「照顧者」(carers)。明顯不同的是：擔任「照顧」(caring) 角色的工作者，例如護士、物理治療師、職業治療學家與言語病理學者往往是女性。

❖ 二、貢獻與評論 ❖

女性主義觀點的優點是：從衝突論者或馬克思主義者的階級不平等探究，並提供一種醫療不平等的另類關注。女性主義者指出：男人支配重要的社會位置（例如顧問醫生），可能顯示父權控制的一種形式。在此情境裡，男人可對女人的醫療保健做出重要決策。有關此種情況，歐克蕾 (Oakley, 1993) 的研究是特別相關的，因為她探討男人控制醫院分娩的管理方式。根據歐克蕾 (Oakley, 1984) 的說法，較諸男人，女人生活受醫療專業制約與控制的程度似乎大得多。就懷孕與分娩來說，此種過去被看作由女人負責照料的「自然」事件已迅速變成醫療介入的焦點。現在，它們主要皆在醫院中進行，並由男人支配的產科醫學所照料。馬克思主義女性主義觀點假設：在資本主義體系下，醫療保健的受惠者是布爾喬亞（資產階級），基進女性主義觀點則提供一種對照看法；基進女性主義觀點認為：在任何經濟體系裡，男女權力差異議題是非常重要的，而許多衝突論者或馬克思主義者，例如那瓦柔 (Navarro, 1979)，並未充分關注此議題。

女性主義觀點的一個主要問題是：它忽略社會中不具醫療保健權力的男性。男性醫師與顧問醫生對醫療保健供給的控制，不僅可能傷害婦女（譬如說，透過避孕用具或避孕藥的推薦可能帶來負面影響），也可能無法滿足男人的健康需求（譬如說，對於攝護腺或睪丸癌的篩選或檢查未公布）。就此意義而言，男人與女人都可能經歷醫療保健體系的問題，而無關乎重要醫療決策者的性別 (Senior and Viveash, 1998: 319)。

第六節
後現代主義

　　雖然工業革命帶來變遷，產生所謂「**現代**」(modern) 社會，但晚近的政治、經濟與社會變遷，則被某些學者視為形成一種「**後現代**」(postmodern) 社會。除了政治、經濟與社會變遷外，後現代主義的特徵是：對於科學作為「**絕對真理**」(absolute truth) 的不信任。根據布希亞 (Baudrillard, 1988) 的說法，「**理性時代**」(age of reason) 的啟蒙運動使人懷疑：上帝創造宇宙，但人們也變得較不信任科學提供的真理，轉而更接受自己對世界的瞭解。後現代主義將關注焦點擺在我們對社會世界的知識是如何被建構的認知，並提供一種批判與質問的方式來瞭解生活周遭的世界。因此，醫學知識的**真相** (reality) 即受到質疑。在後現代主義者看來，醫學知識只是一種思想體系，它只不過是對真實世界提供詮釋的一種版本而已（郭寶蓮、黃俊榮譯，2009: 20）。

❖ 一、後設理論 ❖

　　後現代主義者質疑：對於社會結構與人類行為，各種理論是否真的能提供一種單一理論（後設理論）的解釋。在迅速變遷、零碎不全的世界裡，沒有任何單一理論可被視為「**真理**」(truth)。世界為何零碎不全？此一問題的答案或許在於社會中不同團體的人數上，因為所有的人都有

自己對世界的瞭解與經驗。無論男人與女人、不同族群團體、社會階級
與年齡團體，都生活在不同的社會位置上。這些不同團體可能享有共同
經驗，也可能有著相當不同的經驗。後現代主義者認為：沒有任何單一
理論可解釋廣泛的經驗變異，許多理論也企圖將人們擺在有效的範疇裡。
譬如說，許多社會學者以疾病與死亡率模式來解釋社會階級差異，然而，
在工人階級的內部，可能存有許多不同團體：男人與女人、年齡團體、
族群團體，以及社會位置、職業與教育經驗。因此，後現代主義觀點試
圖認知的是人們零碎不全的經驗。

　　對於患病的生物醫療理論，後現代主義者指出：沒有單一理論／後
設理論可解釋所有經驗。生物醫療觀點認為：患病是因病毒或細菌之類
可確認的因素造成，但後現代主義者並不認為這種觀點可作為唯一合法
的觀點。在某些情況下，理論可能是有用的，但在另一種情況下，卻可
能是不充分的。因此，補充醫學可與生物醫療知識並存。當然，後現代
主義者並未試圖指出：哪個理論是最好的，而是更感興趣於優勢的生物
醫療解釋與補充醫學間的「戰鬥」(battle) 方式，因為每一種醫療解釋都
會試圖取得支配另一種解釋的地位與權力。換言之，所有理論的單純理
念是：透過競爭或對抗以形成認知真理。在零碎不全的世界裡，可能出
現許多相互競爭的理念，只是有些理念會被認為較其他理念更具合法性
而已。

❖ 二、論述、監督與身體 ❖

　　對於後現代主義者而言，權力是重要考量。有關身體的知識也被賦
與權力：具有這種知識者必須確定他人相信它是較高級或優良的，而握
有這種知識者則可發揮控制他人的力量。換言之，醫生可聲稱自己具有
較高級的身體知識，而駁回病患的看法。對於許多人而言，醫療論述往
往意味著身分地位。然而，醫療論述也會醫療化人類的其他情況，例如
過重（肥胖）、傷心（憂鬱）與擔憂（焦慮）。歐克蕾 (1993) 認為：醫療

專業醫療化分娩，使它成為一種醫療問題而非自然過程。現在，女人被鼓勵在醫院而非在家中生產，因為醫療專業反對分娩在傳統的醫院環境之外進行。然而，在這種情況下，究竟保護的是誰的利益？

　　其實，後現代學者並未將科學知識的真理概念當作真理。在他們看來，所有的知識都是人們的創造或建構，只是有些人試圖將其觀點強加於他人觀點上使其更具合法性。由於醫生總是將自己看作擁有合法性知識的人，因此，當他們遇到抗拒時，常會試圖提出一個不容置疑的壟斷真理。所有患病現象是身體內部異常所造成，此種觀點是社會建構的知識，它在許多西方社會的醫療保健體系中已成功的取得地位。病患的選擇補充醫學，又進一步例證優勢醫療知識可能遭到抗拒與挑戰。研究發現：對於癌症末期的病患與選擇非醫療治療法的人來說，這是抗拒患病醫療模型的一種主要形式。醫療專業的信心已下降，病患也選擇醫療解釋之外的民俗方法來瞭解其身體狀況 (Senior and Viveash, 1998: 328)。

　　藉由媒體宣傳，人們可被告知更多醫療或健康觀點。當他們選擇許多不同醫治方式，包括傳統醫學與補充醫學，例如針灸、草本醫學與順勢或類似醫療論時，人們的健康服務經驗可能是更不同的。另一方面，消費社會也助長醫療觀點與醫療保健的零碎不全。如果一般人更習慣於「到處購買藥物」，並從許多機會中做出選擇，則他們可能傾向認為：「到處購買藥物」是對患病最有說服力的解釋。

　　對於傅科 (Michel Foucault) 而言，後現代世界中的監督不必然是由他人施展，而是由個人自我監督來達成 (Foucault, 1973)。美國人透過運動與飲食而達到自我健康促進,促使個人或推動個人監督與管制其身體。現今，人們是以個人主義方式來管制其身體，而非託付國家管制的一種集體主義概念。未來，自我監督可能是一種很好的健康策略。自我診斷器材買來即可使用的數量日益增加：首先是懷孕測試器材，現在，膽固醇測試器材也可在藥房買到。未來，人們可能會被鼓勵購買這些器材而不是去看醫生。如果這項工作由電腦執行的情形持續擴展，則社會可能經歷普遍的自我診斷，這是透過新科技而非醫生診斷的趨勢。一旦電腦

軟體能適切的設計，則人們即可輸入其認定的症狀，並獲得一份由電腦開出的診斷書 (Senior and Viveash, 1998: 329)。

　　後現代身體觀認為：身體不僅是一種有骨骼、皮膚與器官的生理實體，也是一種和人們持有各種觀點相關的文化界定實體，例如理想體型與身材。換言之，我們的身體觀決不限於一種器官的集體（腎臟、肝臟、腦部與心臟）。患病不只是偏離身體的正常機能，也可能有許多不同的意義，遠超出一種單純生物醫學觀點的範疇。過去的肺結核與晚近的愛滋病不只被看作患病而已，人們也將社會意義貼在病患身上，造成他們變成「骯髒」(dirty) 與「不淨」(unclean) 的苦難「侵入」(invade) 其身體。於是，遭受這些烙印的病患可能改變他們看待身體與自我認同的方式 (Sontag, 1990)。就此意義而言，身體不僅是一種皮膚環繞與骨骼支持的器官而已，其存在也形成一種抽象概念。這種沒有器官的身體概念即意味著：它是受到理念與論述的影響，而它們又回過頭來改變人們看待自我身體的方式。

❖ 三、概要評論 ❖

　　後現代主義作為一種認識論，常包含許多不同理論視野。其實，後現代主義觀點絕不能單純界定為某一學派的思潮。誠如後現代主義觀點所強調：並無所謂「絕對真理」，所有知識均是可公開討論或開放修正的。健康、疾病與醫療是一種社會實相，病患的生病過程應置入社會脈絡中。有關我們如何看待疾病與醫療的問題，健康、疾病與醫療的社會實相具有相當的影響力。健康、疾病與醫療社會學中的後現代主義者所以對疾病與醫療觀點感到興趣，或許是因為他們本身也有豐富的疾病與醫療經驗。透過權力／知識的概念探討，以及醫生與社工員等專業者如何監督實務運作，並進一步邊緣化、常態化與描繪病患生病經驗的圖像，傅科學派的後現代主義理論發展乃試圖瞭解健康、疾病與醫療化過程。要言之，後現代主義觀點試圖凸顯一套健康、疾病與醫療的不同議題。這在

檢證醫療保健的某些議題上，例如論述、合法性與抗拒、零碎或分裂、監督與身體等，是相當重要的理念。

對於健康與疾病的研究，後現代主義有兩個主要貢獻。首先，它讓我們獲得一種可挑戰醫學支配地位的方法，以質疑那些表面上科學、真實與客觀的事物；其次，它也讓我們瞭解，知識論述是如何規訓我們的。事實顯示：醫學絕非僅自發性地與臨床治療有關而已。通常，醫療知識與醫療技術的運用結果是讓病患受到制約與控制。誠如畢爾頓等人(Bilton et al., 1996: 424) 所說的：「身體醫療化……需要被理解成一種社會控制的過程。」

然而，若將後現代主義觀點的議題孤立起來看，則可能會模糊焦點，甚至轉移社會不平等的視野或該關注的情境脈絡。因為批評者認為：當政治經濟機器資助大多數疾病與醫療研究而尋求去醫療化、去機構化與更普遍的去照護資金時，則窮人或弱勢族群病患面臨的多半不是不足的問題，而是生活必需的醫療資源之撤除。因此，批評者質疑：社會究竟該提供多少不足的醫療保健給窮人或弱勢族群病患？有關抑制全民健康保險或刪減醫療保健費用的政策，通常並未慎重考慮到年齡、性別、族群、社經地位與生活方式相互影響的可能結果。

第七節
社會建構論

社會建構論的主要貢獻之一是讓我們注意到：健康與疾病既是生物形體，也是社會產物。在非常基本的層次上，患病不僅是一種生理經驗，也是一種社會經驗。重要的是：經驗特性也將視健康與疾病的相關理念如何受到社會形塑與建構而定。因為理念是社會建構的，因此，它也受到文化信仰、社會脈絡、社會性別與社會階級等因素的影響。然而，社會建構論的另一種信念認為：健康與疾病的知識是社會創造的知識。社會建構論對於個人及其生活周遭視為常識的知識不僅採取批判觀點，也

將醫療知識，甚或任何相關主題的科學知識看作「成問題的」。

❖ 一、成問題化與特殊理念 ❖

對於社會建構論者來說，醫療知識是社會建構的。「醫療科學的客體並非其表面所顯現的那樣；人體與疾病的穩定實相其實是『製造』或『築構』(fabrication) 或『發明』(invention)，而非『發現』(discoveries)」(Bury, 1986: 139)。換言之，疾病並非被概念化成等待被發現的自然、生物實體，而是把它們看作涉及發現本身實際行為的社會實踐。誠如學者所指出：「疾病發現的聲稱本身就是社會事件，而且是在社會脈絡中進行。」(Bury, 1986: 145) 對於社會建構論而言，醫療知識的探究取向是一種重要特色。在醫療脈絡裡，為了瞭解合法知識是如何形成的，實有必要探討涉及知識產生或築構的社會事實。在社會建構論看來，「醫療知識不僅是一種描述或疾病與患病的醫治，也可被用來再製與強化現有的社會結構與價值觀。」(Nettleton, 1995: 26) 一種情況是否被標誌為疾病，並非單靠生物事實的存在，而是考量它是否受到社會與政治因素的影響。

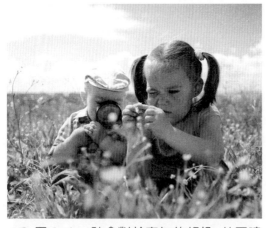

🔵 圖 2-4　社會對於童年的想像，共同建築了當代兒童童年的樣貌，而對醫療亦然。

社會建構論的另一個重要主張或命題是：我們用以瞭解與詮釋生活世界的概念是歷史與文化的特殊理念。童年概念的社會建構，即是很好的範例。在童年社會建構過程中，社會與文化因素扮演著重要角色。在中世紀時，童年並不像現在的看法；早從兒童 7 歲開始，就被當成「小大人」(small adult)。艾瑞絲 (Aries, 1962) 描繪 17–18 世紀時，童

年建構如何成為一種道德的獨立階段，而社會發展也變成歐洲重要文化的一種產物。誠如社會建構論者所指出：「社會建構論並非意味著：疾病是想像的，而是進一步的強調：醫療是一種社會實踐的形式，它觀察、陳述、編纂與瞭解這些病患的痛苦。因此，疾病概念並非必然的、跨越歷史的、普遍的形態，而是反映一種特殊看待世界的方式。」(Morgan et al., 1985: 29)

❖ 二、貢獻與評論 ❖

　　對於健康與疾病的社會學解說而言，社會建構論具有重要貢獻。然而，社會建構論也受到其他學者的批評。其中，最基本的一個批評是社會建構論的固有邏輯性，因為它假定：「所有的」知識，不僅只醫療知識，均是社會相對的建構。在此脈絡下，布瑞 (Bury, 1986: 151) 質問：「如果所有知識都是『論述』(discourse) 的一部分，那麼，社會建構論是怎麼來的？」在缺乏絕對知識或真理概念的情況下，怎樣的聲稱或主張可使社會建構論者所做的解說或論述，會比他們所批判的論點更相關或適當？布瑞 (1986) 指出：這種「相對論問題」(problem of relativism) 若非被某些社會建構論者所忽略，便是未被慎重的加以考慮。

　　顯然的，社會建構論取向的價值在於：它吸引我們關注醫療科學知識成問題的特性。然而，在患病與疾病的醫治上，這並不必然造成此種知識價值的否定。誠如耐勒頓 (Nettleton, 1995: 30) 所主張：「認為所有知識都是社會附隨的說法，並不等於說所有知識均是無價值的。」同樣的，布瑞 (1986: 165) 也認為：「論證醫療成問題的特色並不等於論證它的可省略性。」社會建構論提供給我們的是：知識如何被建構的一種另類解說，它強調：社會利益與社會脈絡如何影響我們所建構的知識樣式。

小　結

　　本章探討各種社會學理論觀點對健康、疾病與醫療保健領域所做的貢獻。功能論、衝突論與女性主義從宏觀角度審視健康、疾病與醫療保健。譬如說，誰從醫療保健體系中受益？是社會整體、中產階級或男人？形象互動論與標籤理論的探究取向屬於微視觀點，關注醫病互動關係。或許，形象互動論與標籤理論和較宏觀的、結構觀點可視為互補的論點。譬如說，醫病互動關係可和衝突論觀點結合，這不僅可凸顯社會內部的權力問題，也可探討宏觀的社會結構。女性主義觀點轉移社會階級的焦點，檢證不同形式的不平等：社會性別差異。女性主義與族群關係的考量，甚至可提供一種更廣泛的健康、疾病與醫療保健觀點。後現代主義觀點主要探討「身體」概念如何影響患病的認知方式、後設理論如何適當解釋所有患病，以及醫療保健體系如何從醫生中心的照護轉向病患的自我診斷與醫治。社會建構論認為：健康與疾病知識是社會創造的。患病是一種生理經驗與社會經驗，它們又受到文化信仰、社會脈絡、社會性別與社會階級等因素的影響。

　　社會學作為一門學科，包含許多不同理論觀點、研究方法與分析傳統。每一種觀點都可提供我們審視社會生活的不同視野，因此，並無所謂「正確的」觀點。社會議題的社會學研究並不提供一種單一的或完全統一的理論觀點。然而，這種缺乏一致性應視為正面而非負面的意義。因為人類社會行為的差異、範圍與特性錯綜複雜，若以為只有一種探究取向可提供社會生活及其運作的瞭解，則可能是一種知識探究的天真想法或期望。由於健康、疾病與醫療的複雜性不容忽視，因此，援引不同理論觀點作為廣泛的探究取向是需要的。對於瞭解某些議題而言，一種特殊的觀點是有用的，但其他議題或現象則未必如此。當我們檢證不同理論觀點時，應思考不同理論在解釋健康、疾病與醫療保健議題的有用

性。不同理論觀點未必要被視為相互排斥的論述，它們也可以是彼此關聯的觀點。

問題與討論

1. 在派深思看來，醫療制度有哪四種主要功能？但由於功能論傾向保守主義，也受到哪些強烈的批評？

2. 衝突論試圖論證哪四種醫療體系的特色？該觀點又受到哪些主要批評？

3. 形象互動論對於深入瞭解社會現象之重要層面有哪兩個好處？又受到哪些批評？

4. 請說明標籤理論的主要洞見是什麼？它如何看待健康、疾病與醫療？為什麼會受到批評？

5. 你認為女人常變成醫療化主體的可能理由是什麼？女性主義醫療觀點的優點與缺點各是什麼？

6. 社會建構論如何看待健康與疾病？對於健康與疾病的社會學解說，社會建構論具有什麼重要貢獻？它受到的一個最基本批評又是什麼？

7. 對於健康與疾病的研究，後現代主義有哪兩個主要貢獻？又受到哪些批評？

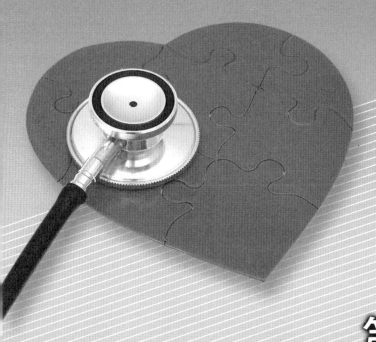

第二篇

醫療化：
健康、疾病與社會

第三章
流行病學與社會流行病學

表面上看來，健康似乎是個人福祉的問題，卻也是社會環境的結果。通常，健康與疾病被認為是生物狀況；然而，社會不僅影響誰生病的可能，也形塑病人如何被醫治的方式。什麼原因造成疾病？誰較可能患病？它是如何擴散或蔓延？這些研究疾病起源、分布與傳播方式的議題均是流行病學的探究主題。社會流行病學是流行病學的一門分支，其探究取向暗含：它要探查出與生理和心理健康關聯的社會環境風險因素。

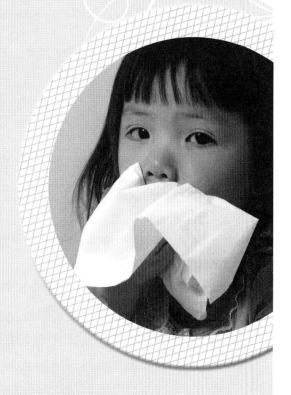

　　流行病學討論非常強調流行病理論觀點與重要概念的特徵，但健康、疾病與醫療社會學研究是更具經驗論的探究取向。一般而言，流行病學者感興趣的主題包括：

　　一、**特殊疾病的空間分布**：例如鄉村或都市、第一世界或第三世界特殊疾病的空間分布情形如何？

　　二、**較易感染疾病者是誰**：健康、疾病與醫療社會學者感興趣的主題是社會特徵或它們與生物因素的互動關係，但它也包括社會變項或生物變項。社會變項包括階級、職業、吸煙與飲食習慣等，而生物變項則包括性別、年齡、血型與基因組成。

　　三、**疾病究竟增加或減少**：譬如說，臺灣地區的肺癌死亡人數是否隨著吸煙人口的減少而下降？

　　四、**疾病如何有效的處理**：哪些治療或公共衛生介入是最有效的疾病處理方法？譬如說，心臟病的最有效方法是採取外科手術或職業治療？

　　這些問題需透過大量資料分析才能獲得充分的回答，尤其是分析許多可能風險因素間的互動關係。據此，流行病學者經常扮演的角色是資料搜集、建立與檢驗假設，以及提出政策建議。

第一節
流行病學

　　在流行病學上，醫學與社會學的關懷往往相當一致。其實，這兩門學科的研究者的確可密切的一起工作。由於流行病學援引許多科學家與研究者的著作，因此，除了醫生與社會學者之外，生物學家、人口學者、公共衛生人員、獸醫、心理學者、人類學者，甚至氣象學家均從事流行病學工作。對於疾病及其來源的關聯，我們常含糊不清。有時，醫療事實能告訴我們的是少得可憐的資訊。然而，藉由一般病患的社會與文化特徵之審視，通常可獲得許多有關疾病的進一步資訊：誰患病？為何患

病？在什麼情況下患病？流行病學的探查工作是一項有實質效益的任務，也是一種令人既興奮又期待的經驗。

❖ 一、流行病學的意義 ❖

所謂「流行病學」(epidemiology)，係指研究生物、社會、經濟與文化等因素與社會疾病關聯的一門學問。根據現代流行病學的說法，影響或決定疾病產生的因素大致可歸納出三大類（林富士，2001: 22-23）：

㈠**病原：** 是導致疾病的直接因素，包括營養成分（不足或過剩）、化學物質（毒物或過敏劑等）、物理性病原（輻射與機械性摩擦等），以及傳染性病原（例如原蟲、細菌、黴菌與病毒等）。

㈡**宿主：** 是病患對病原反應的內在因素，包括遺傳、性別、年齡、種族、生理狀況（心理壓力、疲勞、青春期與懷孕等）、免疫經驗（早先存在的疾病或併發症）與行為（飲食習慣、個人衛生、人際接觸、職業、休閒活動與保健措施等）。

㈢**環境：** 是影響病原存在與產生作用的外在因素，主要包括物質環境（地理與氣候等）、生物環境（動物、植物與人口密度），以及社會環境（都市、職業、經濟、水災與戰爭等）。

❖ 二、流行病學的方法 ❖

流行病學關心人口群的疾病分布狀況，因此，它依賴的是調查或醫療記錄所搜集的大量資料與統計分析。透過不同來源的數據搜集，流行病學者乃研究社會群體健康問題的起因與分布，再以邏輯推理程序解釋整體社會或某個社會層面產生某特殊疾病的各種可能因素。流行病學作為一門學科，當然包含許多較專業的健康問題研究方法。由於流行病學研究的問題各不相同，其依據的知識背景與專業領域也有差異。其實，流行病學者有如一位偵探，他的角色就是調查犯罪現場以找出犯罪線索。

一般而言，流行病學者首先會調查病人，然後探查病人首次發病或可能再發病的環境。其目的是要找到可能引發這種健康問題的易感人口群，從而發現、消除或控制病因（楊輝等譯，2000: 16；Andersen and Taylor, 2006）。由此觀之，流行病學更像是追蹤病毒的偵探故事，到處充滿有如福爾摩斯的科學論證、亞森羅蘋的神秘傳奇，以及柯南的奧秘推理（葉肅科，2003: 191）。

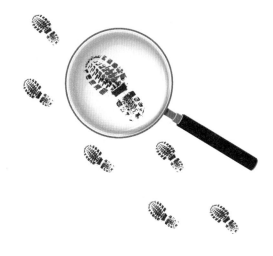

圖 3-1　流行病學像是追蹤病毒的偵探故事。

對於流行病學者而言，**病例 (case)**、**發生率 (incidence)**、**盛行率 (prevalence)**、**罹病率 (morbidity rate)** 與**死亡率 (mortality rate)** 等五個概念是描繪人口群健康普遍應用的分析概念。流行病學者常把某異常發現的例子、某位病人或傷患稱為病例。發生率是指在某一既定時期內，一定人口群中某一特定疾病、損傷與意外事件所發生的病例數。譬如說，某一特定月份內的癌症發生率，是指所有患有癌症報告病患中該月份所發生的那一部分的患者。由於發生率顯示在某一既定時間範圍內出現多少新病例，因此，它可讓我們測量出某種疾病的流行程度。尤其在探查疾病的病因時，這種資訊是非常有用的。

所謂盛行率係指某一特定時間裡，所有遭受某種健康與損傷的病例總數，亦即包括發生率的病例和已存在的病例。簡言之，發生率是指新發生的病例比例，而盛行率則指目前所有病例的比例。盛行率又可區分成三種：時點盛行率、期間盛行率與終身盛行率。時點盛行率是指某一特定時間點的病例數計算，一般是以一天或一週來計算。期間盛行率係指某一段時間內所有病例數計算，通常是用一個月或一年來計算。至於

終身盛行率，則是根據個人一生中至少有過一次此種健康問題的人數來計算（楊輝等譯，2000: 16）。

究竟採取發生率或盛行率進行疾病數據分析，主要取決於該疾病使用的是何種數據？不論流行病學探查的人口群規模怎樣，流行病學者通常相當重視比率或比值的計算。對於流行病學者來說，比率或比值的計算有助於對某種疾病與某一特殊人口群的關係做精確的描繪。粗比率是最簡單的比率，它是在某一既定單位時間內被測量具有某些特徵的總人數或病例數。當發生率的數據以比率，或以每 10 萬人的病例報告數呈現時，即稱為罹病率。醫療社會學者認為：考慮罹病率是相當有用的疾病數據分析，因為它顯示：某一特殊疾病在某一人口群相對於另一人口群是更常發生的疾病。至於死亡率這個名詞，指的是某一特定人口群的死亡發生率 (Schaefer, 2003)。粗比率的典型代表指標是出生率與死亡率，但對大多數社會學者來說，粗出生率與死亡率因過於粗略並無太大價值。因此，社會學者更關心某些人口群中的特定變項或社會特徵的作用，例如性別、年齡、種族與職業等明顯社會差異的變項。

在流行病學中，兩個最常用的比率指標是：預期壽命與嬰兒死亡率。預期壽命比率可反映某個具有某種社會特性的人能預期生存的平均年限。一般而言，用來計算預期壽命的社會特性是：性別、年齡與種族。對於一個社會來說，嬰兒死亡率具有相當重要的意義，因為它是測量某個社會醫療保健與衛生狀況的一種方法，也是一個國家健康與疾病的指標。嬰兒死亡率可區分為兩種：新生兒期死亡率與後新生兒期死亡率。新生兒期死亡率是指嬰兒從出生至滿 28 天內的死亡率，約有四分之三的嬰兒死亡發生在此時間內，死亡原因通常與嬰兒出生過程有關。後新生兒期死亡率則指從第 29 天至 1 歲以內的嬰兒死亡率，在此期間內，大多數的死亡是社會與環境因素。因此，透過新生兒期死亡率與後新生兒期死亡率的比較，我們可更清楚的看出醫療保健體系和社會、環境特性間的相對差異性（孫牧虹等譯，1999: 22–25）。

第二節
社會流行病學

「社會流行病學」(social epidemiology) 是指整個人口群的疾病、損傷與一般健康狀況之分布的研究，亦即研究社會、文化、世俗與區域因素對健康與疾病影響的一門學問。譬如說，在美國社會裡，影響健康與疾病較重要的社會因素是種族、社會階級、性別與年齡。健康可能受到個人因素（飲食與衛生習慣），也可能受到制度因素，例如醫療保健體系與弱勢族群經濟健康結構的影響。無論在個人或制度層次上，大多數對健康有害的影響因素，可能對女人、老人、窮人、弱勢族群或少數民族造成更壞的影響 (Andersen and Taylor, 2006: 544; Schaefer, 2003: 480)。

❖ 一、社會流行病學的重要概念 ❖

類似於其他流行病學次學科，例如環境或營養流行病學，社會流行病學關注的是社會風險問題，而非致力於探討特殊疾病。換言之，我們關注的是特殊社會現象，例如社經地位、社會網絡、社會支持、社會資本、差別待遇、工作需求與社會控制，而非特殊疾病的結果。儘管未來研究可能顯示：某些疾病較其他疾病更受社會經驗的影響，但我們認為：大多數疾病與其他健康狀態，例如機能狀態、身心障礙與福祉，也會受生活周遭的社會世界之影響。對於社會流行病學而言，此處所概述的是一些相當重要的概念 (Berkman and Kawachi, 2000: 6–10)：

㈠人口群

羅斯 (Rose, 1992) 的人口群觀點顯示：個人的患病風險不能將它孤立於其所屬人口群之外的疾病風險來考慮。雖然羅斯最初提出的範例是心臟病風險因素的檢證，但現在，他的洞察已擴展至許多公共衛生的問

題。對於社會流行病學而言，羅斯的理論之重要意涵是：我們必須將社會脈絡納入以解釋為何某些人身心健康，而其他人卻患病？將人口群觀點應用到流行病學研究即意味著提問：為何這群人會有這種特殊風險的分布？也質問：為何這特殊的個人會生病？誠如羅斯所指出：人口群健康的最大改善可能要從第一個問題的回答來推論，因為大多數病因是從許多人口群的內部產生。

(二)行為的社會脈絡

過去數十年來，許多臨床實驗已修正個人行為的風險因素。現在，我們瞭解到：大多數行為並非隨意的分布於人口群中。反之，它們是社會的形塑，而且成群的聚集在一起。因此，許多喝酒的人也是吸煙者，遵循健康促進飲食習慣者也常常是生理活躍者。貧窮者有較低的教育程度，社會孤立者較可能展現許多風險行為，而較不可能從事健康促進活動。然而，這種模式的行為回應也將個人陷入風險的情境中。整體而言，社會脈絡透過四種主要步驟影響個人行為。這些包括：社會規範的形塑、社會控制模式的強化、從事某些行為的環境機會之提供或不提供，以及藉由降低或製造緊張，使某些行為成為有效的克服策略。

(三)多層次脈絡分析

在流行病學上，要瞭解行為是受社會的形塑，應更普遍認知脈絡分析的需要。如果我們只分析個人層次風險因素的影響，則文化、政策或環境如何影響健康的理念仍然模糊不清。20 世紀初期，作為流行病學與社會學重要一環的生態分析，提供環境研究一種探究取向，但因生態謬誤的問題，也讓它失去許多應有的重視。過去幾年來，由於環境與傳染病流行病學上存有生態層次的風險，因此，與社會環境關聯的生態層次風險往往無法適切的從個人層次探討來掌握。這些生態層次的風險需要創新的研究方法，因為環境或社區層次的風險評估也使我們對健康的社會決定因素有進一步的瞭解。

㈣生命歷程觀點

　　一般而言，流行病學者只以粗略分析方法探討人類發展與生命歷程的論題。累積風險與疾病潛伏期是類似的名詞，但我們往往缺乏適切處理它們的方法。有趣的是：這些觀點也形成重要洞察。其實，1960 年代與 1970 年代的社會流行病學者也採取生命歷程觀點來檢證緊張經驗與地位不一致的關係。目前，社會流行病學對早年生活疾病開始影響中年與晚年生活的解釋，提出三種假說 (Power and Hertzman, 1997)：第一，**童年的某些風險可能影響其後的發展過程，尤其是最有可塑性期間的腦力發展**：在此階段，早年生活經驗透過回應模式的形塑可使個人在成年期面對各種疾病時顯現脆弱性或抵抗力。第二，**累積的不利因素會影響後來的生活經驗**：早年生活的不利境遇會引發一連串的後來經驗，與日俱增的風險會在不利的中年或晚年產生疾病。第三，**雖然早年經驗影響成年經驗的階段，但只有成年期與健康狀況有直接關聯**：藉由社會流行病學生命歷程觀點的透視，可讓我們瞭解：社會因素可能影響成人健康。

㈤一般疾病易感性

　　20 世紀早期，佛羅斯特 (Frost, 1937) 指出：貧窮與不良的生活條件不僅增加窮人的風險，也帶來肺結核的高感染率。這是因為他們的身體沒有能力擊退疾病，因此，當他們的疾病易感性增加時，也助長貧窮人口群的高疾病率。1970 年代，社會流行病學者據此理念提出其看法。他們認為：許多社會條件與一系列的疾病與身心障礙的產生相關聯。社會因素影響疾病過程，它也創造出一般疾病的脆弱性或易感性，而非任何特殊的疾病。根據一般疾病易感性假設的說法，個人是否感染某種疾病，主要與個人行為、環境風險，以及生物或基因組成有關。然而，個人是否患病或早年死亡，特殊社會團體是否有更高疾病率，主要得看社會緊張的條件而定 (Berkman, 1988)。

❖ 二、社會流行病學的歷史發展 ❖

　　流行病學作為一種群體疾病的測量方法，其發展是相對較晚的。在游牧社會，或居民住得相當分散或生活相對獨立的社區中，感染流行病與一般傳染病的風險是相對較小的。然而，隨著都市化發展與人口集中，加上早期都市衛生條件欠佳，傳染病發生的可能性就大增。擁擠的居住環境不僅加速傳染病的傳播，也使病原微生物在這種環境裡持續的生存下去。此外，人口遷移也導致疾病從某個地區向另一個地區的傳播。歷史事實證明：旅行者與探險家會把某些可怕的病原菌帶至毫無抵抗力的人群中。譬如說，霍亂是在 17 世紀從印度傳至英國，而天花則是歐洲人發現與定居新大陸後傳到西半球。其實，社會流行病學的歷史源遠流長，早在古希臘與埃及時代即有特殊疾病與特殊職業關係的記載。數個世紀以來，探究特殊疾病與社會因素關係的研究日益增加，大量調查報告也探查此種關係。若是回顧社會流行病學的歷史發展，則可概略的將它區分成四個時期（孫牧虹等譯，1999: 11-21；楊輝等譯，2000: 18-20；Robertson, 1989: 294-296）：

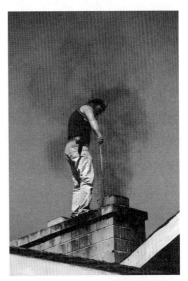

㈠ 18 世紀晚期

　　此一時期雖然尚未出現流行病學科，但對後來有系統的與可接受的流行病科學調查的創建，具有承先啟後的重要貢獻。1775 年，英國一位醫生波西瓦爾・波特 (Percival Pott) 於英格蘭調查陰囊癌發生率的增加而聞名於世。他探查出這種特殊疾病的病因鏈，使陰囊癌在下層階級的都市白人中具有相當高的發生率。他發現：當時

🔘 圖 3-2　　18 世紀晚期清掃煙囪的工人罹患陰囊癌的比例很高。

英國有許多家庭常用煤暖爐取暖，但因煤燃燒不完全，產生大量的煤灰。煤灰在暖爐的煙囪中積存，使煙囪需要定期清掃，這也為下層階級造就一種清掃煙囪的新行業。然而，清掃煙囪需要經常與煙灰接觸，其中，即引發敏感機體產生陰囊癌的未知物質。於是，陰囊癌的發生率在下層階級的都市白人中持續上升。

在社會流行病學的歷史發展上，波特建立陰囊癌的病因鏈可說做出兩個重要貢獻。第一，他確立探查某疾病在社會中不同人口群的分布可採取的病因調查步驟。他的研究發現：病因鏈可從某一特定職業（清掃煙囪）開始，清掃煙囪者是一類特定的社會團體（英國下層階級都市白人）。接著，由於該職業的某些特色使工人必須與疾病媒介物（煙灰）密切的接觸。在此過程中，某些未知的致病物質引發易感宿主（清掃煙囪者）身體組織發生變化（陰囊癌）。第二，波特在發現病因鏈後，甚至在不明致病物質的情況下，調查者仍可從任何一個環節中斷病因鏈。事實證明：當波特要清掃煙囪者天天洗澡的情況下，即成功的中斷陰囊癌的病因鏈（孫牧虹等譯，1999: 12）。

㈡ 19 世紀中葉

約在 19 世紀中葉左右，流行病學科學開始出現。早期流行病學方法的一個典型範例發生於 1854 年的倫敦，當時，突然爆發霍亂流行病。醫生並不知道什麼原因造成霍亂？或該如何預防？然而，有一位叫做約翰‧史諾爵士 (Sir John Snow) 的醫生斷然採取一種新探究取向。為了發現病因，史諾首先把所有病例依居住地的分布標示在地圖上，接著，他到這些病患或鄰居家中走訪，詢問他們每天的生活細節，包括飲食、去處與所有行為特徵。最後，他推論：除霍亂本身外，若患者有任何共同之處，可能就是疾病的原因。藉由患者居住、工作與飲食等相關事實的注意，史諾很快的找到一個共同因素：他們所喝的水均汲自百老街 (the Broad Street) 的抽水機。在掌握此事實後，史諾大膽地將抽水機的握把拆除，不久之後，霍亂流行病即告結束。

其實，19 世紀初期，都市霍亂流行病即是透過污染水源與不衛生的
飲水容器而被傳染開來。當時，官方運水挑夫挨家挨戶的送水，也在不
知不覺中散播傳染病與死亡。即使直到 28 年後，造成霍亂的病因才被發
現，但史諾的流行病分析卻同時顯示傳染病的來源與克制疾病的方法。
總的來說，史諾對社會流行病學做出兩項重要貢獻。第一，史諾不僅建
立流行病學的調查模式與系統性方法，也證明流行病學研究可帶來積極
行動或正面成果。第二，他確證波特的發現：只要中斷病因鏈的任何一
個環節，即可消除病因鏈。

(三) 20 世紀後半期

晚近，類似的方法依然被用來追蹤疾病的起源。1976 年夏天，200 多
個美國人覺得自己患病，接著，30 多人死亡。事後發現：這是因為得了
一種無法以一般治療法回應的肺炎所致。雖然受害者居住在美國各地，
但他們也被證明具有某些共同特徵：大多數是中高齡男性，那段時間都
參加過美國退伍軍人協會 (the American Legion) 在費城旅館所舉辦的會
議。經過苦心費力的研究後，終於在旅館空調系統中找到一種先前未知
的細菌，也造成我們對退伍軍人症候群的認知。1979 至 1980 年，1,500 多
位年輕婦女覺得自己患病，接著，有 80 多人因突發的、大量的感染而死
亡。流行病學研究指出：所有患者在患病前不久都有過月經，而且大多
數使用一種新式棉球，是它助長易於爆發傳染病菌的成長。這種新疾病
又再次被認知，就是所謂的「**毒物震盪症候群**」(toxic-shock syndrome)。

流行病探查工作更戲劇性的範例要算是愛滋病實例，它在 1981 年由
美國醫生首度報導出來。流行病學者迅速的斷定：大多數初期患者可分
成四種類型：同性戀或雙性戀者、靜脈注射的藥物濫用者（經常與他人
共用注射針）、輸血的領受者，以及血友病患者（利用捐贈血液的濃縮避
免無法控制的出血）。大多數續存的患者是高危險群母親所生的嬰兒，以
及屬於高危險群團體（直接性接觸或男同志）的性伴侶。此一證據提供
研究者探尋疾病很好的方法，亦即傳染病媒是在血液與其他身體分泌液

中被傳播。3 年內，研究者將先前未知的病原體隔離起來，然後推論它們與疾病的確實關聯 (Robertson, 1989: 295)。

流行病不僅不會過時或突然消失，還有可能在不同時間的不同地點再現。一般人普遍認為：鼠疫傳染病是中世紀的疾病，目前已不再是威脅人類健康的主要問題。然而，1994 年，印度孟買附近的蘇拉特市即爆發鼠疫大流行。當時，約有 6,000 多人住院，至少有 55 人死亡。許多人因驚恐而逃離該區，其中不乏健康的帶菌者，他們又把疾病帶至其他地區。雖然及時使用抗生素可治癒肺鼠疫，但這種看似已被征服的疾病卻在 20 世紀末爆發，讓人對健康與社會因素間的關係產生深刻的省思。若仔細探究其原因，則會發現：近年來，蘇拉特市的人口倍增至 200 萬，其中又有許多是流動人口。然而，全印度有將近一半的人居住在最擁擠與最糟糕的貧民窟，這裡的居處是簡單的棚屋，沒有自來水、廁所與下水道，也沒有垃圾處理設施，河流被垃圾嚴重污染。於是，來自印度中部的工人帶來透過空氣即可傳播的細菌，便在擁擠不堪的貧民窟中快速繁殖，最後釀成疾病的大流行（楊輝等譯，2000: 19）。

㈣ 21 世紀：生態流行病學的出現

根據薩斯爾與薩斯爾 (Susser and Susser, 1996a, 1996b) 的新**多層次生態流行病學 (multilevel ecoepidemiology)** 理論之說法，流行病學從 19 世紀開始至今，經歷四個時期。第一個時期為**公共衛生時代：**自 19 世紀初期以來，流行病學的主要工作是建立排泄物污染與下水道系統，公共衛生項目是這個時代的主要預防措施。第二個時期為**傳染病時代：**從 19 世紀末到 20 世紀中期，阻斷疾病傳染源與易感人口群間的傳播途徑是此一時代的主要預防方法。第三個時期為**慢性病時代：**發生於 20 世紀後半期，主要預防目標是藉由生活方式的改善、危險因素發生源的改變，以及整頓生態環境等，藉以達到控制危險因素的作用。第四個時期則為**生態流行病學時代：**進入 21 世紀後，各領域的科學家利用多層次預防方法，從個別分子、社會行為、人群與全球層面共同處理各種健康與疾病問題

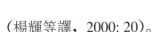

（楊輝等譯，2000: 20）。

　　根據薩斯爾與薩斯爾 (Susser and Susser, 1996a, 1996b) 的說法，流行病學必然擴展其基礎，並從個人層次風險因素的關注轉向一種新的多層次生態流行病學。他們強調：流行病學與其他人口科學的共同方法論與概念基礎都涉及社會研究，因此，健康狀態並不存在於脫離人群的真空狀態中。社會是由人群所形成，因此，任何人群屬性的研究也是社會力的形式、結構與過程之研究。他們晚近的著作再度強調：在本質上，流行病學是生態流行病學，因為有機體生物學是在一種多層次的、互動的環境中被決定。確認個人層次的風險並不足以解釋該層次的互動與路徑，因為它並未把影響個人風險的社會力也考慮進去。其實，助長社會流行病學發展的是四股重要力量的聚合 (Berkman and Kawachi, 2000: 4)：

　　1.有關緊張與針對緊張經驗做生理回應的著作發展：心理衛生學者、神經內分泌學者與生理學者均清楚指出：緊張條件可能使身體付出直接代價，他們所提出的生物模型也顯示：外在壓力源是與個人生理對抗疾病形成與發展的回應能力相關聯。

　　2.「身心相關的」疾病與其他生理疾病間的區分日益模糊：大多數身心相關的疾病均涉及不同基因與環境的決定因素，而且在某種程度上，所有健康狀態與疾病都受到社會心理條件的影響。

　　3.瞭解人口群風險分布的理論發展使我們進一步探究社會因素與健康的關聯：在大多數情況下，當風險循著連續體分布且整個人口群的風險分布均少有轉變時，該人口群的健康狀態會有很大的差異。再者，與其質問為何某些個人會感染某種疾病？毋寧提問：為何某些人口群會有某種疾病的分布？這種健康動力的瞭解，可帶來非常不同的病原學問題。

　　4.許多學科均對社會流行病學做出重要貢獻：雖然社會流行病學的根源是在流行病學本身的領域內成長與茁壯，但生理學、預防醫學、醫療社會學與心理衛生學等都對社會流行病學的發展具有重要貢獻。

❖ 三、社會流行病轉型的發生 ❖

　　一直以來，疾病的生物醫學模型、生理病理學 (physical pathology) 與生物化約論 (biological reductionism) 的關注焦點，均因忽視健康與疾病的社會影響而飽受批評。自上個世紀以來，儘管生物醫學已有長足的進步，但許多其他學科，例如：社會學、心理學與流行病學等，均特別探究健康與疾病的社會影響。事實上，這些學科的探究不僅對生物醫學的限制提出批判，也對健康與疾病的看法做出不同的理解與論述。有人認為：曝露在較高工作要求、較低工作控制與較少社會支持的工作特性之下，會造成心理壓力，進而引發較常生病的生理改變 (Marmot et al., 1997)。威爾金森 (Wilkinson, 1996) 指出：經濟發展超過一定程度且有廣泛經濟不平等的富裕國家，似乎比經濟較平等但較不富裕的國家有較差的平均健康情形。顯然地，這是因為社會不平等造成心理痛苦而有害於民眾的健康。其他的人則表示：心理痛苦可能導致身體出現生理改變，進而引發類似心臟病、免疫功能衰減，甚或某些癌症等疾病的發生。這樣的宣稱不僅標示健康模式之社會決定因素的根本轉變，也影響到更廣泛的健康論述在已開發國家中的詮釋範圍（游卉庭譯，2012: 22）。

㈠健康的社會模式

　　健康的社會模式 (social model of health) 觀點認為：健康是多面向的，階級、性別與種族等社會因素均會影響到健康與疾病，並使其模式化。通常，這種觀點會以單一整合的理論呈現。然而，在此廣大的範疇下，其所涵括的假設與觀點是多樣性的。因此，這裡所說的健康的社會模式應該指涉多種的社會模式可能較正確。目前，這樣的觀點已被流行病學者與其他研究社會醫療領域的學者所接受。在傳統上，雖然此種觀點特別關注生理病症，但它又尋求將病原學或疾病成因的論述持續延伸。因此，此種觀點不僅超越只是辨識病原體（例如病毒）作為病因的解釋，

也進一步考量到貧窮、無家可歸與空氣污染等社會與經濟因素的可能影響。據此，此種觀點可說是最接近醫學模型的社會模式。事實上，此種探究取向已有一段很長的歷史。其所描繪的是自工業革命以來，都市化與工業化對一般民眾的健康影響 (Davey Smith et al., 2001)。該探究取向的核心理念是：在引發疾病方面，物質遭到剝奪扮演了重要角色。這主要是因為窮人無法取得健康所需的資源，也較可能曝露在危險的環境中。從社會醫療研究領域的角度來看，健康的社會模式受到許多經驗證據的支持。這些經驗證據均顯示：大多數的疾病都有極大的社會差距，富裕階級也比貧困階級有較高的疾病罹患率 (Marmot and Wilkinson, 1999)。從這個視野來看，社會發展（尤其是逐漸減少貧窮、不良居住條件與環境污染等）對於提升個人健康似乎比治療性的醫藥更重要。

㈡流行病轉型的發生

雖然心臟病、癌症、中風與意外事故等，已成為先進工業國家中的失能與死亡要因，但是，開發中國家所出現的疾病型態卻有些不同。從社會發展的歷史角度得知，開發中國家的疾病型態大多屬於衛生條件低劣與營養不良所導致的傳統疾病。當我們將工業社會的衛生狀況與開發中國家做比較時，即可清楚看出兩個不同社會型態的人口疾病型態之分布差異。許多流行病學者都強調：健康問題會隨著國家的社會組織在不同階段之發展而改變；社會組織從農村社會轉型為都市社會，從農業耕種到工業生產，其所面臨的主要健康問題也可能有所差異。譬如說，1900 年美國的主要死亡原因是流感、肺炎與結核病；到了 2006 年，心臟病、癌症、腦血管疾病或中風則已取而代之地成為死亡的要因（何斐瓊譯，2013: 38）。

通常，開發中國家的人口特徵是高出生率與高死亡率，年輕人口相對較多。由於飽受各種疾病的危害，致使大多數人的壽命都不長。因此，對於第三世界或開發中國家的人民來說，提供充足食物與乾淨水源、給予基本住所條件、乾淨空氣，以及在職場上免於接觸危險物質或機器之保護等，均可視為對健康做出重大的貢獻。然而，對於成功提供這些基本所需

的已開發國家而言,它們的情況又是如何呢?證據顯示 (Wilkinson, 1994):
超過一定層級的社會發展即可能造成**流行病轉型 (epidemiological transition)** 的發生。在此期間,富裕人口的疾病（像是癌症與心臟病）將會取代貧窮人口的傳統疾病（尤其是傳染病與營養不良）。除了這些改變之外,國民健康情形的社會變化依然會持續著。問題是: 健康的社會模式所帶來的影響究竟有多大?當然,流行病轉型的發生確實促進健康在社會決定因素的文獻中之概念轉變。儘管有些學者還持續採取唯物論的探究取向,將健康的不平等連結到接觸危險物質或物質遭到剝奪的直接影響上,但此種觀點多半被社會不平等的心理結果之論說所取代。因為該觀點主張: 在病因的發生上,社會不平等之心理結果所扮演的角色似乎比物質被剝奪來得更重要（游卉庭譯, 2012: 20–21）。

㈢從特定醫學病因到社會風險因素

從 20 世紀中期開始,關於如何辨識疾病模式的問題即開始有了重大的改變。顯然地, 這確實鼓勵了一種瞭解現代**不健康 (ill health)** 的新方式。較諸僅透過辨識微生物以作為疾病單一且明確成因的說法,似乎是較被質疑的。重要的是, 許多學者均逐漸地將焦點擺在與疾病模式在統計上相關的社會、環境與行為的變數上。1950 年代至 1960 年代, 是辨識風險（而非獨特成因）的轉振點。譬如說, 當時已將吸煙與健康問題間的關係確立出來。雖然傳統與現代醫學相關的因果關係（或關於疾病如何被引起的瞭解）並不存在, 但吸煙與重大傷害間的關係卻被明確地聲明或陳述。因此, 吸煙與癌症間之統計相關的重要性也逐漸變成公開議論、擔憂與爭論的來源（游卉庭譯, 2012: 135）。

儘管現代化帶來更長的壽命與急速下降的傳染病, 但隨著現代生活水準的提高, 心臟病、癌症與其他身體疾病也增加了。在整體的健康狀況上, 許多現代化國家確實已有顯著的改善。然而, 最貧窮階層的人口群是曝露於傳染病危險中的最大宗, 而較富裕與新興的中產階級, 則有較多的慢性病問題。由此觀之, 現代社會的許多疾病是非常錯綜複雜的。

譬如說，冠狀動脈心臟病與愛滋病的例子，即說明健康問題對流行病學的實踐具有相當的挑戰性。此外，人們也發現隨著現代化的發展，開發中國家的疾病型態也跟著改變。其中的一個重要改變是：慢性病（例如心臟病與癌症）取代了傳染病。顯然地，緊張的生活型態、飲食不當、抽菸、吸毒與酗酒、肥胖、缺乏運動，以及曝露於污染環境中，均已成為現代社會危害健康的主要危險因素。話雖如此，但人們也可透過改變自己的行為來減輕或消除罹患疾病的風險（何斐瓊譯，2013: 57）。

第三節
社會流行病學範例

一個社會中的疾病，總是來來回回。某些傳染病被根絕，其他傳染病又出現。許多非傳染病成為導致死亡與身心障礙的主因，但醫療保健的社會不平等卻依然存在。這些持續模式提醒我們：如果流行病學探究要瞭解疾病的病因，則融入社會經驗或考慮社會因素對疾病與身心障礙的直接影響是必要的。底下有關癌症、愛滋病與 SARS 的探究，可視為三個重要社會流行病學範例的討論。

❖ 一、癌　症 ❖

當社會日益工業化與現代化後，環境污染與健康損害的營利企業組織也往往有增加的趨勢，這可從癌症流行病學的審視見其端倪。癌症流行病學的研究顯示：癌症發生率與盛行率和環境污染物之間具有密切關係。底下的事實，或可看作癌症流行病學的歷史見證（易之新譯，2002: 319–329；林瑞穗譯，2002: 393–394；廖湘英，2003: 12–36; Farley, 1998: 390–391）：

㈠ 1900 年，美國的主要死因是肺炎、流行性感冒與肺結核。現今，這些急性病已很少造成致命，但大多數的人卻死於心臟病或癌症之類的

慢性病。

㈡1978 年，一群流行病學者估計：約 13–18% 的癌症死亡是暴露於某種致癌物質而造成特殊風險。1950 年代至 1960 年代，由於石棉燃燒遲緩的特性而普遍被用於建築物，但後來發現它會致癌。現在，它仍然被用在許多建築物上，包括數以千計的學校。

㈢1988 年，一種潛在的致命皮膚癌估計造成 6,000 名美國人死亡，而且皮膚癌總發生率約 12–20 年成倍數增加。可能原因是：地球臭氧層的破壞，致使無法完全過濾太陽照射的致癌物質紫外線。

㈣1988 年，日本死於癌症的男性總數約 12 萬 2 千人，女性約 8 萬 3 千人；男性比女性約多一半。這種差別不只日本才有，世界各地都可見到。

㈤戴奧辛與其他危險廢棄物是尼加拉瀑布附近居民癌症高發生率的禍端，因為在它的上游有非法廢棄物傾倒。在農人或農事工作者間，也發現非常高比率的癌症，這主要是因為他們例行的暴露於農藥風險中。

㈥在許多石油提煉廠地區，癌症死亡率非常高。證據顯示：癌症最高發生率發生於最靠近石油提煉廠的地區。

㈦1991 年，一份研究報告顯示：生活接近電線、經常使用吹風機，或常看黑白電視的兒童，是其他兒童得到白血球過多症的兩倍。這可能源自他們暴露於微波輻射的風險影響，而它們又是疑似致癌物質。

1950 年代早期，希爾 (Austin Bradford Hill) 及其同僚針對吸煙與肺癌間的關聯性進行了開創性的研究 (Doll and Hill, 1954)。基本上，吸煙與癌症間的連結是在經過多年的謹慎與嚴格研究後才確立的。在疾病預防上，此份研究確實帶來深遠的影響。1980 年代，道爾 (Richard Doll) 與裴多 (Richard Peto) 的《癌症產生之原因》(*The Causes of Cancer*) 的出版，即是該論點的關鍵時刻。身為國際間享譽盛名的癌症流行病學者，道爾與裴多主張，除了因為吸煙所產生的疾病外，還有 70% 的癌症是飲食習慣所導致。對於政策制定者而言，這樣的論點是相當具影響力的。尤其是當所費不貲的高科技癌症治療方式在對抗癌症進展甚微之時，若是加上認為癌症帶來的病痛、折磨與醫藥費用大多可靠改變飲食習慣即能避

免，那麼，這個概念就具有相當的說服力。然而，這樣的論點並非完全沒有受到批判。正如李法努 (James Le Fanu) 所指出：該書的方法論是簡陋的。就本質上來說，道爾與裴多的論點係置基於康乃迪克癌症登記處 (Connecticut Cancer Registry) 特殊癌症的比較資料，而該機構所記錄的是世界各地的最低癌症比例。他們將此差異歸因於西方的飲食習慣經常攝取高脂肪肉類與乳製品，但李法努表示：儘管飲食可能足以解釋這些變異，但較諸證明吸煙與癌症連結的證據，支持該假說的證據似乎更難讓人信服 (Le Fanu, 1999: 354)。在概念上，它的困難包括：證明癌症是因為年紀老化所引發的重要證據，以及與飲食假說相抵觸的例證。其他學者也指出，大多數流行病學在探討生活方式與疾病關係的研究上往往缺乏科學嚴謹度。因為，通常假定的風險因素與健康結果間的統計關聯，是以因果關係呈現。而且，這樣的關聯又可能是因為其他未被控制的因素，甚或由於機率而產生 (Skrabanek and McCormick, 1989)。

雖然癌症可能是源自環境污染的最致命性疾病，但並非唯一的病害。許多神經、皮膚、肝臟、呼吸器官的狀況，以及出生的缺陷均與各種環境污染有關。衝突論者也指出：環境污染對健康的影響並非所有團體所共有。通常，最貧窮與最無權勢的鄉里最可能變成危險物質傾倒的垃圾場。晚近幾年，污染與廢棄物處理多半集中於相對無權勢的弱勢族群或少數民族居住區，這種**環境種族主義 (environmental racism)** 問題已日益受到關注。無疑的，環境種族主義解說弱勢族群或少數民族的某些健康不利境遇。癌症流行病學研究顯示：較諸白人，大多數癌症類型是更普遍的發生在黑人身上 (Farley, 1998: 391)。

根據行政院衛生署 (2011) 的死因統計結果顯示：2010 年，如果依各癌症死亡率排序，臺灣十大主要癌症順位與死亡人數比率分別為：1.氣管、支氣管和肺癌 20.0%； 2.肝和肝內膽管癌 18.9%； 3.結腸、直腸和肛門癌 11.4%； 4.女性乳房癌 4.2%； 5.口腔癌 5.8%； 6.胃癌 5.5%； 7.前列腺（攝護腺）癌 2.5%； 8.食道癌 3.8%； 9.胰臟癌 3.6%； 10.子宮頸及部位未明示子宮癌 1.7%。近 10 年來，臺灣主要癌症的標準化死亡率變動，以子宮頸

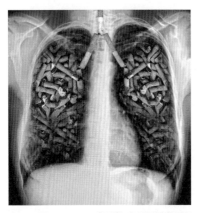

圖 3-3　根據我國衛生福利部 2014 年的統計顯示：癌症已長達 32 年位居國人十大死因之首。其中，又以肺癌奪走最多人的性命。

癌與胃癌分別減少 50.6% 與 34.6% 最為顯著；肺癌與肝癌雖列居癌症死因順位的前 2 名，但 10 年來分別減少 7.9% 與 6.7%。而子宮頸癌、胃癌、肺癌、肝癌與結腸直腸癌五主要癌症標準化死亡率的減少，也是國人整體癌症標準化死亡率降低的主因。然而，宜加關注的是：食道癌與口腔癌 10 年來分別成長了 27.5% 與 18.2%（參見表 3-1）。十大主要癌症死因中，肝癌、女性乳癌、口腔癌、子宮頸癌、食道癌五類癌症死因的死亡年齡中位數低於所有癌症死亡年齡中位數 69 歲，而女性乳癌、口腔癌與食道癌死亡年齡中位數更低於 60 歲。近 10 年來，各主要癌症死因的死亡年齡中位數除食道癌減少 5 歲外，其餘各主要癌症死因均有增長的趨勢。

表 3-1　2000 至 2010 年臺灣癌症標準化死亡率之比較

	99 年 (A) (0/0000)			89 年 (B) (0/0000)			增減百分比 (%)		
	全體	男性	女性	全體	男性	女性	全體	男性	女性
所有癌症死亡原因	131.6	171.3	93.9	141.6	178.4	103.3	−7.1	−4.0	−9.1
氣管、支氣管和肺癌	25.8	35.1	17.1	28.0	38.0	17.4	−7.9	−7.6	−1.7
肝和肝內膽管癌	25.2	36.8	14.2	27.0	40.2	13.4	−6.7	−8.5	6.0
結腸、直腸和肛門癌	14.6	17.6	11.9	15.3	17.3	13.1	−4.6	1.7	−9.2
女性乳房癌	11.0	–	11.0	10.3	–	10.3	6.8	–	6.8
口腔癌	7.8	14.9	1.1	6.6	11.9	1.1	18.2	25.2	0.0
胃癌	7.0	9.2	4.9	10.7	14.1	7.1	−34.6	−34.8	−31.0
前列腺（攝護腺）癌	6.1	6.1	–	5.7	5.7	–	7.0	7.0	–
食道癌	5.1	9.7	0.6	4.0	7.2	0.7	27.5	34.7	−14.3
胰臟癌	4.7	5.6	3.8	4.4	5.2	3.6	6.8	7.7	5.6
子宮頸及部位未明示子宮癌	4.4	–	4.4	8.9		8.9	−50.6	–	−50.6

資料來源：行政院衛生署 (2011)，〈99 年死因統計結果分析〉，http://www.doh.gov.tw/CHT2006/DM/DM2_2.aspx?now_fod_list_no=11962&class_no=440&level_no=4。

❖ 二、愛滋病 ❖

愛滋病就是「後天免疫缺乏症候群」(acquired immune deficiency syndrome, AIDS)，它是由人類免疫缺乏病毒 (human immunode-ficiency virus, HIV) 所引起。1980 年代初期，愛滋病出現，但 1981 年才被首次確認。愛滋病是生理失常類型的一種名稱，主要源自身體免疫系統的崩解。在感染人類免疫缺乏病毒與愛滋病形成間的潛伏期長達 10 年以上，因此，個人可能感染人類免疫缺乏病毒，卻還不是成熟型愛滋病患。其實，並非真正的人類免疫缺乏病毒感染造成死亡，而是因為缺乏免疫系統運作導致一連串嚴重疾病，例如肺炎、某類型癌症，以及其他許多罕見而未被診斷為愛滋病的疾病。自 1980 年代以來，愛滋病已迅速的傳播。根據估計：全世界感染人類免疫缺乏病毒的成人與兒童已超過 2,500 萬人 (Andersen and Taylor, 2006: 548–550)。

在探查愛滋病的病因上，社會流行病學者從病患的社會特徵與行為中見其端倪。病毒傳染是透過血液、精液、陰道分泌液，或受感染者的乳汁之接觸。據此，愛滋病症狀也顯現出四種不同意義：㈠造成身體抵抗力崩解，削弱身體防禦外來病原進入的能力。㈡病毒潛伏期很長，使愛滋病變成可怕的、看不見的殺手。㈢愛滋病只能透過直接傳染而散播，不再是個人麻煩，而是公共論題。㈣由於愛滋病是性傳染病，也使性慾主題蒙上死亡恐懼的陰影。目前，美國愛滋病患最多者是男同志或雙性戀男性，其次是靜脈藥物注射者，其餘則為非藥物使用的異性戀者，但他們多半是透過性交、少部分為因輸血或愛滋母

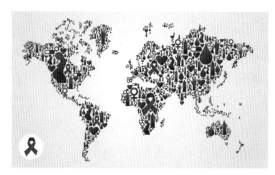

▢ 圖 3–4　愛滋病出現較晚，傳播卻非常迅速。

親所生而感染愛滋病毒者。社會流行病學者也發現：非洲愛滋病患與美國愛滋病患間存有相似性與差異性。與美國愛滋病患不同的是：非洲愛滋病患並無靜脈藥物注射、同性戀或輸血的歷史。但與美國愛滋男同志一樣的，非洲愛滋異性戀者多半住在大都市，並與許多不同伴侶有性關係。因此，非洲愛滋病傳播與美國男同志間的傳播方式都是透過多重性伴侶而傳播（易之新譯，2002: 331–339；林瑞穗譯，2002: 398–403；Thio, 1997: 286–287）。

　　愛滋病患被貼上負面烙印的主要理由是因人們在乎誰感染愛滋病和人類免疫缺乏病毒是如何傳染的。在愛滋病出現的初期，它似乎限定在同志圈。有些人因而認為：愛滋病是對偏差行為的懲罰。現在，大多數的人似乎已瞭解：許多非偏差行為（例如輸血）也會造成愛滋病感染的風險。儘管有些人會同情愛滋病患者，但此一疾病卻依然背負強烈的負面烙印與刻板印象。感染人類免疫缺乏病毒的人會被貼上極負面烙印，而且往往摻雜著擔憂與誤解。由於烙印化效應的影響，即使感染人類免疫缺乏病毒陽性但尚未成為成熟型愛滋病的病患，有時連醫生也都拒絕替他們看病 (Weitz, 2001)。

❖ 三、SARS ❖

　　2003 年 3 月 12 日，世界衛生組織宣布：全球應高度警戒非典型肺炎的嚴重狀況。3 天後，世界衛生組織將此非典型肺炎命名為「**嚴重急性呼吸道症候群**」(severe acute respiratory syndrome, SARS)（周海娟，2003: 203）。4 月 16 日，世界衛生組織宣布：新發現的冠狀病毒是 SARS 的致病原。如果 SARS 病毒證實為全新或變種病毒，會因人類並無抗體，而使其傳播力、毒性與致病力都可能較強，病患也可能發生肺纖維化，甚至引發呼吸衰竭而造成死亡。目前已知：該疾病的主要傳染途徑是透過飛沫或體液的散播而感染。感染的主要症狀為發燒、咳嗽與呼吸急促等。這場進入 21 世紀的新興傳染性疾病，不僅迅速席捲全世界，也造成

全球各地的極度恐慌與重大創傷。此波疫情所造成的衝擊與傷害，無論在發病速度與嚴重程度上均遠超過癌症與愛滋病。根據世界衛生組織的統計：從 2002 年 11 月 1 日至 2003 年 7 月底止，全球共有 8,000 多人感染 SARS，並造成 774 名病例的死亡。臺灣在 2003 年 9 月，依世界衛生組織的病例定義與實驗室的檢驗結果重新歸類，總計有 346 名病例，且造成 73 人死亡（陳建仁等，2003: 12；郭俊偉，2003: 164–165）。

從風險管理或危機處理的角度觀之，SARS 事件作為突發性危機，至少有四個主要特性（葉肅科，2003: 197）：

㈠緊迫性：SARS 事件直接關係到民眾生命安全，因此，任何時間的拖延都可能造成更多人感染，甚至死亡。

㈡危害性：在某種程度上，SARS 風暴已導致社會秩序的動亂、經濟發展的受損與社會心理的恐懼，其對國家安全與社會生活的危害不容忽視。

㈢全球性：在國際脈絡下，SARS 風暴的影響確實已變成全球必須共同面臨與合作處理的問題。

㈣不確定性：沒有人能確切知道：什麼時間、什麼地點，以及和什麼人接觸會被 SARS 病毒感染？更沒有人知道：SARS 病毒會在何時消失？

對於健康與疾病論題，SARS 社會流行病學提醒我們：健康與疾病並非隨意的分布，而是社會性的分布。同樣的，SARS 流行病也會特別集中在某些特定族群或社會類屬。譬如說，經常需要在世界各地往返的白領菁英，不僅因為他們的能動性強，遭遇較非移動族群更高的疾病全球化風險，也因為他們是工作繁忙、壓力巨大與免疫功能下降的人口群。因此，從全球傳染病的風險來看，這已是公共議題而非個人麻煩。為了建構人類的文明生活，並面對未來可能持續出現的傳染病攻擊，實有必要以全球集體智慧處理微生物世界循環演化與捲土重來的問題。這種集體智慧至少應包含：生態破壞帶來大自然反撲的省思、人口快速流動誘發疫災擴散的警覺、跨學科領域專家密切合作的需要、以國際合作對抗全球傳染病的互助，以及有效疏導社會心理負面效應的準備。面對細菌

與病毒微生物世界的力量，人類必須謙虛以對。要對抗 SARS 全球化此類傳染病，不能只靠藥物醫療，更重要的是國家與國家間的互助合作、富國幫助窮國，而非以鄰為壑的剝削鬥爭。否則，世界地球村任何角落的小疾病，均可能演變成全球的大災難（葉肅科，2003: 201）。

小　結

　　疾病分布常隨著人口群的性別、年齡、職業、社會階層、種族或族群，以及婚姻與家庭等社會因素的不同而有差異，也與人口群的不同生活方式、飲食習慣與生態環境有關。雖然疾病的社會分布原因很多，但疾病人口群分布或社會流行病的探討，常有助於我們瞭解致病原因與流行因素。流行病學是研究人口群健康與疾病的重要方法之一，流行病學者常會比較不同團體的疾病發生率與盛行率。在流行病學探究上，醫學與社會學的關懷往往是一致的。從許多方面看來，雖然社會條件影響健康與疾病的說法並非新理念，但社會流行病學卻是一門新學科。在探討疾病與社會因素關聯的社會流行病學發展上，我們讚揚波特與史諾兩位爵士所做的貢獻，也肯定許多社會流行病學者所做的努力。我們知道：社會因素與愛滋病等性傳染病有密切的關聯，但我們卻不瞭解：它們對於心臟病與癌症等一般疾病也有同樣的重要影響。在前工業社會裡，人們幾乎不曾死於心臟病或癌症，但在現代社會裡，生活方式、飲食與環境不僅是人類行為的產物，也在決定誰感染這些疾病上扮演著重要角色。當個人生病時，社會情境往往使其醫療與治癒機會產生很大差異。本章所選的三個社會流行病學範例：癌症、愛滋病與 SARS 既可論證社會流行病學研究的重要性，也可凸顯社會因素和健康與疾病間的關聯性。

問題與討論

1. 在你看來，什麼是流行病學？根據現代流行病學的說法，影響或決定疾病產生的因素大致可歸納成哪三大類？

2. 什麼是社會流行病學？通常，它涉及哪些重要的概念？

3. 若是回顧社會流行病學的歷史發展，則可概略將它區分成四個時期。針對其中的一個時期，你是否能舉出典型範例加以說明？

4. 你覺得有哪四股重要力量的聚合助長了社會流行病學的發展？

5. 為什麼健康的社會模式之觀點可說是最接近醫學模型的社會模式？

6. 證據顯示，超過一定層級的社會發展即可能造成流行病轉型的發生。你認為有哪些事實或證據可用來說明？

7. 如果流行病學探究要瞭解疾病的原因，則融入社會經驗或考慮社會因素對疾病與身心障礙的直接影響是必要的。在此，請你任舉一種重要社會流行病學範例加以討論。

第四章
健康與疾病社會建構

健康與疾病是社會界定的概念，也是社會建構的結果。要瞭解現代社會的患病特性，就要瞭解病人的社會角色。社會建構論者認為：醫療模型並非理解健康與疾病的一種客觀標準或價值中立的方法。他們強調：醫療模型不僅只是瞭解健康與疾病的一種方式，也是取得醫療支配與醫療合法性的一種手段。

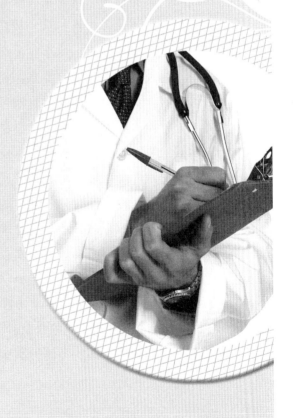

　　健康與疾病社會建構是指患病本身係社會文化的界定，它們對於病患採取「病人」(sick person) 角色而給予合法權利或資格。在社會裡，患有癌症、結核病、白血病或心臟病的人常可被免除正常角色期望的義務。他們不僅可免除曠職的義務，也能要求他人的援助。對於堅決過「正常」生活的慢性病患者之努力，我們會給予高度肯定。近年來，社會對於酗酒者反應的改變，正好凸顯出患病文化界定的重要性。不久前，酒精上癮或耽溺還被視為一種意志薄弱與人格缺陷。而今，酗酒者可能獲得家人對其「患病」情況的同情與憐憫，政府也投入公共經費以研究酒精中毒現象與戒酒的可能方案或服務措施。大不相同的是：耽溺於非法藥品者並不被認為具有生病角色的資格。譬如說，倘若有人被發現擁有海洛因與古柯鹼等非法藥品，即可能被捕入獄。由此觀之，某些藥物上癮者會被社會界定為值得幫助者，而其他藥品耽溺者則可能被污名化為邪惡、軟弱與有罪的。

　　本章要探討的是：健康與疾病社會建構的意義與重要性。健康與疾病的意義不能視為理所當然，因為對不同人而言，它們可能代表不同的事物。我們對於患病的看法可能也無共識，因為患病的定義在本質上是爭論的。患病需由病患與醫生來界定，尤其是病患需要醫生開立請假證明時。有些患病情況可能是醫生不願意確診為患病，例如慢性疲勞症候群。經驗告訴我們：只有醫療專業掌控的症狀才會被診斷為正式患病。於是，對於什麼才是患病，病患與醫生間可能產生衝突的看法。醫療專業對於患病有非常不同的解說，這就是眾所周知的醫療模型。醫療模型處置病患的方式非常類似將身體看作一部機器，亦即當它有缺點或毛病時，就需加以修理。然而，有些人對於醫療模型抱持非常批判的觀點。在本章中，我們藉由性傳染病、慢性疲勞症候群、身心障礙與精神疾病的探討，說明健康與疾病是社會界定的概念，也論證健康與疾病社會建構的事實。

第一節
性傳染病

所謂**性病**或**性傳染病** (sexually transmitted diseases, STDs)，是指透過性交或其他性行為而被他人傳染所得到的傳染性疾病。然而，性病並不限於發生在性器官上的疾病。較精確的說法是：經由性接觸而感染的傳染病，大多發病在外生殖器部位。因此，除梅毒、淋病與性病性淋巴肉芽腫外，非淋病性尿道炎、尖銳濕疣、生殖器疱疹、陰部念珠菌病、陰虱、疥瘡與愛滋病等都屬性傳染病。許多引發性傳染病的微生物都生活在組成陰道、尿道、肛門與嘴巴的粘液組織中，有些則存在於皮膚裡。許多傳染性微生物可通過破損的生殖器官或嘴部的表面而直接傳染，但有些微生物存活於體液中，即使是極細微的損傷，都可能因體液接觸而被傳染。此外，有些性傳染病也可不經性行為感染組織或透過體液直接傳染。常見的非性接觸傳染方式是感染的血液，例如共用針頭而傳染 B 型肝炎與愛滋病，以及輸血感染等。

❖ 一、致病原因與預防方法 ❖

目前，醫療上已診斷出來的性傳染病約有五十種。其中，梅毒、淋病、生殖器疱疹與愛滋病是四種主要性傳染病。較少出現也較奧秘的是性病性淋巴肉芽腫，它以傷口潰爛方式殘害身體，至今並無醫治方法。梅毒與淋病的存在，已有一段時間。倘若未醫治，梅毒造成的是主要身體器官的損傷、眼盲、精神惡化與死亡。若是淋病未醫治，則可能造成男女不孕。根據美國疾病控制與預防中心的說法，每年約有 100 萬的這兩類病患。隨著盤尼西林或其他適切的抗生素藥物治療之出現，這兩種疾病也迅速變成可醫治的。較諸梅毒或淋病，生殖器疱疹是更普遍的。1980 年代初期，生殖器疱疹開始受到關注。當時，擔憂的是性傳染病普

遍增加的風險。患有生殖器疱疹的人可能一點症狀都沒有，或可能經歷生殖器部位的起疱與發高燒。對成人來說，它並非致命的，但對透過陰道產而非剖腹產的嬰兒而言，則可能是性命攸關的。對於受感染的個人生命而言，雖然它還有潛伏期，但至今，它依然是不能根治的疾病 (Andersen and Taylor, 2006: 544)。

不同的性傳染病有不同的致病原因，預防與治療方法也各有差異。生殖器疱疹與尖銳濕疣等性病即使病情受到控制，也很容易復發。梅毒、淋病與非淋病性尿道炎等感染初期，倘若能及時的適當治療，症狀在數日或幾週內會明顯減輕或消失，但是此時體內病原菌往往還未被徹底消滅。在此情況下，若自行停藥，可能會使病情復發或惡化。因此，在治療結束後仍須接受醫生的持續診治，直到確定完全康復為止。現在，對於性傳染病的治療已有很多有效的藥物與療法，但防患未然永遠是最有效的方法。醫學界認為：若想與性傳染病保持距離，需禁絕高危險行為。這些包括：性濫交、有多名性伴侶或交換伴侶、過去有性傳染病史、伴侶有性傳染病史、伴侶病史不詳、喝酒或吸毒後發生性行為、有異性與同性戀伴侶、曾有肛交經驗、吸毒而與人共用針筒，以及未使用避孕套進行不安全的性交。

降低性傳染病潛在風險、傳播或獲得性病的自保守則是：從事性活動時，應採取謹慎措施；總是使用且正確使用避孕套，並在性行為的整個過程與每次和新伴侶進行性行為時都必須使用；停止使用避孕套前，先確定自己及其伴侶是一夫一妻制，並確保個人與性伴侶皆無感染任何性傳染病；在有新伴侶前，先瞭解伴侶，謹慎確認性伴侶已進行性傳染病檢查，並相互確認對方

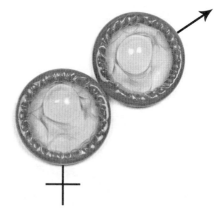

圖 4-1　正確使用避孕套能有效降低性傳染病傳播的潛在風險。

檢查結果；若有感染性傳染病，特別是有新性伴侶時，要定期接受醫生檢查；如果發現有性傳染病症狀，應立即看醫生與接受治療。

❖ 二、責難受害者與烙印標籤效應 ❖

　　1960 年代晚期至 1970 年代初期，所有性傳染病的發生均有增加。因為當時，性事被認為只是表達情感的一種歡愉方式。對於感染性病是較不擔憂的，因為大多數性病是可醫治的，而其餘性病（例如性病性淋巴肉芽腫）則被認為太過罕見而不用擔心。後來，隨著性傳染病的急遽增加，尤其是愛滋病的出現，也使 1980 年代晚期與 1990 年代初期又經歷一次逆轉 1960 年代性革命的新革命。這場新的反革命不僅讓人重新評估性事的特性，也使人警覺到不安全性活動及其行為的可能風險 (Laumann et al., 1994)。根據美國過敏症與傳染病國家研究中心 (the National Institute of Allergy and Infectious Diseases) 的說法，性傳染病是美國最普遍的傳染病；每年影響著 1,300 萬名以上的男女。在此，我們必須瞭解的性傳染病社會建構事實是 (http://magazines.ivillage.com/cosmopolitan/print/0,,285785,00.html)：

　　㈠任何人都可能接觸性傳染病者，但女人又比男人更可能被感染。

　　㈡性傳染病通常並無症狀，但可能導致傷口潰爛或蔓延，特別是造成女性併發症的產生。

　　㈢就年齡層來看，近三分之二性傳染病發生在 25 歲左右的年輕族群。

　　㈣在相當程度上，性傳染病比率的持續增加是因更多人的性活動是在更年輕時。

　　㈤有些性傳染病可能蔓延至女性的子宮與輸卵管，甚至造成發炎性骨盤腔疼痛症候群的疾病。即使在治癒後，也可能導致生殖器官的結疤而造成不孕與／或受精卵在子宮外著床的可能危險。

　　㈥已感染性傳染病者應立即看醫生並進行檢查，特別是因為它可能傳染給另一位未感染的人。

從健康角度來看，性習慣與性態度是和性傳染病相關聯。對於性事，我們總是情感兩歧。雖然性慾不斷被討論，而且充斥整個雜誌、廣告與各種媒介，但我們也往往將它視為多少是罪惡或錯誤的。自 20 世紀初以來，特別是 1960 年代晚期與 1970 年代初期的「**性革命**」(sexual revolution) 期間，人們的性態度已變得更自由。話雖如此，但人們也傾向將性傳染病視為一種疾病，而且是一種因為不道德而受到的懲罰。其實，責難受害者的另一種意義是：它代表社會對病患的患病責難，以為患者所患的疾病是個人可控制的，因此，病患要為其患病行為負責。於是，染有性傳染病者也往往被貼上負面標籤或烙上不道德的烙印。

第二節
慢性疲勞症候群

慢性疲勞症候群 (chronic fatigue syndrome, CFS) 是帶有負面烙印的另一種痛苦，有時也稱為「**雅皮流感**」(yuppie flu)，中國大陸則稱之為「**亞健康**」。它是一種續存的、類似流行性感冒的患病現象，可能持續數年，甚或數十年。慢性疲勞症候群會帶來身體衰弱疲勞、食慾不振、肌肉酸痛、難以思考、失眠、易遺忘、易激動與易煩躁、喉嚨疼痛與低度發燒，有時會失去視覺。

❖ 一、不被同情的疾病？ ❖

慢性疲勞症候群這種患病所以不被同情看待的一個理由是：它的實際存在或產生原因一直爭論不休。最令人困惑的是其症狀較複雜，雖然醫學專家已研究數十年，但到目前為止，全世界依然沒有具體標準化的診斷參數。由於這種疾病未發現器官本身的毛病，因此，並不被標誌為一種患病。對於醫學專家而言，他們只能將它定義為：介於健康與疾病間的一種生理功能低下之狀態。1980 年代初期，它是由美國醫學界最早

提出的一種名詞，指涉輕微的心理問題而非嚴重的生理疾病。因為當時，許多患有慢性疲勞症候群的人主要是 30–40 歲、中產階級的知識女性，她們所以沮喪或憂鬱是因為其患病使然。後來，世界各國也發現：不同種族、年齡與階層者都有同樣病例。隨著現代生活步調的加速，慢性疲勞症候群已在全球不斷的蔓延，而它對工作緊張的上班族似乎情有獨鍾。國際勞工組織的一項研究發現：在英國、美國、德國、芬蘭與波蘭，平均每 10 位辦公室職員就有一人處於慢性疲勞症候群狀態。愈來愈多醫學專家認為：慢性疲勞症候群正變成威脅全球的世紀病。

　　慢性疲勞症候群是健康與疾病間的臨界點，也是大病來臨前身體發出的信號。然而，由於它的潛伏期通常在 8–10 年，加上人們對其認識不足或輕視，往往延誤治療的最佳時機。根據醫學專家的說法，慢性疲勞症候群可使人體活力大幅降低，嚴重影響日常工作與學習。一般認為，慢性疲勞症候群與三個可能的致病因素有關 (http://www.cnm21.com/zhuanti/yjk_01.htm)：

　　㈠心理因素：現代社會生活的節奏加速、社會競爭愈來愈激烈，以及人際關係日益複雜，均易造成心理狀態失衡。

　　㈡飲食結構：譬如說，攝取的維生素減少，但脂肪含量卻增高。

　　㈢生活方式：吸煙、喝酒、生活不規律、運動與休息安排不當，以及環境污染等。

　　在此領域中，有四種人特別值得關注：快速變胖、快速變矮、突然猝死與英年早逝者。這四種人在發病前均處於慢性疲勞狀態，而它又是癌症與肝炎等疾病的前期徵兆。中國大陸地區的相關研究調查預估：目前約有 70% 的人屬於慢性疲勞狀態人口群，而在上海，具有高級職稱的中年知識分子間，則約有 75% 的人處於慢性疲勞狀態 (李維，2005: 71)。社會心理學者採用 12 個項目所組成的「一般健康問卷調查」(General Health Questionnaire) 來評估主觀幸福與慢性疲勞症候群間的關係。這12 個項目的範型包括是否：注意力集中、因擔憂而睡眠不佳、覺得處事自如、能對問題做出抉擇、常覺得處於應激狀態、覺得無力克服困難、

能妥善安排日常活動、能正視生活問題、常覺得不開心或苦惱、對自己沒信心、認為自己是沒價值的人，以及覺得生活快樂或愉悅。由於積極情感面與消極情感面是相互獨立的，因此，慢性疲勞症候群的因素不僅可從不同面向反映主觀幸福的差異，焦慮、苦惱與憂鬱的降低也可視為主觀幸福的組成部分或主要標誌（李維，2005: 71）。醫學統計資料顯示，構成慢性疲勞症候群的三大主要對象是 (http://health.163.com)：

㈠**長期面對激烈競爭壓力、心理負擔沉重者：** 例如企業單位的經營者與領導者等。

㈡**事業心強、工作繁忙的腦力勞動者：** 例如新聞工作者、科學研究人員與政府官員等。

㈢**長期超負荷、精神處於緊張狀態的體力勞動者：** 例如勞力密集型企業中的工作者與出租車司機等。

慢性疲勞症候群的初期症狀類似感冒，而目前醫院的常規檢查方法又檢查不出病因，因而往往將它當成感冒醫治，延誤治療時機。醫學專家提醒我們：若因長期加班、工作疲勞而常出現上述症狀，即可能已患慢性疲勞症候群。切記諮詢醫學專家意見進行治療，不可自行購買感冒藥吃吃了事。面對這種症候群，醫生普遍的推薦方式是：注重身心調節、遵守科學飲食、養成健康的生活習慣、經常鍛鍊身體與保持適當的休閒活動。

❖ 二、疾病再標籤 ❖

患病的社會界定往往是爭議性的，因為它們決定人們與制度如何適切的回應症狀。如果某人持續訴說頭痛、反胃或疲勞的情況，但卻無法被診斷出一種符合清楚界定的患病，則可能標識為**裝病的** (fake) 或「**疑病的**」(hypochondriac)，而非「**生病的**」(sick)。尤其訴說病痛的人是女性，則情況更是如此。然而，較諸男人，女人似乎更可能被貼上這些標籤 (Andersen and Taylor, 2006: 543–544)。要分析慢性疲勞症候群的器官

原因，醫療研究者與醫生都有很大的困難。沒有一項已知原因或某些生理特徵可證明疾病的存在，甚至連醫生也無法確定該疾病是否確實為生理問題。至今，研究者只能描繪的資訊是：疾病持續多久？症狀可能有多嚴重？以及哪些人最可能感染此疾病？即使由美國疾病控制中心所提出的慢性疲勞症候群定義也是有限的特徵，它似乎更適合於研究者的指標而非醫生的指南。就其定義的限制來看，我們實在很難要求醫生據此模糊的症狀做出診斷。

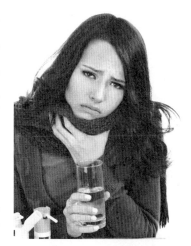

圖 4-2　女性常被質疑其患病的可信度。

　　另一方面，患有這種疾病者難以要求「**生病角色**」的充分權益也加深困難。事實上，慢性疲勞症候群患者常被拒絕依據生病者身分做特殊考量。誠如功能論所指出：當患有嚴重疾病者扮演生病角色，亦即社會對於正式被宣稱為病患者界定為適當的行為模式時，他們可獲得社會利益。換言之，當適當的社會制度，例如醫療專業派定或指名某人生病時，則此人即有取得生病角色的權益資格。與其他社會角色一樣的，生病角色也帶有某些社會期望與責任。生病的人必須顯示：他們有想要康復的意願，然後，他們才能獲得生活周遭的他人之同情與援助。對於慢性疲勞症候群患者來說，正式診斷的否定，加上取得生病角色與提供援助的拒絕即意味著社會的不情願與懷疑。

　　一種患病的名稱，可能影響病患如何被界定。就慢性疲勞症候群的實例而言，研究調查發現：「**慢性疲勞**」這個標籤往往使疾病通俗化或平庸化，進而造成社會大眾輕忽其重要性，以及低估它對病患的影響。在疾病的再標籤過程中，持續的科學研究與廣泛的遊說努力也造成它正式更名為「**慢性疲勞免疫性缺陷症候群**」(chronic fatigue immunode-ficiency syndrome, CFIDS)。這種新名稱是把強調重點從疲勞轉向疾病產生的可能原因，並且表示：患病並非想像。然而，反對此一新名稱或

其他任何標籤的人認為：患病原因依然未完全確定，因此，更名是貿然的。倘若相當不確定的證據暗含：疾病發展中的免疫系統被判明為誤解，則這樣的警告勢將受到關注。當慢性疲勞症候群的新資訊出現，而醫生也變得更熟悉時，慢性疲勞症候群病患即可能合法的扮演生病角色。這種再標籤的事實也使政府投入更多經費以從事慢性疲勞症候群的研究，而它有部分是受到社會團體為促進慢性疲勞症候群病患利益之激勵。在某種程度上，這些利益中的某些利益之產生，至少有部分是疾病再標籤的結果 (Appelbaum and Chambliss, 1997: 358)。

第三節
身心障礙

　　大多數的人認為：在民主國家裡，每個人都有「公平的」生活機會。有時，他們甚至將接受教育、就業、擁有安全與適當住宅條件或有尊嚴的被對待視為理所當然。但是，對某些身心障礙者來說，即使他們的權利被承認，可能也難以爭取到應有的權利。就某種意義而言，政府明確陳述與實施的相關健康政策可具體呈現其政治信念、價值觀與意識形態，也依其對「身心障礙」(disability) 的特殊理解來創造與促進相關政策。其實，將身心障礙者融入社區生活的各層面，可使所有的人均蒙受其利。這樣的政府策略不僅可將社會導向進步、公平與融合的目標，也能使所有公民同享平等、健康與活力的生活機會。

❖ 一、身心障礙的界定與分類 ❖

　　目前，身心障礙國際分類 (International Classification of Impairments, Disabilities and Handicaps, ICIDH) 所提出的身心障礙定義是最普遍被接受的國際定義。雖然它牽涉到損傷 (impairment)、障礙 (disability) 與殘障 (handicap) 三個不同層面的意涵，卻也往往與身心障礙具有關聯性。譬如

說，病痛會傷害身體系統的正常行動，妨礙特定任務的執行，進而阻礙自我社會角色的扮演。根據聯合國 (UN, 2010) 世界衛生組織的說法，這三者間的主要差別在於（黃源協、蕭文高，2012: 257–258）：

㈠**損傷：**是指某種器官層次的失常，以及心理功能的缺陷或損失。世界衛生組織將它定義為：「生理、心理或人體結構上或功能上的喪失或異常。」易言之，損傷是身體某部分的功能喪失，它的發生是在器官或系統功能的層次。

㈡**障礙：**意指因為損傷而造成功能或活動的限制，它是對個人層次的功能困擾之描繪。世界衛生組織將它定義為：「因損傷而造成的能力限制或缺乏執行某種活動的能力。」由此觀之，障礙關心的是影響整個人的功能執行或活動，它是因為損傷而造成個人無法從事某些事情或活動。

㈢**殘障：**指涉任何因損傷或障礙而使個人陷入不利的境遇，它帶有社會互動意義的殘障。世界衛生組織將它定義為：「個人因損傷或障礙而變成弱勢者，此種狀況將限制或阻礙個人正常角色的表現。而且，此種正常角色又端視年齡、性別與文化因素而定。」換言之，殘障反映出個人與環境間的互動與適應關係，殘障者是因障礙而無法參與社會的一般生活，進而成為社會與經濟的弱勢者。

2001 年 5 月，新的**國際功能、障礙與健康分類** (International Classification of Functioning, Disability and Health, ICFDH) 出現，並獲得世界衛生會議 (the World Health Assembly) 的認可 (WHO, 2001)。新的國際功能、障礙與健康分類主要由兩部分所組成。第一部分可區分出功能與障礙兩個重要構成要素：㈠**身體構成要素：**由身體功能與身體構造所組成；㈡**活動與參與構成要素：**從個人與社會觀點來看，它們為功能層面之運作提供一套完整的領域。在世界衛生組織的分類裡，個人的功能運作與身心障礙被認為是一種健康情形與環境和個人因素間的動態關係或互動過程 (WHO, 2001: 6)。環境因素則出現於分類的第二部分，代表一種重要的新構成要素。有關國際功能、障礙與健康構成要素間的動態關係或互動過程，可描繪如下（參見圖 4–3）。

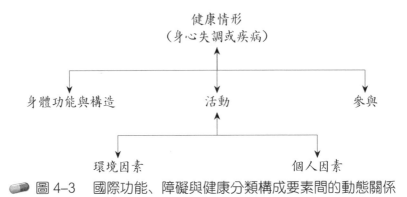

＊ 圖 4-3　國際功能、障礙與健康分類構成要素間的動態關係

　　身心障礙是總括性的術語，它可能指涉身體構造或功能損傷、活動不便或參與限制的幾項情形或所有情況。整體而言，身心障礙的重要構成要素可界定或分類為：

　　㈠**身體功能：**指身體系統的生理功能與心理功能。

　　㈡**身體構造：**指身體解剖的各部分，例如器官、肢體及其組成。

　　㈢**損傷：**指身體功能或構造的問題，例如重大的脫離或喪失。

　　㈣**活動：**指個人職務或行動的履行。

　　㈤**參與：**指一種生活情境的投入。

　　㈥**活動不便：**指個人在履行活動時可能面臨的問題。

　　㈦**參與限制：**指個人在投入生活情境中所可能經歷的問題。

　　㈧**環境因素：**是人們生活之所在與從事其生活之物質、社會與態度環境所組成的因素。重要的是：這些因素可依促進或障礙的等級（各有五個等級），進一步彰顯它們對於個人功能的影響。

❖ 二、理論模型的轉變 ❖

　　環繞西方先進工業國家或「福利國家」(the welfare state) 身心障礙論題而引發的基本論戰、立法、供給與鬥爭常涉及五個理論模型或論述：**醫療導向觀點** (medically based view)、**慈善模型** (charity model)、**醫療**

模型擴展觀點 (extension of the medical model)、社會模型 (social model) 與權利導向模型 (rights based model)。茲將這些重要模型論點分述如下 (江亮演等，2005: 227–241；周月清，1998: 385–387；葉肅科，2002: 363–368; Fulcher 1989: 42–50; Hughes, 1998: 59–87; Johnstone, 1998: 15–24)：

㈠醫療導向觀點

　　身心障礙的醫療導向觀點認為：即使精確的機能障礙是未知的，但身心障礙則是疾病、創傷或失常所導致。目前，已有很多重要文獻就身心障礙國際分類加以討論，世界衛生組織及其合作機構也針對現有分類進行詳細議論，其目的在為未來的身心障礙國際分類提出更一致性的與普遍可適用的分類標準。然而，批評者認為：醫療導向關注的是個人及其生理缺陷，明顯忽略的重要論題是：有權力者如何回應其認為傷殘而建構出身心障礙的特性。由於醫療觀點傾向把傷殘看作沒有工作能力，因此，它也顯示：傷殘的社會體制是「自然的」(natural)。從社會學觀點來看，這些體制是「相對的」(relative) 與社會建構的，而非自然的事件，但醫療模型卻將相對的、社會建構的常規或慣例合理化為自然的現象。

㈡慈善模型

　　本質上，身心障礙者慈善活動的早期歷史是和身心障礙的宗教與道德建構相關聯。就理論模型而言，醫療觀點可由「慈善模型」所補充。在人類歷史上，慈善觀點對於非政府組織或機構的建立，以及它們所創立的慈善事業，是相當重要的。然而，這些實際的慈善活動也逐漸受到批評，因為批評者往往把協助、憐憫與依賴等實際語言與結果看作是壓制 (Fulcher, 1989: 44–48)。再者，權利與慈善論題也有政治化的需要，亦即身心障礙者與身心障礙慈善機構間存有一種鬥爭。這種鬥爭的基本論點是：就其身體意象的損傷定型問題來看，慈善機構顯然是壓迫的與負面的身心障礙意象之最大製造者與配售者。

(三)醫療模型擴展觀點

醫療模型擴展觀點又稱復原能力模型，該名詞強調的是個人尊嚴與法律地位的**恢復**或**復原** (restoration)。Rehabilitation 這個名詞用於醫學或醫療上是指復健而言，但用在醫療模型擴展觀點，則可泛指身心障礙者的復權、復職與重新就業等的「復原能力」。這種論點強調的是：個人在決定或選擇上的參與，因此，復原能力即指有關促進身心障礙適應與社區整合的事務。該模型強調：身心障礙是因健康情況，例如疾病、先天畸形、創傷、意外事故或營養失調等所引起。這傾向強調個人悲劇，並與生活方式形成明顯對比。在這種社會與專業支配的情境裡，照顧與慈善活動可能是一種拒絕或廢棄的形式。在此過程中，身心障礙者不僅是服務領受的對象，也是形塑其生活的參與者。當被界定有問題的人有權力再界定問題時，典範革命即因此產生。只有當「**案主群**」(the client population) 開始質疑他們是否真有問題，並開始認知專業協助的限制時，專業霸權才會受到挑戰。

(四)社會模型

社會模型的說服力在於：它將各別與個人因果關係的強調反轉成共同的與集體的責任，並認為：社會使身心障礙者的壓迫與排除永久存在。社會模型承認社會製造的結構困境與個人障礙，也認知身心障礙者參與決策的需要和專業技術人員的限制。社會模型的重點可摘要如下：

　　1. 瞭解社會中製造身心障礙的結構與態度變數的互動。
　　2. 認知身心障礙者的心聲與意見。
　　3. 承認壓迫與否定身心障礙者民權的政治過程。
　　4. 在身心障礙者及其組織的控制範圍內給予權利與資訊。

自 1990 年代以來，身心障礙社會模型的批判已開始出現。就性質而言，社會模型是出自身心障礙者的生活經驗可使其更具解說力。然而，作為一種解釋模型，它必須開始融入某種方法，而非反對身心障礙的醫

療模型。換言之，醫療模型所顯示的科層制與限制可視為形成制度障礙的一環，而對身心障礙社會模型來說，這些限制是相當重要的。

㈤權利導向模型

　　1950 年代晚期與 1960 年代初期，身心障礙權利導向模型在西歐與美國以一種身心障礙社會模型的更政治化擴展觀點出現，並由日益消費者導向的許多社會團體所闡明。這顯示：權利與資格的檢證將身心障礙的研究論述延伸至平等機會的私人與公共領域間的緊張探討，而作為個人經驗的身心障礙政治化也必須放在平等機會理論的內部加以闡述。權利導向模型試圖指出平等機會理論所依據的四個基本要件是 (Johnstone, 1998: 21–24)：

　　1.所有的人都有自我決定的權利。

　　2.心理與社會形勢的自主或解放使某些個人與團體在決定其未來時會經歷不公平的利益。

　　3.相對弱勢者或不幸者的自我決定之可能性所以式微，是因超出其控制的社會力所致。

　　4.對於相對弱勢團體的自我決定之可能性，社會有改善它的一種集體責任。

　　晚近幾年，身心障礙論述轉而考慮人權論題。就其轉變而言，人權是受到身心障礙運動的日益高漲與身心障礙者逐漸浮現的自信之影響。其實，權利導向模型擴大身心障礙社會模型，亦即從強調改變個人轉而要求改變社會結構。換言之，權利導向的論述重點包括：

　　1.認知社會中對身心障礙者存在著結構歧視或差別待遇。

　　2.承認人們具有集體力量。

　　3.以為議程設定可由身心障礙者及其聯盟所決定。

　　4.瞭解到立法是民主制度下確保身心障礙者相關權利落實的基礎。

　　5.相信對於任何歧視身心障礙的行為都會給予法律制裁。

❖ 三、無障礙環境的建構 ❖

正因為個人生理、心理特質與外在環境不同，所以，個人的社會互動才可能出現問題。當個人因為生理與心理限制而無法改變時，最直接且有效的方法是改變外在環境。倘若能適當地改變外在環境，則有助於個人與社會環境形成良好的互動關係。其實，無障礙環境的建構理念即源自於此。身心障礙是一種相當複雜的現象，它的分析也出現許多不同問題。雖然醫療從業人員與社會學者都同意這樣的說法，但他們的共識卻可能置基於對身心障礙特性的不同假設、觀點與概念。自有人類歷史以來，身心障礙的現象就可觀察到，然而，不同時空背景下，社會看待身心障礙的觀點也有變異。自世界人權宣言公布半個多世紀以來，歐洲人權與全球類似關懷弱勢人權之宣言也陸續頒行。晚近，身心障礙的權利導向模型依據人權保障、訴諸公民身分與資格，力倡「**平權機會運動**」(equal opportunity movement)，要求身心障礙者與其他人一樣都有平等參與並作決策的機會，更是人權保障的具體展現。

在當代社會與政治論述中，人權理念是最有影響力的理念之一。人權不僅是個人權益的基本保障，也是群體追求生活品質不可或缺的要素。如果編制化、遠離家園、與社區隔離、缺乏獨立、尊嚴與隱私、粗略的照顧品質，以及受他人控制被視為機構的一種本質，那麼，我們應當可以理解：1960 年代與 1970 年代時，為何社會改革者和衛生福利倡導者會贊成教養「**去機構化**」(deinstitutionalization)。姑且不說社會研究者與社會改革者針對傳統機構所提出的一些批判，「**正常化**」(normalization)理論的出現與人權論述應用在身心障礙領域所發揮的作用，的確具有重要影響。

公平與機會均等是身心障礙者權益保障的趨勢，也是社會政策與社會立法的重心，其目的在建構一個全民參與的社會。為了促進身心障礙者的生活照顧與社會參與，政府與社會應共同努力建構無障礙生活環境。

我們相信：任何一位身心障礙者均想追求獨立自主的生活。他們期待或想要的並非社會的同情或憐憫，也非社會與國家給予的特殊保護，而是公平的對待機會、公正的競爭環境，以及正義的社會環境，好讓身心障礙者可在無歧視的環境下發揮自我特質與專長。據此，破除身心障礙者「跨越障礙，全面參與」之阻礙的務實作法或積極作為包括：㈠積極改善各項公共設施、建築物與活動場所的無障礙生活環境；㈡藉由各種教育或宣傳活動，增進社會對障礙者的認識與接受；㈢減少社會加諸障礙者的歧視，促進大眾對障礙者的尊重與肯定；㈣面對我們所建構的社會環境，我們應提供障礙者所需且必要的資訊；㈤破除障礙者的心理障礙，共同營造一個公平與機會均等的無障礙生活環境；以及㈥落實《身心障礙者權益保障法》，確保障礙者獨立自主生活的追求（黃源協、蕭文高，2012: 267-293）。

　　整體而言，我國身心障礙者福利的大環境都一直在持續進步中。然而，若從人權保障的全球脈絡來看，我國的身心障礙者福利的確還有很大的改善空間。未來，除了可從經濟安全保障、就學、就業、就醫、就養、無障礙環境與家庭支持等方面的福利措施著手解決身心障礙者福利問題外，尚可考慮的方向包括：行政體系再造與組織調整、培訓專業人力、增加身心障礙者福利預算、發展整體性服務措施，以及建構一個社會融合的無障礙環境（葉肅科，2002: 376）。

第四節
精神疾病

　　根據世界衛生組織於 2001 年所發布的《世界衛生狀況報告》顯示：全球約有 4 億人患有精神疾病，而造成功能障礙或殘缺的前十大疾病中，即有五種屬於精神疾病，約占全球疾病總負擔的 11%（李維，2005: 70）。中國大陸的學者研究發現：中國大陸地區的精神疾病患者約有 1,600 萬人，還有癲癇患者約 600 萬人，上海患有精神疾病者約 17 萬，占總人口

的 1.06%。研究顯示：美國成年人中有 400 萬至 500 萬人是重度精神病患者，約占總人口的五十分之一。除有家庭的精神病患者外，估計有 20 萬重度精神病患者是無家可歸者，而住在療養院、精神病院或州監獄者，也約有 120 萬人（周兵等譯，2002: 409）。

❖ 一、誰是精神病患？ ❖

　　精神疾病不僅說明個人生病的事實，也例證疾病社會建構的重要。社會心理學者羅森漢 (Rosenhan, 1973) 所進行的劃時代研究清楚論證：患病定義是如何深刻的受到社會建構與標籤效應之影響。1973 年，羅森漢發表他對精神疾病診斷與治療問題的一項試驗結果。他挑選出美國東西岸 5 個州 12 家不同精神病院，其中，也包括一些最著名的精神病院。他派出 8 名沒有精神疾病史的同事去這些病院尋求幫助，每個人在入院時都假稱聽到聲音與抱怨幻覺。除了自己的姓名與職業外，其他方面所回答的均是自己的真實經歷。在每個病例中，他們都被確診為精神分裂症，並被安排入院。此後，這些假裝病患的一切行動正常，也不再聲稱聽到任何聲音。然而，所有醫務人員對於其反應都基於原先的診斷，而非他們目前的行為。有趣的一個例子是：當工作人員發現其中有個假裝病患在對發生的事情做記錄時，他的病情記錄上即被寫著：「有記筆記的行為」，並把此一行為看成一種病態表現。

　　有趣的是：真正的精神病患幾乎立即就能發現假病患是正常的，並堅稱：他們可能是研究人員或新聞記者「來這裡體驗生活的」。然而，竟無一位工作人員察覺。假病患的住院時間從 7 到 52 天不等，平均為 19 天。即使他們可出院，也是因為精神分裂症有「減輕」的緣故。當這項研究公布後，另一所精神病院的行政人員對此表示懷疑，聲稱他們可發現任何假病患。於是，羅森漢宣布他將選派假病患到那裡。在後來的 3 個月裡，那所精神病院警告自己的工作人員要保持警戒，並辨識出 41 個冒名頂替者是羅森漢派來的。其實，羅森漢並未派去任何一個人，41 個

病患均是真的。據此，他又再次證明診斷精神疾病的主觀性與困難度（周兵等譯，2002: 410）。

此一研究顯示：就某種意義上而言，社會界定的精神疾病可能要歸諸標籤效應與心理問題。在相當程度上，醫療專家與社會大眾對精神疾病的認知要視患病被附屬或貼上的標籤而定。譬如說，如果我們認為：精神病患的行為是怪異的，而且有人告訴我們：某人是精神病患，則無論此人做些什麼，我們都可能認定某人的行為是怪異的。因此，我們可合理推論：至少在某種程度上，社會界定的精神疾病是社會建構的結果，而它的範圍則從較嚴重的疾病到一般的神經衰弱症 (Andersen and Taylor, 2006: 551-552)。

❖ 二、去機構化的背後 ❖

1950 年時，全美國約 300 個州與郡的精神病院住了 50 萬名以上的精神病患。當時，精神病患被普遍認為是：不治的病人、被限制在大型的、壓抑的機構裡、極度安靜的，也是可輕易控制的一群。後來的數十年，精神疾病的界定與處置產生革命性發展。心理學者與社會學者強調：透過適切的醫療監督與援助，許多精神病患都可適當的在社區中生活。新藥物的發展降低許多精神疾病的症狀，特別是那些精神分裂症與憂鬱症患者，這也為去機構化精神病患的運動注入一股力量。結果，引發精神疾病意義的再省思，以及患病與常態間的明顯區分。1963 年，美國立法要求住在州與郡精神病院的許多精神病患之去機構化，並將他們再配置到小型、社區導向的「**中途之家**」(halfway houses) 的照護設施裡。就理論上來說，這使他們過著半正常的生活。十年之內，住在州與郡收容所的病患人數急遽減少。到了 1990 年代，住在州與郡收容所的病患人數只有 1960 年代初期的五分之一 (Appelbaum and Chambliss, 1997: 359)。

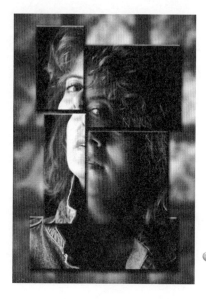

 圖 4-4　去機構化後，精神病患的安置
問題凸顯社會是如何建構疾病。

　　儘管有某些非常成功的社區導向型設施成立，但在許多情況下，必
要經費卻無法運用。現今，有些研究者與立法者把無家可歸者湧現的某
些事實歸諸精神病患去機構化的結果。因為在去機構化的影響下，許多
從精神病院釋放出來的被收容人除了流浪街頭與進入監獄外，通常別無
去處。雖然去機構化的衝擊往往被誇大，但無疑的，較諸過去，無家可
歸的精神病患人數更多了。這個事實的反映之一是：美國的街頭也被描
繪成「公開的收容所」(open asylums)。此外，社區居民也經常反對在
其社區鄰里中存有此類設施。有關精神病設施安置的衝突，再次例證疾
病社會建構的重要性。雖然許多社會學者、心理學者與醫學專家已改變
他們對精神疾病的特性與界定之觀點，並強調標籤對於疾病醫治的影響，
但大多數社會大眾，包括地方居民與政府官員，卻依然未改變其想法。

小　結

　　健康與疾病是社會界定的概念，也是社會建構的結果。在瞭解現代

社會的患病特性上，病人的社會角色是相當重要的。本質上，患病的定義是具爭論性的。因此，對於患病的看法，我們可能並未形成共識。醫療模型把身體看作非常類似於一部機器，當它出現毛病時，就需要修理。醫療模型不僅是瞭解健康與疾病的一種方式，也是取得醫療支配與醫療合法性的一種手段。我們看待患病的態度，主要取決於患病可控制性的認知。如果某人被認為可多做疾病預防，則這個人就要為其患病受到責難。基於這些理由，如果個人被認定是 HIV 陽性（感染陽性愛滋病毒），或確定已得成熟型愛滋病（真正患有愛滋病者），部分會遭到相當負面的責難，並被當作社會遺棄者看待。在某種程度上，污名化也可能指向慢性疲勞症候群者、身心障礙者與精神疾病者身上。對病患而言，醫療診斷可能創造出偏差認同。是故，醫療保建工作者必須認知：在某些情況下，較諸克服患病的難題，避免社會烙印可能是更困難的事。比起其他烙印標籤形式，某些患病標籤（例如愛滋病）似乎是更污名化的影響。這可能是一種症狀可見性、社會大眾對患病特性的無知程度，以及病患被認知的一般特徵之結果。

問題與討論

1. 在你看來，什麼是性病或性傳染病？再者，我們必須瞭解的性傳染病社會建構事實又是什麼？
2. 疾病發展初期，為什麼慢性疲勞症候群會是一種不被同情的疾病？
3. 慢性疲勞症候群與哪三個可能致病因素有關？醫學統計資料顯示，誰又是構成慢性疲勞症候群的主要對象？
4. 環繞「福利國家」身心障礙議題而引發的基本論戰、立法、供給與鬥爭常涉及五個理論模型或論述，你認為哪一個解說較具說服力？請說明理由。
5. 請說明損傷 (impairment)、障礙 (disability) 與殘障 (handicap) 三者間的意涵及其關聯性。

6. 試問破除身心障礙者「跨越障礙，全面參與」之阻礙的務實作法或積極作為包括哪些？

7. 你認為社會界定的精神疾病是否要歸諸標籤效應與心理問題?為什麼?

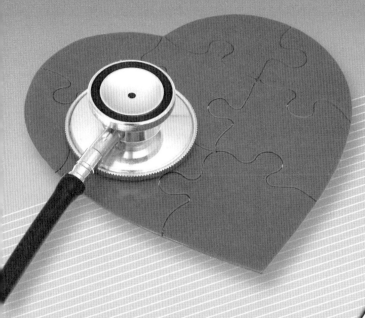

第三篇

醫療服務對象：
健康地位與社會不平等

第五章
健康、疾病與社經地位

較高教育程度者有較高的收入報酬、較少的工作緊張、較多的社會支持，也較理解生活方式選擇對於健康的影響。與其他地區的居民比較起來，住在社經地位較弱勢地區者自評其健康是較負面的、有較高比率的某些疾病，也較少有健康的生活方式。他們較常看醫生，但較少使用某些預防性的健康措施。

本章重點

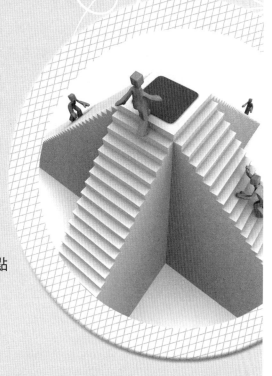

在人口健康研究中，社會地位與健康是強烈的相關。流行病學者的研究通常從收入、教育程度與職業聲望的角度來測量社經地位 (socio-economic status, SES)。他們發現：社經地位與健康指標，例如癌症、心臟血管疾病、高血壓、肥胖度，以及一般罹病率和死亡率等，具有相關。對於這種關係的最簡單解釋是：把源自收入的購買力、教育的知識力與聲望和控制的就業力描繪成維持或促進健康狀況的資源。學者指出：社會階級是健康與疾病概念中最普遍認知的指標，但弔詭的是：這樣的變項卻極少為人所知 (Adler et al., 1994)。晚近幾年，社會資本 (social capital) 概念愈來愈受到關注，人口健康研究者也將它與社會關係和公民社會關聯。過去 20 年來，醫療科學已開始質疑收入、失業、貧窮或社會網絡對個人健康狀況的影響。人口健康研究者與醫療從業人員體認到：社會與經濟結構亦對健康產生影響。這種健康的社會決定因素之發現激發出一種新探究取向，以解說健康與社會間的關係 (Wilkinson, 1996)。由於這種凸顯論題的方式有別於古典探究取向，因此，我們可適切的將它界定為一種新典範。

　　本章的目的在於：探討社經地位與健康經驗的關係。它不僅考慮社經地位對健康的衝擊，也檢證社經地位對個人健康與福祉的意涵。據此，我們先討論社會階級測量所牽涉的問題，關注社會階級和罹病率與死亡率的關係，以及探討社會不平等如何影響健康。其次，我們針對社經地位與健康間的關聯進行各種解釋。對於醫療保健政策而言，這些不同解釋不僅有其重要意涵，也有利於不同健康政策的推展。最後，我們採取社會資本觀點，進一步論證社經地位與健康間的關係。我們強調：結構因素對於社會資本與健康具有重要影響，而社會資本對於健康則有直接影響，或可能緩衝結構因素對健康的影響。

第一節
社會階級與健康關係

　　階級 (class) 是指一種複雜的社會階層化 (social stratification) 現象，它是由一群擁有一種或多種特徵者所組成的群體，而**階層 (strata)** 的劃分主要是根據權力、身分與經濟資源的取得與控制。**社會階層 (social strata)** 意指具有類似地位、教育程度、職業工作、財富與聲望的一群人。社會階層化是指一個社會體系將其稀少而有價值的資源，不均等地分配給相當固定等級地位的過程，而它又包含三個要素：稀少而有價值的資源、不均等地分配，以及相當固定等級地位。**社會階級 (social class)** 是最常使用的指標，它指涉個人與家庭的社會經濟情境。換言之，它是指具有相同經濟地位、居住環境、休閒活動，甚至思想態度，並在個人主觀判斷上有別於他人，而未經組織的人群。因此，凡屬於同一階級的個人或團體，往往具有共同的價值態度與生活習慣，而其行為模式與生活方式也是穩定且可預測的。由此觀之，社會階層與社會階級的內涵與意義有許多重疊處，難怪有時社會學者會將這兩個概念交互地使用。如果我們將「階級」看作個人或團體在社會中的等級差異，則階級的意義與社會階層相同。倘若我們把「階級」視為社會制度中的一個特定位置，則階級的意義即指涉社會階層的構成元素（葉肅科、董旭英，2012: 239-240）。在許多健康調查與死亡率的統計資料裡，職業常被用作社會階級的基礎。對於個人的社會地位而言，職業提供了一種普遍指標。它不僅顯示從事工作的類型，也暗含著收入、教育程度與生活方式的差異。

❖ 一、社會階級的決定與問題 ❖

　　雖然改善健康服務的可近性是促進健康的解決之道之一，但社會底層的人生活條件與健康最差也依然是不爭的事實。無論生活在哪一個國

家，貧窮者有何類型的醫療保險或獲得如何的醫療水準，他們的健康情形依然是最差的。不管在美國或其他地方，社會階層或社經地位是預測一個人的整個生命歷程中之健康情形與預期壽命，最強也最一致的指標 (Barr, 2008; Marmot, 2004; Warren, 2009)。儘管其他人口變項，例如：性別、年齡、種族等，對健康也具有重要影響，但是，當社會階級影響其他人口變項並產生交互作用時，它擁有解釋差異性的能力會更強。誠如英國社會學者雷伊德 (Ivan Reid) 在其著作《英國的階級》(*Class in Britain*) 一書中所指出的 (Reid, 1998: 238)，社會階級是社會階層的最基本形式，這主要是因為大多數重要的社會差異均有其經濟基礎。因此，相當重要的是：正因為社會階級的不同，所以，兩個在社會階層條件均相同的人，其情形也可能有明顯的差異。簡言之，從健康情形來看，對於同樣身為黑人、女性或老人的人來說，其階級為工人階級或中產階級之間即存有差別。

當代英國社會的特徵之一是：健康、收入或財富方面均有相當明顯且無法消弭的不平等現象。底下的職業類型，是英國根據分類體系所做的分類（參見表 5–1）。

表 5–1　英國職業分類

類　型	階　　級	職業範例
I	專業	律師、醫生
II	中間人	老師、護士、經理
III（手工）	技能非體力工人	辦事員、打字員、店員
III（非手工）	技能工人	肉販、司機、電工
IV	半技能工人	農人、郵差
V	無技能工人	勞工、清潔工

資料來源：引自 Clarke, 2001: 99。

然而，將職業當作社經地位的普遍指標有其問題存在。雖然所有工作男性，無論已婚或單身，都依據所做工作而被歸成某一社會階級，但只有單身未婚的工作女性係根據自身職業狀況而被歸類。對於出外工作

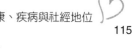
的已婚婦女來說，其社會階級更常依據丈夫的職業而被歸類。這種以男性為中心而對女人做社會歸類的作法有三個主要問題：㈠**超過半數的已婚婦女從事專職或兼職的有給工作**：這種根據丈夫職業而做的分類，致使與其自身工作相關的健康風險之重要資訊因而喪失；㈡**未能體認已婚婦女的實際職業地位**：這使該團體的健康無法與家庭主婦和失業者等其他類型的婦女健康做比較；㈢**工作婦女對家庭財務做出貢獻**：在某些情況下，她們可能是主要收入的賺取者。如果單以丈夫的職業作為家庭社經地位的根據，則工作婦女的貢獻顯然未被考慮 (Whitehead, 1988: 312)。

❖二、社會階級、罹病率與死亡率❖

20 世紀期間，生命預期的改善主要是嬰兒死亡率急遽降低與老人死亡率明顯下降的結果。然而，延長的壽命年數能否免於慢性病與疾病纏擾則是一個問題。英國研究報告顯示：嬰兒、兒童與成年人的社會階級死亡率坡度，明顯出現在早年生命時期 (Townsend and Davidson, 1982)。社會階級 I 往往有最低死亡率，而社會階級 V 則有最高死亡率。值得注意的是：階級坡度適用於許多患病類型。

㈠社會階級與罹病率

當平均壽命延長後，要問的是：人們的生活品質怎樣？不同社會階級的人會經歷哪些不同的患病與身心障礙情況?英國社會趨勢研究顯示：從 1970 年代中期至 1990 年代中期，健康生命預期相當固定的維持在女性 62 歲、男性 59 歲；經過相同時期的變化，總體生命預期女性增加 3.5 歲，成為 79.6 歲，而男性增加 4.3 歲，變成 74.3 歲 (Office for National Statistics, 1998: 124)。這種趨勢顯示：老人生命延長的年數是患有身心障礙的生命延長年數，而非健康生命的額外年歲。這對老人的健康計畫、社會照顧服務與家人來說，都具有重要意涵 (Dunnell, 1995: 15)。

不健康的研究不僅與死亡率有關，也可提供一種有用的健康狀況測

量。誠如學者所指出：健康不平等與死亡不平等可能不是相同的事
(Blaxter, 1990: 7)。因為現在，一般人的壽命延長，早年與中年死亡率普
遍下降，健康狀況也被視為比死亡率更重要的不平等指標。英國的統計
資料顯示：較諸非手工工人，手工體力工人更可能罹患慢性病。對於
45–64 歲的年齡團體來說，階級差異是特別明顯的；37% 從事專業職業
的男性呈報自己患有慢性病，相較之下，非技能手工工人則有 66% 患有
慢性病 (OPCS, 1992: 107)。

㈡社會階級與死亡率

20 世紀以來，英國各社會階層的健康狀況均有明顯提升。然而，這
種健康水準的提升主要發生在高社會階層裡。英國學者指出：社會階層
間的健康差異可歸納出幾種綜合因素：經濟狀況、個人習慣、營養狀況、
家庭環境、體能運動情況、精神緊張程度，以及不同職業危險度。英美
兩國都出現的類似趨勢是：低社會階層者的就診率高於其他社會階層者，
這與低社會階層的人口群有較多健康問題有關 (Reid, 1989)。1980 年，
《布萊克報告書》(Black Report) 也清楚闡明：英國較低職業地位工人的
預期壽命明顯低於較高職業層次人群的預期壽命。這顯示：健康水準隨
著職業層次下降而下降的趨勢並未獲得改善 (楊輝、張拓紅等譯，2000)。

晚近，不少研究證實：死亡率存有階級坡度 (Whitehead, 1992)。其中，
較著名的一項研究是有關 1 萬 7,500 名英國政府男性公務員的死亡率調
查 (Marmot, 1991)。該研究根據被調查者的職業區分成不同職業階層；高
級行政官員最高，依序為專業人員／主管人員、職員、其他人員（例如
無技能體力勞動者）。研究結果顯示：扣除其他原因的影響，最低職業地
位者的死亡率最高，亦即職業地位愈低，死亡率愈高。譬如說，冠狀心
臟病的死亡率是隨職業階層的降低而上升，2.16% 的高級行政官員死於
冠狀心臟病，其他人員的冠狀心臟病死亡率則達到 6.59%。英國衛生部
的《健康變化報告書》也指出：1. 出生於社會階級 I 的孩子比社會階級
V 的孩子之生命預期多 7 歲；2. 較諸社會階級 I 的孩子，社會階級 V 的

孩子意外死亡的機會是他們的四倍；3. 在 66 種造成男性死亡的主要原因中，有 62 種是最普遍出現在社會階級 IV 與社會階級 V 的原因；4. 在 70 種造成女性死亡的主要原因中，有 64 種是最普遍出現在嫁給社會階級 IV 與社會階級 V 之男性的原因 (Senior and Viveash, 1998)。

❖ 三、社會不平等與健康 ❖

結構功能論關注生病角色及其對社會功能的貢獻，而衝突論則檢證社會財富與權力分配如何影響健康。衝突論者也感興趣的更廣泛論題是：社會不平等如何影響健康？在所有社會裡，高社經地位者壽命較長，也比低社經地位者有較健康的生活。這種差異有許多可能原因，有些與個人因素有關，其他則與社會體系關聯。衝突論者強調與社會體系關聯的原因，認為不平等取得健康生活所需的資源必然導致健康與死亡率的不平等。他們強調：醫療保健體系經常提供較佳醫療照護給較富裕者 (Farley, 1998)。

㈠收入與健康

在個人層次上，西方國家的收入與健康間的關係似乎呈現曲線、近乎對數的圖形。這使我們無法決定低於某貧窮線，健康即受威脅，而高於它，健康即隨意分布或只受到與收入無關的因素影響。反之，這種關係似乎會形成一種平順但軟弱的坡度。其中，較健康者往往是較富裕者或位於較高收入階層者。然而，收入與健康關係並不是可跨國改造的事。晚近的研究論證：在經濟合作暨發展組織國家和社會相當富裕的國家裡，有較高國民生

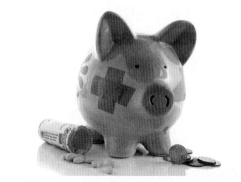

圖 5-1　收入較高不等於較健康。

產毛額的國家，不必然是較健康的國家 (Wilkinson, 1996)。若以收入的購買力來解釋個人收入與健康間的關係，則這種跨國研究的發現絕非顯而易見，因為較諸貧窮國家的一般公民，較富裕社會的一般公民會有較強的購買力，自然也有較佳的健康。

在美國，何爾德 (Pamela Herd) 等人針對全國健康狀況的一項研究發現：雖然教育對慢性病的發作與體能限制之差異性有顯著的效果，但是，收入與個人如何看待自我健康問題的相關性更強 (Herd et al., 2007)。何爾德等人的研究發現：儘管教育對延緩健康惡化的時間有關鍵性的作用，但對健康狀況已不佳的人來說，只有高教育而無高收入，對減緩健康惡化並沒有多大的幫助。何爾德等人進一步指出：收入似乎更能解釋健康每況愈下的情形，尤其是惡化到要死亡之情形；對同樣是健康狀況不佳的人來說，收入低者較收入高者較快死亡 (Herd et al., 2007: 236)。總之，教育程度較好、經濟狀況更富裕者，其健康狀況與壽命的表現均較好。值得注意的是，何爾德等人的研究並未探討職業地位的影響力。然而，該項研究也提醒我們：教育、收入與職業是組成社經地位的三個變項；儘管它們彼此相關，但其影響效果未必全然一致或完全重疊 (Adler et al., 1994)。

為何收入較相對平等分配的社會往往有較健康的人口群？這有三種主要解釋 (Lynch and Kaplan, 1997)：1.**即使收入與健康間的個人層次關係並未促成財富與健康間的生態關係，但它可能「創造出」這種生態關係**。譬如說，在控制個人的家庭收入後，美國社區的生態關係就變得不明顯了。但在控制個人收入後，收入不平等與自評健康狀況間則有適度的經驗關係。證據顯示：收入不平等與健康間的生態關係只是個人收入與健康間的關係反映 (Kennedy et al., 1998)。2.**不平等的收入分配可能直接影響人們對影響個人健康的社會環境認知**。這種論點類似相對貧窮假設，亦即收入分配有廣泛差距的社會是有明顯地位秩序的社會。較諸較平等地方的弱勢者，心理社會比較缺乏者會相當強烈感覺到這種短缺，其後，也可能遭遇較不健康的情況。3.**收入不平等只能應用於人口群，**

並不適用於個人，而且只能從關係角度來界定。這種社會結構的生態面
向可間接透過其他生態過程而影響健康，例如不平等的收入分配可能與
低度投資的社會過程與政策有關，而這種低度投資可能又造成健康的影
響 (Lynch and Kaplan, 1997)。

㈡教育與健康

從社經地位的角度來看，低收入者的較差健康狀況可能因為他們相
對缺乏教育的取得機會。較低教育程度者較不可能知道：健康飲食與生
活方式在疾病預防上的重要性、哪些症狀需要醫治，以及生病時該如何
照顧自己。因此，即使在有類似收入者間，較低教育程度者也是較不健
康者。晚近的研究顯示：不同收入與教育程度者，可能在尋求採取較健
康的生活方式以預防疾病上，會有更類似的程度。譬如說，在飲食習慣、
運動、吸煙或飲酒上，社會階級間少有差異。每個人均試圖從事某種形
式的運動，大多數的人也試著吃營養的食物，以及避免化學添加物等
(Farley, 1998)。

在北歐斯堪地那維亞國家，雖然它們對弱勢團體會提供較好的保障
與較高標準的健康照護，但研究發現：受過良好教育者的健康狀況還是
最好的，死亡率也是最低的 (Eikermo et al., 2008)。對於健康來說，為什
麼教育會如此地重要呢？可能的原因是，受過良好教育的人，尤其是擁
有大學教育者，往往較能瞭解有關健康生活型態，包括：運動、不吸煙、
健康飲食，以及適量飲酒等的好處。當有需要時，他們也知道尋求預防
保健或基於健康問題而尋求醫療照護的好處。正因為他們更可能擁有優
渥的待遇、讓人滿意的工作，所以，他們也能過著一種自主且能符合己
意的生活方式。換言之，教育程度愈高，健康即愈好。誠如米羅斯基 (John
Mirowsky) 與羅史 (Catherine Ross) 所說的：無論從哪方面來看，美國有
大專教育程度的成人均較教育程度低的成人有更好的健康。通常，有良
好教育者會覺得自己較健康，從事一般活動與工作也較沒有困難。此外，
他們也常覺得活力充沛、精神抖擻、較不會有疼痛、痛苦與不適的折磨、

較少擔心或情緒低落、身體衰弱的慢性病較少，並期望自己較長壽，可能也活得更久 (Mirowsky and Ross, 2003: 49)。

另一方面，在看醫生的方式上，也出現重要的社會階級差異，這可能與教育程度有關。基本上，較高教育程度者有較高收入報酬、較少緊張工作、較多社會支持，也較理解生活方式選擇對於健康的影響。對於有較高教育程度者而言，所有這些因素都有助於維持較佳健康。顯然的，要瞭解收入與教育為何對於健康會有相當大的影響，衝突論的健康與疾病觀點是有用的解釋。衝突論提醒我們：在健康方面，現代化既帶來好處，也付出某些代價。就環境污染的形式而言，它也造成不同社經地位者的不同健康問題。

第二節
社經地位與健康間的解釋

一般來說，勞工階級會比非勞工或中產階級背景者死得較早、老化得較快，也可能遭遇更多造成長期行動不便的疾病。其實，此種悲慘狀況已在近期的社會階級與健康研究中被凸顯出來。19 世紀中葉，恩格斯 (Friedrich Engels) 即已對曼徹斯特勞工階級的不良健康情形加以描繪。他指出，就某種程度來說，此種疾病、患病與死亡形式可說是布爾喬亞階級所犯下的一種「社會謀殺」。20 世紀晚期，兩份重大的國民健康報告書均論證了此一事實；1980 年發行的《布雷克報告書》(*Black Report*) 與 1998 年出版的《艾奇遜報告書》(*Acheson Report*) 皆強調：個人所屬的社會階級會影響自己的健康。其後，有許多其他研究還是進一步地支持此一論點。在此過程中，醫療社會學的主要任務之一是：試圖解釋社會階級如何形塑或影響個人健康（郭寶蓮、黃俊榮譯，2009: 96）。

在醫療社會學之中，社會階級是解釋健康與疾病最強而有力的決定因素。在美國，醫療社會學者常使用社經地位的概念來決定個人的階級地位。通常，此一概念包含三個相關但各自獨立的變項：收入、教育與

職業地位。對於健康的結果，每一個變項均有很大的影響力。然而，通常教育對健康情形特別具有影響力。幾乎所有的研究均顯示：在階級結構中，社會階級較低階層者的健康狀況最糟，死亡率也最高。從階級的位階中或社會階層的等級中，我們可看出健康與死亡的社會落差；位於社會最頂層者之健康最好，然後隨著階級向下而降低，健康也漸次變壞。在英國，社會醫療並未降低不同社會階級間的健康差異，這主要是因為社會階級本身的差異並未減少。事實上，單靠平等的健康服務或醫療照護使用並無法克服貧窮對健康所產生的不利影響。對於醫療社會學者而言，釐清社經地位與健康指標間的關聯會是一大難題。為何我們會持續發現這些關係？對於這些關係，我們又該如何解釋？遺憾的是，此一問題並沒有唯一的答案，有的可能是許多不同理論的解釋。重要的是，各種不同解釋均源自不同的理論基礎，也暗含一套不同的政策意涵 (Clarke, 2001: 113–131; Nettleton, 1995: 171–173; Senior and Viveash, 1998: 88–115)。

❖ 一、人為解釋 ❖

這種解釋認為：社經地位的健康不平等並不存在，它們只是研究者探討社經地位與健康不平等關係而使用的測量方法之結果。這種解釋把社經地位與健康視為測量過程的一種人為結果，因此，任何呈現關係必然是一種人為結果 (Townsend and Davidson, 1982: 154)。《布雷克報告書》的人為解釋認為：健康不平等現象的存在，主要是統計資料的收集方式與我們建構階級的方式不同所致 (Kirby et al., 1997)。如果我們用「可能死亡年數」(years of potential life lost) 而非「標準化死亡率」加以比較，則社經地位所呈現的**階級斜坡 (class gradient)** 可能更大。研究者也發現：階級間的健康差異可能因為選擇兩個相對極端的社會階級，而誇大社會階級的差異 (Wagstaff et al., 1991)。

倘若對照社會學俗民方法論的傳統，當可理解：診斷的執行與死因的驗明是因時而異且因地制宜。診斷、驗明、分類與編制過程的變異助

長了社經地位與健康的明顯關聯 (Bloor et al., 1987)。因此，這種解釋觀
點讓我們注意到統計資料製造所涉及的社會過程。再者，並無令人信服
的證據顯示：人為解釋只是在辯解階級的健康差異。然而，接受人為解
釋可能使我們忽視不同社會不平等測量顯示相當一致的社會階級坡度：
社會階級愈低，健康品質愈低，預期壽命也愈短。若接受人為解釋即意
味著：社會政策不需處理這種不存在的問題。在相當程度上，強調社會
不平等的學者認為：不健康是一種生物屬性，並且不同程度的反映在社
會階級上。就此意義而言，它是從外在而非進入醫學認識論的領域來分
析醫療 (White, 1991: 48)。人為解釋提醒我們：健康與疾病也可從社會建
構論觀點來瞭解。

❖ 二、社會選擇 ❖

　　與人為解釋不同的，**社會選擇 (social selection)** 強調健康不平等的
存在。該解釋認為：不健康集中於低社會階級是健康影響社會流動的一
種反映。健康的明顯社會階級差異被詮釋為：健康變成向上流動，不健
康導致向下流動的一種結果 (Stern, 1983)。在選擇過程中，健康者往往向
上流動或位居最高階級者，不健康
者則經常向下流動或位於底層階級
者。《布雷克報告書》的社會選擇解
釋顯示：民眾之所以被分配至低階
級團體，主要是因為不良的健康狀
況，而非身處低階級團體的其他效
應所造成。是故，情形恰好與之相
反，是健康影響階級，並非階級影
響健康 (Kirby et al., 1997)。就社會
選擇的影響而言，較高階級者似乎
較健康，因為他們從所有階級中選

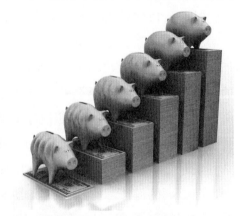

圖 5-2　社會選擇觀點認為，階
級地位是健康狀況的一種結果而
非原因。

出健康者；較低階級者似乎較不健康，因為各階級的不健康者均流入此階級。在這種觀點看來，階級地位是健康狀況的一種結果而非原因。不健康不僅被視為向下職業流動的一種指標，也被看作妨礙或限制個人向上流動的關鍵。向上社會流動有許多管道，包括中樂透、繼承遺產、自創事業、發展生涯（憑藉才能、努力打拼、好運與教育成功的結合），或透過婚姻而進入高階級。同樣的，向下社會流動也有許多原因，例如經商失敗。工人階級似乎是相對不健康的，只因患有嚴重疾病的高階級者向下流動到工人階級。總之，高社會階級團體使其不健康成員流出，並從低社會階級崛起者中得到健康成員。這種流動過程的結果是：上層社會階級往往因為有較好健康而有較低罹病率與死亡率。

研究指出：健康是社會流動機會的決定因素。國外學者援引全國健康與發展調查 (the National Survey of Health and Development) 顯示：不健康者較可能經歷向下社會流動 (Wadsworth, 1986)。他描繪說：童年期間患有嚴重疾病者，到了 26 歲左右，會比其他人更可能經歷向下社會流動。另一項針對無家可歸與不健康的研究也指出：由於社會選擇的結果，無家可歸者有相當高比率是精神分裂症患者。然而，並非無家可歸造成精神分裂症，而是精神分裂症讓一個人陷入變成無家可歸的風險中 (Connelly and Crown, 1994)。這種社會階級差異的解釋，具有「**最適者生存**」(survival of the fittest) 的社會達爾文主義色彩。然而，我們還需瞭解涉及健康選擇的社會過程：不健康者可能遭到社會歧視，而年輕人的社會流動又顯得特別脆弱 (West, 1991)。在這種解釋的內部，我們看到從個人主義觀點轉向較社會學詮釋的健康選擇解釋，因為它也凸顯意識形態的衝擊與現有社會結構內的歧視。然而，社會選擇的假設也有某些限制：

㈠**不健康可能造成失業而非轉向低地位的就業**：低地位的就業可能與高地位的就業同樣有許多健康要求，也降低不健康者向下流動的可能性。

㈡**良好健康是向上流動的必要而非充分條件**：身體健康可能是向上流動的必要條件，但從就業市場日益要求資格、執照與經驗來說，它並非充分條件。

㈢**患病未必造成向下流動：** 有些疾病從它們發作後非常快速的變成致命疾病，因此，並無充分時間看到選擇運作的影響。另一方面，某些人能適應疾病且持續生涯發展，並未向下流動。

㈣**社會選擇假設無法完整的解釋低社會階級的更大健康問題：** 就低社會階級嬰兒與兒童來說，他們根本沒機會經歷社會流動。對於退休老人所產生的健康問題，社會選擇假設也無法解釋。

當然，社會選擇的健康影響不能被忽略。如果患病痛苦是伴隨經濟不確定性與生活水準的下降而產生，則疾病的影響可能是錯綜複雜的。就社會政策來說，社會選擇的健康影響有兩個重要意涵：㈠是否應採取行動以維持病患的生活水準？㈡若是，則誰該為維持生活水準負責？譬如說，國家透過福利給付、個人藉由私人保險，或雇主透過較寬裕的供給提供給患病或身心障礙的雇員？然而，廣泛的健康與社會流動間的因果關係研究卻指出：社會選擇過程對於死亡差異只有極小的影響 (Fox et al., 1986; Wilkinson, 1986)，健康選擇影響只能解釋一小部分社會階級的健康不平等。因此，我們還必須考慮其他的解釋。

❖ 三、文化與行為 ❖

社會選擇解釋將健康當作自變項，但文化與行為觀點則假定：健康是依變項；社會階級差異造成健康狀況的不同，而非健康狀況導致社會階級的差異。文化是某群人共有與學習的生活方式，文化解釋觀點顯示：不同社經地位者間有不同行為方式。低社會階級者較不健康是因為其行為方式較可能危害健康，例如吸煙、喝酒、攝取較多脂肪與糖類，而且較少運動。另一方面，高社會階級者的文化、知識、社會規範、價值與信仰則帶來較好的健康與較長的生命預期。《布雷克報告書》的文化與行為解釋強調：不良的健康狀態是人民本身的選擇與決定所造成。易言之，不健康往往是因為工人階級的文化與行為使然。譬如說，他們可能做出錯誤的選擇或決定，例如抽煙、喝酒以及暴飲暴食不良的食物等 (Kirby et al., 1997)。有時，此種解釋也稱為「責備受害者」(blame the victim) 理論。因為它顯示：不健康的解決之道端視工人階級是否願意採取與中產階級相關的、較文明的、進步的與負責任的生活方式而定。其實，這種理論有很長一段歷史，在工業革命期間尤其具有影響力，後來，再度變成通俗的說法。英國醫療史比較研究顯示：1906 年的醫療主管認為：嬰兒死亡率大多是因無知與疏忽所致，而 1977 年的《醫療報告書》也指出：不智行為與放縱生活方式是引發英國許多疾病的要因 (Graham, 1985)。

晚近，患病文化觀點的強調是與 1980 年代以來的新右派日具影響力有關。新右派強調：個人要為自己及其家人的健康與福祉負責，昂貴的健康與福利國家供給並不符需要，特別是它可能創造一種「依賴文化」(dependency culture)，讓某些人寄望國家滿足其需求，而變得較不具自賴性 (Marsland and Anderson, 1981)。新右派偏好一種沒有國家不當干涉而市場力能運作的社會，這意味著：透過收入再分配而來的健康改善政策是不適當的。較健康的生活方式之促進被認為是令人想望的，因為它們是置基於個人生活方式的選擇，以及個人要為其生活方式的選擇負責。

吸煙、喝酒、飲食與運動等文化差異可解釋低社會階級者較不健康的事實。某些證據顯示：最弱勢的社會團體是最不可能有健康生活方式的人。就健康而言，吸煙的階級坡度是特別醒目的，而子女養育或性別角色的社會規範等其他階級面向也可能有不同意涵。整體而言，文化與行為解釋有四個主要缺點：

㈠每個社會階級內都有明顯的文化差異存在：不同族群有不同生活方式，即使他們屬於相同的社會階級。再者，不同社會階級間也有相當的重疊性。譬如說，就吸煙、喝酒、飲食與運動而言，許多人的生活方式同時是健康與不健康的結合 (Blaxter, 1990)。

㈡資本主義追求利潤的商品販賣造成不健康：譬如說，香煙販賣是資本主義為追求利潤而生產的商品。因此，從衝突論看來，並非這些產品購買造成不健康的主因，而是損害健康的產品生產與促銷使然 (McKinlay, 1984)。譬如說，如果狂牛病的流行與人類腦炎的發生有關，

則誰該為這種疾病負責：國家、消費者或牛肉生產者？

　　㈢反映出研究者帶有文化與行為解釋的偏見：一項針對 1981 年至 1991 年英格蘭北部 678 個病房的死亡率研究顯示：死亡率與物質剝奪程度密切關聯。學者批判：這是文化與行為研究者對健康不平等解釋的一種偏見 (Phillimore et al., 1994)。

　　㈣個人生活方式受文化與社會地位的影響：即使窮人有不同於富人的行為，也未必是因為文化內化的差異，可能只是他們以理性方式回應其情境而已。這是因為他們面臨「情境限制」(situational constraints)，亦即位於社會底層的地位限制了選擇。這個觀點顯示：如果他們可社會流動到中產階級，則會很快改變其行為以回應新情境。雖然窮人的飲食與兒童照護工作似乎是困難的，但當我們考慮其偏好與目標時，則社會階級差異可能變得模糊。譬如說，在改善低收入家庭的飲食模式上，家庭收入的改善是重要因素。對某些團體來說，個人、社會與經濟情境的限制可能就是改變有害健康行為的困難所在 (Blackburn, 1991)。

❖ 四、物質與結構 ❖

　　有關社會結構對健康的影響，物質條件與社會結構的解釋是另一種因果關係的探究取向。這種解釋顯示：社會階級的健康差異是因不同社會階級的不同工作與生活條件造成。對於瞭解社會階級的健康差異，此一解釋是重要的 (Blackburn, 1991; Townsend and Davidson, 1982; Whitehead, 1982)。《布雷克報告書》的物質與結構解釋指出：居住環境不佳與收入低落等不良的環境條件，會讓勞工階級幾乎不可能享有健康的生活方式 (Kirby et al., 1997)。這種健康不平等的解釋關注工人階級的社會結構地位，因此，較諸中產階級，他們通常只有有限的機會，也較無法取得財政與物質資源。藉由物資剝奪與社會不利情境的檢證，此一解釋探討結構因素決定生活機會與影響個人生活機會的情形。要言之，該探究取向關注貧窮、收入分配、失業、住宅條件、污染，以及公領域與

私領域的工作條件之影響 (Payne, 1991)。譬如說，當吸煙與就業歷史維持不變，不良住宅與呼吸症狀產生間還是呈現相關 (Eames and Everrigton, 1993; McCarthy et al., 1985)。

　　對於社會階級的健康不平等解釋，文化解釋和物質與結構觀點間存有一種相互關係。生活方式或行為選擇不能脫離社會情境，處於被剝奪情境者會發現：他們的選擇受到嚴重限制，更多時候，選擇是受到需要克服立即問題而非長期計畫的影響。以物質與結構解釋階級健康不平等的說法，也帶來一種社會政策的重要考量：企圖以某種方式改變社會結構。在馬克思主義者看來，這些社會政策規劃可能要戲劇性的拆解資本主義。二次大戰期間，英國《貝佛里吉報告書》(Beveridge, 1942) 提議建立福利國家，指出需以更適度的政策處理五種社會弊病：懶惰、貧困、污穢、無知與不健康的問題。晚近，許多健康不平等的研究也強調要有降低社會不平等的社會政策 (Phillimore et al., 1994)。

❖ 五、健康服務 ❖

　　社會階級罹病率與死亡率的差異，至少有部分原因可用醫療保健體系的角色來解釋。無論英國的國民健康服務或臺灣的全民健保目的，均係根據民眾需求而非社會階級，提供國民可用的醫療保健。不同社會階級是否有類似的照護取得機會？他們所能使用的健康服務是否反映其健康需求？他們所獲得的照護品質與醫治是否類似？就此意義而言，文化因素（例如民眾的醫療保健知識與態度）與結構因素（例如醫療服務的可利用性與成本費用）都是重要的。並非所有社會階級都有平等取得醫療保健的機會，例如居住地區、收入、工作時數與醫療保健知識等因素，都可能影響照護取得機會。譬如說，良好醫療保健的可利用性常隨服務對象的需求而改變。換言之，較繁榮地區常有較好醫療服務供給，亦即有較佳經費與更多吸引力以吸引醫療人員。如果工人階級可住在各階級社會混合的地區，而非工人階級為主的地區，則他們將有較佳取得醫療

保健的機會 (Skrimshire, 1978)。晚近，英國的國民健康服務降低牙醫醫治（而非私人牙醫）的人數、取消免費視力檢查，甚至一般從業醫生能將病患由其看診名單中去除或移轉，都可能限制低社會階級病患取得照護的機會。

從英國醫療服務使用發現：中產階級有更多機會可使用各種健康服務，包括產前與產後照護、家庭計畫、牙醫業、免疫與癌症篩選。許多證據顯示：低職業階級及其子女較少使用預防性的服務。晚近的研究也顯示：工人階級的健康服務低使用率依然是一個論題 (Townsend and Davidson, 1982; Whitehead, 1992)。許多研究也證實：去看一般從業醫生的病患，也有社會階級差異。較諸工人階級病患，中產階級病患會給予較長看診時間，問醫生的問題較多，也討論更多問題 (Cartwright and O'Brien, 1976)。因此，中產階級病患往往從一般從業醫生那裡獲得較佳照護。「專業控制」(professional control) 的觀點顯示：醫生透過看診控制以確保所有病患，無關乎社會背景，都能獲得類似的醫治。但是，國外學者的研究似乎挑戰此種看法，他們認為：知識較豐富的與能清楚表達的中產階級病患能影響醫生判斷，或因醫生本身的判斷而造成某種形式的階級偏見 (Senior and Viveash, 1998)。

第三節

社經地位與健康：社會資本觀點

19 世紀，人口健康的改善主要歸因於生活與工作環境，以及較佳營養的改善。然而，有關健康改善的原因依然是學術圈辯論與爭議的焦點。20 世紀後半葉，健康改善的關注焦點從環境轉向個人責任，強調較佳行為是較佳健康的關鍵。20 世紀後半葉的另一個特色是：高社經地位與低社經地位間出現一種健康不平等坡度。普遍看法認為：伴隨收入極化的產生，也助長這種健康的區別。

❖ 一、收入不平等與健康 ❖

已進入 21 世紀的今日，雖然有一種想重新凸顯或匡正健康不平等的企求，但對於其原因，特別是收入不平等、社會環境與健康間的關係仍持續有不同議論。基本上，它們已發展出兩個不同學派和一個採取較綜合的平衡觀點：

㈠新物質主義觀點

新物質主義觀點 (neo-materialist viewpoint) 認為：由於瑕疵的概念化與經驗證據不足，社會資本與公共衛生間的關聯可能被誇大。在此觀點看來，健康不平等源自不同的生命歷程經驗。社會資本對健康的影響應看作廣義界定的社會關係之產物，而非心理社會的一種主要建構。該觀點主張：收入不平等對健康的影響反映在積累的負面風險和個人的資源缺乏，相關聯的是人力、物質、健康與社會基礎建設的低度投資。這種解釋強調：形成收入不平等的政治與經濟過程不僅影響個人資源，也對就學、醫療保健、社會福利與工作條件等公共資源造成衝擊 (Lynch et al., 2000)。這種論點的精髓，羅斯 (Rose, 1992) 做了最簡要的說明：「疾病的重要決定因素主要是經濟與社會的，因此，它的醫治也必須是經濟與社會的。」

㈡心理社會學派

心理社會學派 (psycho-social school) 認為：透過收入而取得的物資資源並非收入影響健康的主要機制，而是人們對自我認知和他們與他人的相對地位。收入與健康間的個人層次之關係形式未必可轉換成財富與人口健康間的生態關係，因為它的關注焦點是相對收入，而非絕對收入。該學派認為：若是生活在收入明顯不平等的社會中，個人可能產生心理社會的緊張。這種緊張會危害免疫系統，也對犯罪程度、藥物濫用與行

為失常有負面影響，進而導致較高的死亡率 (Wilkinson, 1996)。雖然新物質主義觀點進一步證明：財富與健康是相關的，但心理社會學派則認為：國家選擇會影響分析結論。晚近的心理社會學派研究即發現：1995 年，在 21 個最富有國家中，財富與健康間的關係其實是呈現負相關；有最高生命預期的 23 個國家中，這種關係是不存在的。該學派強調：社會資本與健康間的關聯清楚顯示，較平等的社會是較具凝聚力、較少暴力、較高信任與較投入社區生活的社會。對於收入不平等與社會凝聚力關係的更充分瞭解，即在回應一種理念：不平等是人類和諧的一種障礙 (Wilkinson, 2000)。重要的是：人們如何認知不平等的建構，以及他們回應它的方式。晚近的研究也指出：不平等認知可能有正面與負面的健康影響，亦即剝奪可能是無助的來源，也是社會行動的來源 (Catell, 2001)。

(三)平衡觀點

有關社會資本對健康影響的看法，新物質主義觀點與心理社會學派論辯的影響並非總是互斥的，許多學者巧妙的採取較偏**平衡觀點 (balance viewpoint)** 的解釋。在他們看來，「儘管公民社會有別於政府與市場，但這並非意味著：它未受到這兩者的強烈影響。政府政策對公民社會有直接影響，尤其從它的影響程度來看，政府執行的政策往往是在控制市場、收入與財富再分配，並創造一種信任與合作的社會。」(Baum, 1999) 該觀點認為：未來探討社會資本與健康的著作應先關注：社會資本被概念化成一種涉及居民居住地的動態過程；這是一種具有過去、現在與未來的過程。其次，未來的社會資本與健康研究也應將地區影響與社會資本連結，並透過調查資料、主觀詮釋故事敘述體，以及歷史文獻資料等方法瞭解庶民對健康不平等的不同認知方式 (Popay, 2000)。

❖ 二、社會資本與健康關係 ❖

為何公民社會的社會資本可能影響人們的健康？當我們考慮社會資

本與健康間的關係時，重要的是區分社會資本的**組成影響** (compositional effects) 與**脈絡影響** (context effects)：

(一)組成影響

或稱**實質利益** (intrinsic benefits)，它指涉促進社會資本的利益，亦即藉由個人參與多重網絡或堅守既定規範而對參與者的健康產生直接影響。個人展現的行動或理念本身就是有利於健康的，因此，它們也有助於既定社會資本量的儲存。這種解釋類似說：收入不平等與健康或財富與健康關係，只部分反映個人層次的收入與健康關係。譬如說，友情模式可反映人們的社會安樂與信心，但社會接觸程度也可能引起焦慮、負面社會比較與不適當的感覺 (Wilkinson, 1999)。社會資本與不健康間的相關可從底下事實加以解釋：較社會孤立的個人係居住於社會資本缺乏的地區。社會孤立的個人較可能聚居在低社會資本量的社區，因為這些地區較少有提供地方連結的機會。至今，尚無社會資本研究能同時對個人層次的社會孤立指標提出解說。因此，我們不能排除社會資本對自評健康的組成影響 (Cullen and Whiteford, 2001)。

(二)脈絡影響

又稱**工具利益** (instrumental benefits)，它指與社會結構面向相關的社會資本，也透過間接方法而影響團體的健康。在某種程度上，大規模的科層制體現於非政治與非經濟的社會生活世界裡，這種公民社會裡的社會資本可能影響政治體制的表現。藉由機制運作，社會資本可發揮對個人健康的脈絡影響。透過不同管道，無論在社區或國家層次上，社會資本可能影響健康。許多事物決定社區與社會的健康狀況，也有相當多文獻從社會資本角度探討健康與社會因素的關係。很好的證據顯示：較社會孤立的個人有較差的健康狀況，而較具社會凝聚力的社會則有較健康的低死亡率 (House et al., 1988; Kawachi and Kennedy, 1997)。

❖ 三、社會資本與健康模型 ❖

在健康研究上，我們常參考涂爾幹 (Emile Durkheim) 的《自殺論》一書，但仍需建構的因果關係是：在健康或不健康的影響上，社會資本扮演著重要角色。擴大社會資本的動態特性之論點，使健康研究可進一步探討社會資本在患病與復原過程中的角色。布迪厄 (Pierre Bourdieu) 的生產與再製辯證理念形成的一個假設是：低資本者是較可能患病者，不僅花費較長時間復原或根本較不可能復原，也較可能因為患病而在復職上遭遇不利影響者 (Goldberg and Huxley, 1992)。社會資本常被看作一種多面向的概念，它包含社會參與和親屬網絡等不同層面。社會資本的每個層面未必都對健康有類似的影響，它們對健康狀況的影響可能有不同指標。當然，連結社會因素與健康結果的機制，也可能因結構不平等所顯現的不同結果而因時制宜 (Link and Phelan, 1995)。

有關社會資本與健康影響的分析，我們可採取如下的概念模型（參見圖 5-3）。

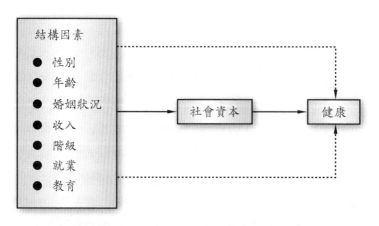

圖 5-3　社會資本與健康的概念模型

該圖假設：社會資本的層次隨廣泛結構因素而異，社會資本對於健

康有其自身的直接影響，或是可能緩衝結構因素對健康的影響。這種探究取向類似於：社會支持對健康的影響有主要影響與中介影響的假設(Kawachi and Berkman, 2001)。然而，結構因素對於社會資本與健康均有決定性影響。結構因素與不同程度的健康是相關聯的，對處於結構不利地位的個人而言，高度社會資本的存在可降低不健康的風險。對處於結構有利地位者來說，低度社會資本也可能增加不健康的風險。對處於不利結構情境者而言，社會資本的擁有或取得機會可提供無法取得者的資源或知識，若是缺乏社會資本可能也無法使有利的情境做最有效的利用。

小　結

　　儘管社會階級概念的操作性定義有其困難，但證據顯示：低社會階級者常經驗較糟的健康狀況，較諸其他高社會位階者，他們也有較短的平均壽命。在所有社會裡，高社經地位者的壽命往往較長，也比低社經地位者有較健康的生活。這種差異的可能解釋有些與個人因素有關，其他則與社會體系關聯。最近的某些研究顯示：階級地位是影響健康與否的一個根本原因；社經地位與罹病率和死亡率間存有一種關係，而試圖以人為解釋的統計問題作為辯解似乎少有證據支持。社會選擇、文化與行為差異、物質與結構不平等，以及醫療保健體系本身的不平等均有助於瞭解社經地位與健康不平等間的關係。對於社會階級與健康不平等間的關係，雖然不同的理論觀點各提出不同的主張或解釋，但可肯定的是：只要階級社會持續存在，健康不平等現象也可能存在。

　　就醫療保健政策而言，每一種解釋都有其意涵。健康不平等似乎是持續性的，甚至被擴大的。雖然許多研究者偏好以物質與結構觀點解釋健康的不平等，並提出降低社會不平等的社會政策，但 1980 年代以來的西方政治環境並未偏好採行這類社會政策。社會不平等的擴大、失業率的上升、無家可歸的增加，以及後福特主義工作實務的採行等，都可能

加重健康不平等。本章強調社會結構不平等的影響，它們可能影響個人的生活方式與健康。後現代主義者強調：人們有選擇健康與不健康生活方式的機會，性別與族群的自我認同也會造成健康的影響。社會資本觀點強調：連結社會因素與健康結果的機制，可能因結構不平等本身所顯現的不同結果而因時制宜。底下四章，我們將進一步檢證健康與性別、族群、年齡和生活方式間的關係。

問題與討論

1. 為何不管在美國或其他地方，社會階層或社經地位是預測一個人的整個生命歷程中之健康情形與預期壽命最強也最一致的指標？請說明其原因。

2. 為何收入較相對平等分配的社會往往會有較健康的人口群？請你提出可能的主要解釋。

3. 對社經地位與健康指標間的關聯，社會解釋如何提出解釋？就社會政策來說，社會選擇的健康影響有哪兩個重要意涵？其假設又存有哪些限制？

4. 文化與行為觀點如何解釋健康與社經地位者間的關聯？整體而言，它的解釋又有哪些主要缺點？

5. 有關社會階級的健康差異，物質與結構因素的視野如何提出解釋？又帶來哪種社會政策的重要考量？

6. 有關社經地位與健康間的原因，已發展出兩個不同學派和一個採取較綜合取向的平衡觀點解釋。在你看來，哪個觀點的解釋較具說服力？請說明理由。

第六章
健康、疾病與性別

社會期望或性別角色對個人健康與疾病的影響，可從男女兩性的罹病率與死亡率差異看出大概。一般而言，女人比男人更常生病，但壽命卻較男人活得長。就醫療資源的取得而言，女性往往受到更多社會結構因素的限制。這種性別差異的可能原因是：男女兩性間回應病症的社會學習差異；男人與女人間的性別角色差異；以及生物影響或基因問題。然而，對於健康、疾病與醫療社會學者來說，生病與死亡的社會影響是他們最感興趣的論題。

本章重點

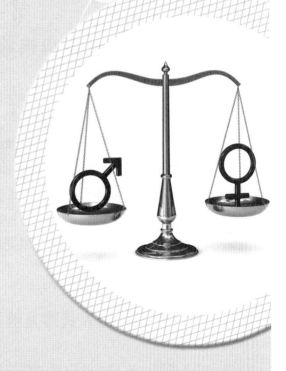

社會期望或性別角色對個人健康與疾病的影響，可從男女兩性的罹病與死亡差異看出大概。一般而言，女人比男人更常生病，但壽命卻活得較男人長；雖然男人不常得病，但卻較早死亡（楊輝、張拓紅等譯，2000: 38）。對於健康與疾病間存在的這種性別差異，可能原因的解釋是：第一，男女兩性間在回應病症的社會學習上存有差異；第二，男人與女人間的性別角色扮演或社會建構上存有差異；以及第三，生物影響或基因問題本身的差異，證據是男嬰兒在產前與未滿月前的死亡率較高 (Farley, 1998: 394)。本章的主要目的有三：首先，探究男女間的罹病率與死亡率，並比較與解釋這些特有的健康、疾病與醫療模式。其次，針對男女兩性間的不同罹病率與死亡率之性別差異提出各種解說。最後，引介女性主義觀點如何批判婦女健康研究與政策、婦女身體與自主權，以及老年婦女健康等婦女醫療保健論題。

第一節
健康與疾病的性別差異

在罹病率與死亡率上，男女兩性間均有明顯的差異。當探討男女兩性特有的健康、疾病與醫療模式時，需謹記的是：性別差異不僅反映男女兩性間的生物差異，也呈現社會情境的不同。各國官方統計資料普遍顯示：過去 20 世紀期間，男女兩性的預期壽命均有增加。然而，女人比男人有更長的預期壽命，而估計兩性間預期壽命的差異也會增加。女性健康為何居於劣勢的原因，各有不同解說。在這些解說中，每一種不同解釋都可能解說為何女人似乎遭受更多疾病，以及為什麼男人往往比女人有較短的壽命？

❖ 一、女人比男人長壽且健康？ ❖

在臺灣，根據行政院經濟建設委員會人力規劃處的人口推估顯示：

2002 年，出生時預期壽命男性 73.1 歲，女性 79 歲。至 2051 年，男性將再延長 6 歲為 79 歲，女性再延長 7 歲為 86 歲。預期未來 50 年後，10 人中可活 85 歲機率者，男性將有 4 人，女性則有 6 人。一個國家的國民健康是否進步，可從死亡率、死亡數或平均餘命看出。首先，從統計資料分析中得知：臺灣肺癌死亡數有增加的趨勢。男性自 1971 年的 554 人至 1986 年的 2,036 人，再到 2001 年的 4,714 人，平均每 15 年增加一倍。預估至 2020 年，臺灣每年死於肺癌者會有近 1 萬人。臺灣癌症死亡數急速增加的原因之一，與國內男性吸煙人數不斷增加有關。自 1960 年代的 100 多萬，1970 年代的 200 多萬，1980 年代的 300 多萬，至 1990 年代的 400 多萬。這顯示：臺灣肺癌死亡人數與吸煙人數增加的速度，均超過臺灣人口數的增加（李明亮編，2004: 222）。

其實，不僅臺灣肺癌增加迅速，所有癌症也有類似累增的趨勢。男性從 1971 年的 5,379 人至 1986 年的 10,584 人，到 2002 年的 22,020 人。推估至 2020 年，將增加至 42,350 人。女性也有類似直線上升的趨勢，自 1971 年的 3,741 人至 1986 年的 5,975 人，到 2002 年的 12,322 人。推估至 2020 年，將增加至 24,010 人。男性死亡數幾乎是女性的一倍，但男性人口與女性人口幾乎類似。這不僅反映男性個人行為、生活方式與健康危害的因素遠多於女性，也顯示：男性對第一段預防（強身預防、全人照護）的認知與實踐態度有明顯偏差（李明亮編，2004: 223）。

根據行政院衛生署 (2011) 的死因統計結果分析：2010 年，兩性死亡人數與標準化死亡率均呈現男高於女的現象，其倍數比男性約為女性的 1.6 倍。男性十大主要死因分別為：1.惡性腫瘤占 29.4%；2.心臟疾病占 10.6%；3.腦血管疾病占 6.7%；4.肺炎占 6.3%；5.事故傷害占 5.5%；6.糖尿病占 4.6%；7.慢性下呼吸道疾病占 4.3%；8.慢性肝病及肝硬化占 4.0%；9.自殺占 3.0%；10.高血壓性疾病占 2.4%。在男性十大主要死因中，標準化死亡率與占有率均較前一年增加者有肺炎、心臟疾病與高血壓性疾病，此三類死因影響程度皆呈擴張。女性十大主要死因的順序分別為：1.惡性腫瘤占 26.7%；2.心臟疾病占 11.2%；3.腦血管疾病占 7.4%；4.

糖尿病占 7.4%；　5.肺炎占 5.9%；　6.高血壓性疾病占 3.6%；　7.腎炎、腎病症候群及腎病變占 3.6%；　8.事故傷害占 3.3%；　9.敗血症占 3.1%；　10.慢性肝病及肝硬化占 2.5%。女性十大主要死因中，標準化死亡率與占有率均較前一年增加者有高血壓性疾病、肺炎、腎炎腎病症候群與腎病變、敗血症，死因影響程度皆呈擴張；標準化死亡率與占有率均較上年減少者有事故傷害、腦血管疾病、糖尿病、慢性肝病與肝硬化，死因影響程度皆呈壓縮。

　　顯然的，男性與女性會因生理荷爾蒙差異而造成健康差距。根據內政部統計處 (2011a) 的資料顯示：2010 年，臺灣男女性別的平均餘命為 79.2 歲，男性 76.2 歲，女性 82.7 歲，男女壽命差距是 6.5 歲（參見表 6–1）。然而，若是分析男女兩性的生活方式則會發現的確存有很大差異，其影響程度也非常明顯（參見表 6–2）。

表 6–1　世界主要國家零歲平均餘命之比較
民國 99 年（西元 2010 年）　　　　　　　單位：歲

國　家　別	兩　性	男　性	女　性
中華民國	79	76	82
日　本	83	79	86
中國大陸	74	72	76
南　韓	80	77	83
馬來西亞	74	72	77
新加坡	81	79	84
菲律賓	72	70	74
美　國	78	75	80
加拿大	81	78	83
英　國	80	77	82
法　國	81	78	85
德　國	80	77	82

資料來源：內政部統計處 (2011a)，〈99 年平均餘命統計結果〉，《內政部統計通報》，http://www.moi.gov.tw/stat/news_content.aspx?sn=5648。

表 6-2　臺灣男女生活方式的差異

	男	女
吸煙率	47%	4%
嚼檳榔	19%	0.2%
每天飲酒	4%	0.3%
騎機車	25%	5%
職業性安全問題	多	少

資料來源：行政院衛生署，2009；李明亮編，2004: 225。

　　從上述資料可看出：男性與女性的生活危害因素相差很大。在就醫率上，男女性相差不大。因此，從男女兩性的健康差距也可看出：男性是實踐第一段預防不足而造成不健康，而非第三段預防或就醫不足所致。

❖ 二、女人真的較常罹患疾病？ ❖

　　雖然婦女向醫生陳述較多症狀與使用更多健康服務，但較諸男人，她們其實可能並未遭受更多病痛或不健康。由於死亡率資料是透過健康調查的自我陳述症狀、一般從業醫生看診與醫院看病的記錄所編纂而成，因此，在我們解讀這些統計資料時，必須謹慎思考某些重要事實 (Clarke, 2001: 126)：

　　㈠**女人可能較願意向健康調查的女性訪談者陳述症狀**：性別角色社會化的結果，男人被鼓勵要冒險、表現勇氣，而且思想與行動是獨立的。明顯不同的是：女人被社會化成依賴他人，並率直表達其情感與情緒。因此，在健康調查的訪談中，男人不僅可能較不願意說出患病的任何細節，也可能較少求醫。因此，男性人口群的患病情形也就可能低度呈報與低度記錄。

　　㈡**女人較常看診的說法只解說部分事實**：較諸男性，女人似乎較常看醫生，但這可能只解說部分的事實。因為帶孩子去看醫生的，通常是媽媽而不是爸爸 (Graham, 1984)。

㈢**女人的懷孕與分娩增加醫療門診次數**：對女性來說，懷孕與分娩是生理期的自然事件，但卻日益受到醫療監控的影響 (Lesson and Gray, 1978)。其實，女人懷孕與分娩等生理期間與健康服務人員的頻繁與定期接觸可能扭曲罹病率的統計數據。

根據看醫生人數的統計資料顯示：女人比男人遭受更多患病痛苦。然而，罹病率統計也顯示：女人比男人壽命長。對於此一模式，可從底下的事實獲得某些解釋 (Senior and Viveash, 1998: 150–151)：

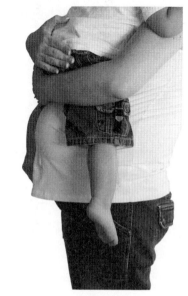

圖 6-1　女人看診的比例較高，通常是因為帶孩子去看醫生。

㈠**男性患病可能是更嚴重的**：譬如說，男性罹患心臟病更可能導致突然死亡，性別與死亡率的證據支持這種看法。到了中年年齡，血液循環疾病被認為是男人較明顯的疾病，而女人則有較高比例的癌症 (Whitehead, 1992: 243)。

㈡**男人比女人享有較佳健康，但卻死於意外事件或不治之症**：是否有任何證據支持這種說法？根據英國的研究顯示：1985 年，在英格蘭與威爾斯地區，有 40% 的 14 歲以下男孩死於意外事件與暴力，相較之下，女孩死於意外事件與暴力者為 26%(Whitehead, 1992)。

㈢**女人遭受更多不健康是因她們壽命較長**：就生命歷程來看，壽命較長的老年婦女會有更多看醫生的可能性。

㈣**女人似乎遭受更多不健康，只因她們較可能看醫生與扮演生病角色**：由於老年婦女可能較常看醫生，因此，罹病數據也將顯示更多女性看醫生。如果排除生育或墮胎理由而住院的情形，15–44 歲的男女住院比率即少有差異。然而，較諸男人，女人較可能被收容到精神病院裡，特別是對於憂鬱症、神經衰退症與老人癡呆症者 (Macfarlane, 1990)。

　　為了確認男人與女人的患病模式，必須再提問的兩個問題是：女人是否較容易選擇或扮演生病角色？女人是否較容易將自己界定為患病？某些研究者指出：婦女作為家庭主婦的角色使她們比養家糊口的、被認為一家之主的男人更容易採取生病角色。此外，女人也可能被社會化成：在她們覺得患病時，要承認自己生病，這並不會被看作軟弱的象徵。羅拉 (Zola, 1966) 的患病行為研究發現：女人傾向將他人界定為患病的指標（例如經常的疲勞）變成常態化的症狀。由於女人似乎把許多患病症狀看作日常生活可預期的經驗，因此，傳統西方的女性「照顧者」(carers) 角色可解釋：為何他人已求醫，但某些婦女卻容忍其症狀。研究發現：婦女在記錄的 37 種症狀中，只有一位會去看醫生 (Tuckett, 1976)。這顯示：婦女並非傾向「過度呈報生病」與輕易的採取生病角色。然而，在缺乏與男性做比較的資料下，很難推論：男性與女性向醫生呈報或陳述症狀的差異性。

第二節
性別與健康間的解釋

　　為何男人與女人之間會有罹病率與死亡率的性別差異？對於男女間的不同罹病率與死亡率之解釋，主要有五種說法（劉仲冬，1998: 257–260; Nettleton, 1995: 180–181; Senior and Viveash, 1998: 139–149）：

❖ 一、人為解釋 ❖

　　人為解釋假設：兩性健康的差異只是一種資料搜集方式的問題。譬如說，女人有較高程度的罹病率通常是因為資料源於自發性報告的研究。事實反映可能是：女人比男人更可能察覺到她們的症狀，但因社會化過程的不同，男人則較不可能「承認」其症狀。話雖如此，但這並非不變或必然的事。譬如說，在一份一般感冒症狀認知的研究裡，麥茵泰里

(Macintyre, 1993) 發現：相較之下，男人比女人更明顯可能向臨床診斷者高估其症狀。據此，她推論：與其說是人為誇大男女性別的差異，毋寧說是對症狀的不同認知與報告導致性別差異的低估。

❖ 二、基因問題 ❖

基因問題或生物解釋傾向關注婦女遭受某些與生物因素有關的病痛層面，這些包括：懷孕與分娩、避孕與墮胎、月經與更年期，以及子宮頸、卵巢與乳癌等。雖然女人不會罹患男性特有的睪丸與攝護腺癌，但由於女人比男人更長壽，所以，她們也較可能罹患退化性疾病。男人與女人間的健康狀況差異，究竟有多少程度只是性別差異的結果？某些生物因素，例如女人的生育能力，明顯受到文化因素的影響。譬如說，婦女應在多大年齡成為母親、避孕、應生育子女數，以及懷孕與分娩期間，應如何對待產婦？因此，重要的是要瞭解到：除了單純的生物差異外，社會建構的性別差異也對健康產生相當的影響。

以基因與生物因素解釋男女間的健康差異，只能解釋一定比例的患病情形。因此，這樣的詮釋可能是有限的解說。譬如說，女人因為有內因性的女性荷爾蒙，所以，她們對於心臟病有較強的抵抗力。由於女性基因帶有 X 染色體，是故，女人對於傳染病也可能有較強的免疫力。研究也顯示：由於基因上的相對脆弱性，因此，男嬰兒可能比女嬰兒有更高的死亡率。由此觀之，儘管這些基因的因素可能在解釋上具有某些貢獻，但對於上述的各種差異情形，則仍然無法提供完全的解釋。

❖ 三、行為與文化原因 ❖

此一觀點認為：並非所有疾病都可用基因或生物因素解釋，個人行為與文化生活方式也應加以檢證。行為與文化原因的解釋指出：生活方式影響健康與疾病。傳統的女性照護角色（例如養育子女）會讓婦女陷

於擔負太多家務責任的情境，也可能造成憂鬱或沮喪的產生。另一種不健康的文化解釋是：女性追求纖瘦苗條身材所造成的壓力，可能助長神經性食慾減退人數的增加。在社會期望與性別角色的文化形塑下，男人可能被社會化成不情願採取生病角色，而女人則可能較容易採取生病角色和承認她們是患病的情況。

　　然而，在某種程度上，社會階級差異也必須加以檢證，因為女人間可能還存有差異。我們應持續探究的問題是：她們所採取的生病角色是否因社會階級的不同而有差異？誠如學者所指出：工人階級女人覺得自我界定為生病的能力明顯受到傳統社會的性別照顧角色之限制。換言之，工人階級女人的家務角色並未使她們極容易的將自己界定成生

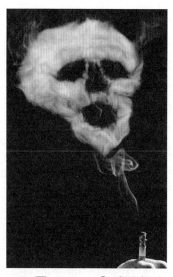

圖 6-2　全球吸煙人口約 12.5 億，男性近 10 億，女性 2 億，20 世紀有 1 億人口因吸煙而死亡。

病。因為她們覺得：她們必須照顧子女，所以，並沒有時間生病 (Pill and Scott, 1982)。

　　表面上看來，女人似乎比男人更常看醫生，也遭受更多的不健康，但證據顯示：男人比女人較少採取健康的生活方式。譬如說，英國的社會趨勢研究即顯示：較諸女性，男性較可能每天抽 20 根以上的香煙、每週喝較多的酒 (HMSO, 1994)。此外，男性太多的飲酒與吸煙、油膩的飲食，以及危險的休閒活動等，也造成他們較高的死亡率。倘若男人不情願看醫生，則可能導致較低檢查發現的罹病率，卻有較高的死亡率。學者的研究也指出：如果我們將 15-44 歲婦女因懷孕或經期必須看醫生的次數排除，則會發現：男人其實比女人更常看醫生。因此，可能的情形是：男人比女人較不健康。對於這種現象的解釋，有部分原因要歸諸他們的生活方式使然。

❖ 四、物質與結構因素 ❖

　　男女性別間的不健康不僅可能因為文化因素的緣故，也可以從物質與結構因素來解釋。女人可能遭受更多不健康的理由是：因為她們更常暴露於貧困或不良的住宅裡；家庭主婦比職業婦女花更多時間待在家裡，因此，她們也較容易招致某些貧困或不良生活條件（例如潮濕、採光不良與通風不佳等）的有害影響。然而，當男性失業率上升時，男人陷入較差住宅環境的可能性也因此增加。一般而言，女人可能更常陷入貧窮困境中。婦女的低薪工作助長貧窮，進而依賴丈夫的給付，但家庭成員間的資源並非平等的分配。研究指出：從家庭財務的分配與控制來看，相同家庭成員可能並未享有相同的生活水準 (Pahl, 1993)。由於物質與結構因素，男人也可能遭受不健康。在社會性別區隔的勞動市場裡，男人的健康可能更常受到某些危險職業（例如採礦業與石棉業工作）的相關風險之影響。

　　男女性別角色扮演的不同，清楚解說男人與女人罹病率與死亡率差異的某些理由。較諸女人，男人更可能死於意外事故，包括工作與遊戲。這些影響男人死亡的意外事故又較可能發生在男性職場上，因此，他們也有最高的職業死亡率。職業緊張、高比率的酒精與藥物濫用、較強的攻擊性，以及較競爭的生活方式等，都可能助長較高的男性死亡率。雖然男性死亡率較高，但女性似乎比男性較常生病。女性較常有慢性病情況，卻未造成死亡，而男性較少有慢性病情況，但導致死亡。這種性別差異的部分因素是生物原因，但有部分因素似乎也反映出他們在扮演生病角色上的不同。女人可能較容易承認她們是生病的，她們使用醫療服務的頻率也高於男人。女人扮演生病角色的意願較高，這或許也是其死亡率較低的一個理由。當男女性別角色變得更相似時，這些差異的某些現象可能因此減少。譬如說，當男女吸煙行為變得更相似時，男女間的肺癌比率也可能更類似 (Farley, 1998: 395)。

❖ 五、健康服務的不平等醫治 ❖

英國的健康服務研究顯示：只有 13% 的醫院醫生是女性，卻有 90% 的護士與 75% 的醫生助理是女性，而黑人婦女則占了最低階層的相當大比例 (Graham, 1985)。儘管大多數有給照顧似乎是女人的工作，但她們卻處於男性醫生與醫療人員的控制之下。如果男人對於醫療保健的控制具有實際的壟斷力，那麼，這可能造成女人的不當醫治。當然，女人比男人可能有更多感染臨床醫源病（因醫治引起的疾病）之風險。譬如說，與避孕方法（例如避孕藥丸）有關的癌症與心臟病的風險可能會增加。

其實，男人控制女人的健康並非任意為之，而是經過慎重設計與施展的結果。醫療社會學批判觀點認為：健康服務可能無法滿足婦女需求，重要的是，我們必須提問：健康服務在哪些方面改善了婦女的生活品質？產婦死亡率與嬰兒死亡率的下降可歸諸醫療介入的程度如何？在專業化的醫療保健體系裡，男人幾乎控制著女人健康的所有面向，包括婦科醫學與分娩。這些明顯證據包括 (Abbott and Wallace, 1990; Oakley, 1993; Scully and Bart, 1978)：

㈠**不同國家的標準差異**：在某個國家，醫生推薦為安全的避孕法可能對婦女造成傷害的影響。因此，在另一個國家，或許會被禁用。這樣的事實例證：男性觀點或男性意識形態會強置於婦女的醫療保健上。

㈡**處方藥引發的副作用**：這顯示：男性觀點或男性意識形態影響女性醫療保健的醫源病類似範例，例如抗憂鬱藥與避孕藥。

㈢**男人中心的女性批判**：男人可能把自己當作規範，藉此判斷女人。某些女性主義者認為：男醫生對女性健康一直抱持極不適當的觀點，這也造成未能慎重的處理女性問題。譬如說，憂鬱症有時被認為是女性薄弱的一種範例，言下之意是：她們沒有能力處理孩子與家務工作的問題。某些醫生會責備女性生育期間的情緒問題，而非她們在社會與家庭裡可能遭遇的問題。

㈣**自然過程變成醫療過程**：69% 初為人母者認為：她們很少能控制其分娩，而剖腹產對嬰兒與母親都只有含糊的好處。醫生與母親看待分娩是極不同的；母親將它看作自然過程，而醫生則視之為醫療問題。在生育期間，婦女也抱怨其觀點無法有效的溝通，這是男性意識形態控制女人醫療保健的進一步證據。

㈤**類似疾病卻有不同處置**：由於心臟病被認為是一種「**男性疾病**」(male disease)，患有這類病症的女人較不可能獲得適當的探查與醫治。

某些女性主義者聲稱：男人控制健康服務有害於女人，但相關的問題則是：男人究竟從醫療控制中獲得什麼好處？畢竟，女人的平均壽命還是明顯高於男人的平均壽命。1992 年，英國男性死於攝護腺癌者的人數，是女性死於子宮頸癌者的五倍。對於子宮頸癌與乳癌，雖然有篩檢可資使用，但對於攝護腺癌，英國的國民健康服務計畫方案卻無相當的措施；這可從當前能提供有效醫治該疾病的有限能力來解釋 (Kossoff, 1995)。當然，對於男人來說，篩檢可能是特別相關的。因為他們明顯不願意看醫生，以及他們對於攝護腺癌這種男性疾病普遍有限的知識使然。因此，重要的問題是：誰從健康服務中獲利，以及健康服務究竟滿足男人與女人的哪些健康需求？

第三節
婦女醫療保健：女性主義批判

自 1960 年代以來，婦女健康運動已成為健康領域的一種主要力量。在某種程度上，這是回應女性主義者對醫療體系的批判。再者，它也是因為社會愈來愈關注預防醫學，並日益重視較無權力的、弱勢的或「陷入風險中」的婦女醫療保健之緣故。像財富或聲望一樣的，健康也是一種資源，它可被有權力的團體所促進或帶走。誠如透納 (Turner, 1995: 110) 所指出：「醫療失常或醫療不當是與低社會地位和缺乏權力有關，其中，反映主流價值的醫療教義或學理往往展現且強化現有社會控制的位

階。」較無權力者大多依賴國家的醫療保健供給，甚至由社會的其他成員來界定健康與正常。對於大多數資源，無權力團體的取得機會往往受社會結構因素的限制。重要的是：其個人特徵與行為的社會定義通常是貶低其身分的社會建構。這明顯表現在婦女健康政策、婦女身體自主，特別是老年婦女健康上。

❖ 一、婦女健康政策與研究 ❖

如果說婦女的健康問題與婦女的社會地位是相關聯的，那麼，當婦女達成更大社會平等時，患病模式可預期的也會改變。換言之，當男人與女人的生活方式變得較相似時，兩性健康的某些差異可能隨之降低。譬如說，過去，男人吸煙的比率較女人高出許多。然而，當男人與女人的抽煙行為變得較相似時，男女兩性間的肺癌比率也會較接近。雖然這樣的假設看來是有用的，但並未充分釐清事實。在某些特殊的情況下，會有不同的說辭。譬如說，有些婦女拒絕將「經前症狀」(pre-menstrual syndrome) 看作「一種虛構的惱人壓迫」(a mythical construct disguising oppression)。她們尤其反對使用「症狀」這樣的字眼，因為在某種程度上，它明顯影響所有經期中的婦女，並將女性身體標誌成有缺陷的 (Sargent, 1994)。另一種置基於性別差異的婦女健康探究取向認為：各年齡層的女性罹病率與死亡率確實存有不同模式，這似乎又源自基因和生物的，以及個人行為和社會環境的因素 (Ussher, 1989)。

各國官方數據往往顯示：女人比男人經驗更高比率的慢性病與急性病。這是什麼理由呢？可能原因包括：女性特質使她們較易承認自己是不健康的、婦女可能有不同患病經驗或對它做出不同回應，以及醫生對於婦女可能有不同的醫療處置。婦女的更常使用健康服務往往與患病是不相關的，例如，她們看醫生可能是為了諮詢避孕與懷孕檢查等的意見。身體檢查與健康鑑定的安排未必是病患的要求，也可能基於預防或早期檢查的需要。身體失調或患病較常發生在有子女的已婚婦女，尤其工人

階級身上，這顯示：婦女的確承受雙重工作負擔，而單調的家務工作也扮演著重要角色 (Russell and Schofield, 1986)。

就澳洲醫療體系而言，1970 年代的社區健康中心之創立是一種新創始。當第一家婦女健康中心成立時，婦女健康有了突破性發展。1989 年，澳洲聯邦政府開辦首次全國婦女健康政策 (National Women's Health Policy)。四年編列預算 1,686 億澳元，並規定州政府必須要有類似的配合款。在診療中，持續出現的論題有：生殖健康、老年婦女健康、心理衛生、受暴婦女、職業健康、照顧者健康，以及性別角色刻板印象的影響。與醫療模型不同的是：澳洲健康中心對於健康消費者所採取的是一種整體取向，亦即將病患視為整體的個人。她們的家庭、職業或住宅情況也被認為涉及其患病原因與結果。雖然這種取向在現今的許多健康專業領域上都可發現，但卻是婦女組織的典型事實，似乎也是許多婦女消費者偏好的取向。

在醫學上，婦女的特殊醫療問題較少被研究，而且也常被平凡化。婦女變成男性科學研究的主要對象，身體總是比男人身體更開放的被醫療凝視。儘管有健康調查研究的進行與統計資料的搜集，但它們的判斷標準是：對男人重要的是什麼？而較不關心婦女的觀點與經驗。再者，健康調查研究的進行只考慮男人的倫理問題，並據此概括成男女兩性的健康情形。在醫療實驗與實務上，例如試管嬰兒計畫，女性病患被視為被動的看待其自身問題。就避孕而言，需要醫療控制的也總是女人而非男人的生育力，但女人的利益則甚少被考慮。事實上，男性避孕丸已發明，但卻未被銷售 (Sargent, 1994)。

2010 年 7 月 1 日，聯合國宣布整併原有的四個婦女相關單位，成立一個更高決策層級的整合性單位 "UN Women"，期能以更有效的方式來解決全球婦女面臨的問題，並推動人類社會性別平等目標之達成。在臺灣，為了配合 2012 年政府組織再造，行政院於院內設置專責的「性別平等處」，以處理婦女權益與性別平等事務。值此之際，國人切盼 2011 年通過的「性別平等政策綱領」，能持續打開性別視野，促進臺灣社會邁向

更多元、包容、豐富且文明的永續社會，也開創出我國婦女權益與性別平權的黃金時期。其中，第九個基本理念是：性別友善及身心並重的觀點是增進健康政策成效的要素。而在健康、醫療與照護方面，具體的婦女健康政策包括：㈠制定具性別意識與健康公平之政策；㈡消弭性別角色規範對身心健康的影響；㈢提升健康、醫療與照顧過程中之自主性，尤其是健康弱勢群體；以及㈣發展各生命週期階段以女性為主體之整合式健康照護服務與健康資訊（陳月娥，2014: 257–264）。

❖ 二、婦女身體與性別醫療關係 ❖

　　婦女身體常被看作被動的、無力的、從屬於男人身體的與生病的。對照之下，男人身體則被視為具有一種強有力的、侵略性的、性宰制的、競爭的與健康的社會意義。這些特徵被當作符合社會性別角色的行為，並且一直成為所有男女的社會期望。女性主義理論者試圖揭露：具有特殊需求與慾望的男女身體是如何被社會建構的？身體可看作文化組織、管制與再製的產物 (Foucault, 1979)。譬如說，當我們把婦女身體視為文

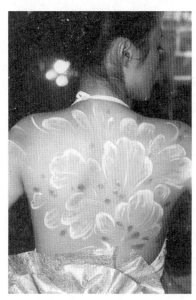

圖 6–3　女體可被視為文化衝突的舞臺或場域。

化衝突的舞臺或場域時，肥胖、善飢癖與厭食症等問題就可以更充分的瞭解。她們的身體不僅可被看作一種重要因果組成，也涉及女性特質的社會建構。

根據傅科 (Foucault, 1980) 的說法，醫療所以形成性別「偏差」(deviance)，是為了強化社會性別秩序。透過醫療媒介，男人才能控制女人，並將她們診斷為女同志、性關係雜亂者或賣淫者等性別偏差者；基本上，這是以異性戀者作為「正常者」，其他不同於異性戀者均被視為「性別偏差者」。有關婦女身體的看法，某些女性主義理論者認為：婦女具有獨特的稟賦或女性特質，這使她們比男人可以更好的詮釋與影響社會生活世界。然而，重要的是：女人必須將她們自己視為生活於文化背景與歷史脈絡裡的庶民。本質論也強調：對於婦女身體，男性醫療論述也具有專業知識。這種醫療知識優越性的主張不僅貶低婦女，也否認女人自我經驗的有效性。知識累積的一個範例是貶低護理價值的醫療論述，而它主要又基於父權制利益的考量 (Fildes, 1988)。

如果男性醫療宰制只是男性醫生人數、醫院管理者與健康決策者的一種結果，那麼，它可透過徵補更多女性進入醫界來匡正或修補。倘若男子氣概醫療所引發的問題只是男性醫療者抱持性別歧視主義的結果，則它們也可藉由醫療教育的改善來匡正或修補。過去 30 年來，歐美社會已針對這些論題採取某些措施。在某種程度上，這是對婦女健康運動之遊說或陳情所做的回應。無疑的，醫療教育與醫療從業實務的改革的確帶來醫療保健品質的改善。然而，某些改革的呼聲，例如讓更多婦女進入醫界，以及將醫生社會化成非性別歧視主義者等，似乎還不足克服男子氣概醫療的問題。因為就其實質基礎而言，醫療專業及其制度還是男子氣概的建構。另一方面，有關女性特質疾病的理念也構成這些實質基礎的重要關鍵。

在此，我們的論述意涵和不同層次的社會與心理過程是相關聯的，並且需要不同類型的介入。雖然已有許多醫療性別歧視的討論，但我們認為：儘管醫療可做到較低程度的性別歧視，但它仍然是根據性別而做

的區隔或劃分。至今，我們都未關注患病理念與男女性別的互動關係，以及這些互動關係是如何與醫療制度相關聯？就這一點來說，我們並不認為：我們可設計出適當的或有效的干預方法來介入這種醫療關係，但我們強調：瞭解男女性別、患病與醫療間的微妙複雜關係則是重要的第一步。

❖ 三、老年婦女健康 ❖

在高齡社會中，老年婦女需面臨社會對於年齡與性別的雙重歧視。因此，她們在生理、心理、社會調適與經濟安全方面，特別需要加以保障。一般而言，老年婦女的健康狀況概分為三類：㈠健康良好鮮少病痛；㈡健康不太好但有自顧能力；以及㈢無自顧能力需要他人照顧。根據調查結果顯示：65 歲以上老年婦女的患病情形，以高血壓、風濕症及關節炎最多，心臟病、白內障與青光眼、腸胃疾病、糖尿病等患病率則在 10% 以上。從整體比較來看，65 歲以上男性屬於健康良好者比率較女性為高，屬於健康不太好但尚不致影響日常生活者或日常生活需人照顧之比率則較女性為低。因此，整體看來，老年男性健康狀況應該比女性為佳（陳月娥，2011: 247）。

與其他人口群一樣的，老年婦女的主要健康問題除包含生物因素外，也源自社會、經濟、文化與政治的因素。換言之，老年婦女健康的社會決定因素包括經濟的收入、食物與營養、工作環境、飲水與衛生；社會的識字率與教育、照顧供給與守寡情形；政治的選舉權給與、權益倡導與參與；以及文化的看待老化態度與對待婦女自尊的態度。雖然這些因素在開發中與已開發國家都是共同的，但它們對整個老年婦女人口群影響的程度與速度卻有實質的差異。對於許多女人而言，性別與年齡的不利影響被認為是她們整個生命歷程的事，老年婦女的健康狀態正反映出年齡與性別差異的複雜影響。儘管我們承認這些因素對某些老年婦女健康有負面的終身影響，但我們也必須理解：有許多老年婦女有良好的健康。對於這些婦女而言，積極或正面的社會、經濟、政治、文化與環境

情境有助於良好的健康，而負面的情境則造成其他老年婦女的不健康 (Bonita, 1998)。

由於大多數的老年婦女健康狀況並不太好，因此，如何讓健康狀況不好的老年婦女改善健康，甚至回復到鮮少病痛的狀況，應該從下列四方面著手：㈠改善基層醫療設備；㈡健全保險與轉診制度，使個人能有效利用醫療資源維護自身的健康；㈢加強社區衛生單位的功能；以及㈣從老人疾病的防治與促進健康等方面進行宣導、定期追蹤與評估，減少疾病復發或罹患相關疾病的機會。

值得注意的是，兩性醫療照護角色存有不平衡的問題，老年男性在早期需要他人提供照護時，女性配偶可提供照護角色。然而，到了老年婦女晚期需要照護時，男性配偶能提供的照護功能相對於女性而言會受到限制。因此，對於老年婦女之慢性病照顧與安置問題，我們可考慮從以下的預防措施著手（陳月娥，2011: 248）：

㈠**減少對照顧者的依賴**：透過復健訓練儘可能恢復、培養女性患者在日常生活的最大自顧功能，以減少其對照顧者的依賴。

㈡**提高老人與照顧者的生活品質**：老人的照顧責任不再是由主要照顧者獨力承擔，也可藉由宗親組織、地緣性團體與公益性團體，並在專業人員的監督下，有計畫地提供相關幫助與服務。

㈢**應包含更多健康照護管道**：在政府規劃方面，為了達到經濟與有效的考量，在健康照顧系統的形式上，除了療養院所之外，也應包含更多的不同管道，例如：護理之家與支持性的住所等。

老年婦女健康的多面向決定因素意味著：任何改善與維持健康的策略都必須朝向寬廣的取向發展。各部門夥伴關係的建立或共同合作的行動是必要的，這不僅需考量許多老年婦女的弱勢或不利處境，也應認知並支持她們的持續社會貢獻。許多策略的提出，是針對老年婦女健康的決定因素而來。這些考慮婦女健康的策略是要改善老年婦女的健康與福祉，並促進她們參與決策與自助活動。據此，老年婦女健康的改善應考量的健康政策目標或策略包括：

㈠以生命歷程觀點看待健康問題：與生命歷程早期階段一樣重要的，生活條件與社會角色等因素也是老年婦女健康最強有力的決定因素。

㈡主要醫療保健有可使用的資源：確保老年婦女不會因為無能力給付，而無法取得醫療保健的機會。由於老年婦女可能有極低的收入，因此，策略必須關注醫療保健供給的免費或讓消費者以低成本費用負擔。

㈢擴大基本識字班計畫方案：讓老年婦女像年輕婦女一樣能從教育中獲得相同的健康益處，並提升其持續參與各種社會活動的能力。

㈣肯定老年婦女照顧者角色：認知老年婦女作為照顧者的角色，並支持其照顧供給使成為社區導向的主要醫療保健服務。

㈤積極的促進婦女健康模型：鼓勵健康老年婦女參與各種社會活動與自助團體，使她們能使用其集體資源和強化其社會網絡。

㈥提供老年婦女發聲的機制：無論在全國或地方層次上，確立諮詢的機制，讓老年婦女就其健康政策與方案發展有表達己見的機會。

㈦醫療保健取得機會無歧視：對於老年婦女的醫療保健取得機會不能因其年齡或性別而有歧視，甚至要透過選舉權給與和立法制訂來保障其權益。

小　結

男女性別與健康的論題必須與社會階級、年齡和族群等其他重要變項一起檢證，因為它們對於個人的健康狀況可能有重要的影響。女性似乎比男性的預期壽命長，但此一差異會因社會階級之類的變項而顯得錯綜複雜。儘管女人似乎比男人較常去看醫生，但某些研究顯示：女人可能比男人更輕易的把自己界定為不健康。研究也顯示：如果我們把女性生殖的案例從罹病率的數據中排除，則男人看醫生的頻率則高於女人。因此，男人可能比女人更常把自己界定為不健康，或可能比女人經歷更多不健康。

　　社會學者應進一步檢證：哪些疾病類型在男女間有不均衡的分布？哪些類型的男人與女人遭受較多或更少的這些疾病類型？哪些基因、行為與結構因素可解釋性別間的不同患病模式？在檢證這些問題時，必須體認到社會性別角色的改變對健康的影響。另外，探討的論題也包括回應疾病的健康服務方式。譬如說，在取得醫療資源上，男女間是否有不平等現象？對於男人與女人而言，醫治如何發揮社會控制的力量？是否某些醫生界定女人的健康狀況會不同於男人的健康狀況？與財富或聲望一樣的，健康也是一種資源。個人特徵與行為的社會定義往往貶低身分的社會建構，這又明顯表現在婦女健康政策、婦女身體自主，特別是老年婦女健康上。婦女健康策略尤應改善老年婦女的健康與福祉，並促進其參與決策與自助活動。

問題與討論

1. 你是否同意女人比男人長壽且健康的說法？為什麼？

2. 女人真的較常罹患疾病嗎？在解讀男女健康的統計資料時，我們必須謹慎思考哪些重要事實？

3. 根據看醫生人數的統計資料顯示：女人比男人遭受更多患病痛苦，但罹病率統計也顯示：女人的壽命較男人長。對於此一模式，我們可從哪些事實獲得某些解釋？

4. 對於男女間的不同罹病率與死亡率之解釋，你較贊同哪一種說法？為什麼？

5. 一般而言，老年婦女的健康狀況概可分為哪三類？整體來看，老年男性健康狀況應該比女性為佳嗎？

6. 對於老年婦女之慢性病照顧與安置問題，我們可考慮從哪些預防措施著手？

7. 在你看來，如果要改善老年婦女的健康與福祉，並促進她們參與決策與自助活動，則應該考量哪些健康政策目標或策略？

第七章
健康、疾病與族群

健康不僅受到個人飲食、衛生習慣的影響，也受到醫療保健體系、社會弱勢族群之經濟狀況等社會制度因素的形塑。其實，許多影響身心健康、有害於個人或制度層次的因素可能對少數民族或弱勢族群的健康造成更糟的衝擊。此一事實尤其反映在某些族群相對於其他族群的預期壽命之戲劇性差異，以及男女間的生命預期之不同。

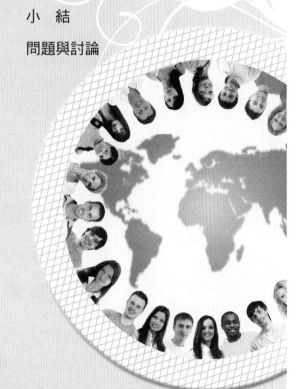

有關美國種族、民族或族群與健康狀況的研究常涉及非洲裔黑人與盎格魯撒克遜白人間的比較，或該國優勢族群與弱勢族群或少數族群的健康比較。這些研究的類似結論是：當審視黑人、弱勢族群或少數族群的健康時，會發現：處於嚴重不利境遇的族群往往有相當高的死亡率、較短的生命預期，以及更嚴重的、威脅生命的高血壓與糖尿病等健康狀況。造成此種差異的要因是：種族、民族或族群與社經地位相關聯。譬如說，美國黑人的社經地位通常比白人的社經地位低。然而，即使研究者控制社經地位此一變項，種族、民族或族群差異依然存在。

對於族群與健康間的差異，可透過弱勢族群或少數族群的特有社會處境來解釋。譬如說，美國黑人健康的特殊社會處境是：在相同社經地位的層次上，但因多年的種族壓迫、貧窮與實際從事的職業，都可能使黑人面臨更大的壓力。回過頭來，此種壓力又造成更大的疾病感染率。此外，其他原住民與新移民等弱勢族群或少數族群也遭遇實際的健康問題。譬如說，美國原住民，尤其住在保留區的印第安人，由於長期貧窮與失業，往往因為意外事故、酒精中毒與自殺等情形而有相當高的死亡率。本章的目的主要在探討健康、疾病與族群間的關係，因此，關注焦點有三。首先，我們概述英國、美國與臺灣族群的健康狀況。其次，對於族群間的不健康模式提出各種解釋。最後，則針對臺灣新移民女性及其家庭的醫療需求與健康政策進行論述。

第一節

族群與健康狀況

現在，美國白種男性可預期活到 74.5 歲，而非洲裔男人只有 67.6 歲的預期壽命。西班牙裔男人的生命預期較高一些，約 70.1 歲，原住民美國男人的壽命差不多，約 69.3 歲，但明顯還是低於白種男人。白種女人比男人的壽命長，約 80 歲。非洲裔婦女比非洲裔男人可預期多活 7 年，

約 74.8 歲，但明顯低於白種婦女。西班牙裔婦女活到 77.4 歲，比白種婦女壽命短，而原住民美國婦女則活到 77 歲。在臺灣，族群的健康差距顯示出：臺北市與原住民山地鄉男性平均餘命差距 18 歲，全臺灣非山地地區與原住民山地鄉則差 13.5 歲（李明亮編，2004: 223）。

❖ 一、族群、種族與健康 ❖

「族群」(ethnic group) 概念的涵義歷經長時間的變化，並一度與「種族」(race) 和「民族」(nation) 交互使用。「種族」有兩種主要意涵：㈠**科學人種學研究的分類認定**：它將人類當作一種物種，再進行體質、文化與血緣等分類。譬如說，一般人常依「膚色」將人種區分為白種、黑種、黃種與褐種等種族；㈡**種族主義制度歧視的人群界定**：它是種族主義意識形態與制度下的人群分類結果，例如過去的南非種族隔離政策。「民族」有三個主要意涵：㈠有時是和種族與族群為同義字；㈡係基於「人民主權」概念的政權，可激勵集體情操，團結一致對外；㈢是「民族主義」或「國族主義」的產物（張茂桂，1999: 240）。

1960 年代後，隨著反種族歧視與多元文化論的出現，「族群」也有新社會意義。「族群」是指大社會中一群自認特殊，或被社會特殊對待的人群分類或界定。在主觀認定上，他們有共同起源或其他類似文化特質。具體的說，族群有兩個要素：㈠**大社會群體的共同性**：他們通常主張或

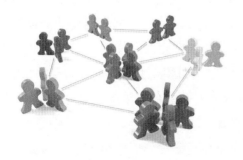

圖 7-1　族群的新社會意義是指大社會中一群自認特殊，或被社會特殊對待的人群分類或界定。

相信自己具有某種血緣、體質、文化、意識或其他宗教信仰、語言與風俗習慣等共同性，足以和其他人群區分；㈡**多元文化主義的人群分類方式**：讓人形成「我群」與「他群」的差異識別，以便對社會資源與權力進行代表性的分配（張茂桂，1999: 240）。

過去 30 年來，愈來愈多流行病學文獻探討種族或族群與健康間的關係。這顯示：健康狀況是受到種族或族群的影響。然而，在社會學研究裡，並未見到針對種族或族群與健康關係進行深入探討的文獻 (Ahmad, 1993)。此種文獻不均衡現象至少造成五種明顯的結果：㈠**多數研究傾向採取生物醫療觀點**：它們關注不同社會團體的生物與個人特徵；㈡**關注某些族群的特殊病況**：多數研究普遍關注某些族群間的特殊病況，例如鐮狀細胞貧血症與佝僂病，相對排除更普遍的健康問題；㈢**種族或族群被視為自變項**：在某些情況下，種族或族群被視為自變項，這等於將健康與疾病當作一種原因；㈣**種族與族群概念被看作分開且不成問題的概念**：它們是社會建構類型，卻經常未被認知；㈤**種族或族群是一種社會關係的指標**：在相當程度上，種族或族群的社會關係是受到國家主義、殖民主義、帝國主義與種族主義之形塑，但卻往往被忽略。基於上述理由，有關種族或族群與健康間的關係必須謹慎的探討 (Nettleton, 1995: 184)。

❖ 二、英國族群與健康狀況 ❖

在英國，健康問題除了在社經地位與性別上有不平等現象外，也在各族群間形成某種程度的差異。譬如說，出生於印度次大陸的人有較高心臟病、糖尿病與肺結核平均比率。然而，他們在某些癌症與支氣管炎的疾病上也有較低比率。出生於非洲與加勒比海國家的人有較高比率的中風、高血壓與糖尿病。約有三分之一的英國男性死於血液循環的疾病，但所有出生於印度次大陸的 50 歲以下男性卻有一半的死亡率。非洲裔加勒比海人似乎較易罹患血液疾病的鐮狀細胞貧血症，也更可能被強制認定而送至精神病院。至於在英國的亞洲社會裡，更常發現一種導致步行

困難的佝僂病；這或許因為較少曝曬在陽光中的亞洲服飾，造成缺乏維他命使然（王振輝、張家麟譯，2000: 526；Balarajan and Bulusu, 1990; Nettleton, 1995: 185）。然而，這些種族或族群疾病差異的研究報告並未考慮其他因素，而可能是一種錯誤的解讀。重要的是：它們與種族或族群的相關程度如何？種族或族群與健康間的關係是否隱匿其他重要變項？譬如說，英國學者研究黑白人間的死亡率發現：黑人男性特定年齡的死亡率高於白人男性。然而，當控制教育程度後，則黑人男性特定年齡的死亡率其實低於白人男性的死亡率 (Polednak, 1990)。

　　當分析產婦原生國家與嬰兒出生的統計時，也可發現：它們之間存有明顯差異。統計資料根據的是低出生體重、死產、產前死亡率與嬰兒死亡率等較普遍的健康狀況，尤其是產婦健康狀況的重要指標。這意味：來自孟加拉、印度與東非的婦女所生嬰兒出生體重比英國產婦所生嬰兒輕 300 公克，又比加勒比海與巴基斯坦產婦所生嬰兒輕 100 公克 (Parsons et al., 1993)。其實，這種差異可能比實際生活預期更大。然而，此種由出生統計分析創造的圖像是非常錯綜複雜的。對於少數族群，有些醫生不僅不願意也無法回應其特殊文化的需求與問題。至於醫療保健的接觸機會似乎更難做到，因為在許多醫療保健著作裡，甚難見到被譯成少數族群使用的語言或文字。然而，有些少數族群的多數健康問題之起因往往與社經地位的不平等關聯。在英國社會中，種族主義即意味著：有些少數族群更可能發現自己的失業、從事低薪工作、居住於貧民區，甚或長期處於社會風險與不健康的環境中（王振輝、張家麟譯，2000: 526–527）。

　　其實，根據種族與健康所搜集的資料是相當成問題的。畢竟，有關族群或種族團體並無普遍一致的定義或分類。譬如說，「亞洲人」的群聚往往包含許多因素，它們可能包括：膚色、出生地、宗教與語言等，最好是從這些因素的特殊性來看待它們。由於英國有 40% 的黑人出生於英國，因此，這些資料必然是令人誤解的。過去 20 年來，較精確的族群測量指標已被發展出來。目前，儘管它們還未完全的令人滿意，但至少有

四個不同族群指標因結合次級資料分析脈絡而形成更靈敏的測量方法。這四個指標是：㈠由訪談者評估受訪者是黑人或白人；㈡受訪者的出生國家；㈢受訪者的父母親之出生國家；㈣受訪者對於族群的自我歸類 (Nettleton, 1995: 185; Pearson, 1991)。

❖ 三、美國族群與醫療保健 ❖

在美國，非洲裔婦女比白種婦女更可能成為癌症、心臟病、中風與糖尿病等疾病的患者。就分娩期間的產婦死亡情形而言，非洲裔美國婦女的死亡率比一般白種婦女高三倍，而懷孕時可能致死的情形，她們的死亡率也較一般婦女高三倍 (Livingston, 1994)。在 45–64 歲年齡層團體裡，非洲裔美國婦女的死亡率是一般白種婦女的兩倍。非洲裔美國婦女的乳癌罹患率較一般白種婦女低，但非洲裔美國婦女的乳癌死亡率卻比一般白種婦女高出許多 (Weitz, 2001; National Cancer Institute, 2000)。這顯示：白種婦女比非洲裔美國婦女更可能獲得高品質的照護，也更快速獲得照護。相較於白種婦女，非洲裔美國婦女也是她們罹患子宮頸癌的兩倍。在所有非洲裔美國婦女中，有 25% 的人患有高血壓，白種婦女罹患者只有 11%。雖然文化、飲食與生活方式的不同可解釋這些差異的某些現象，但明顯的，非洲裔美國婦女與男人並不像白種美國人在初期時即可獲得醫療照護。當他們最後獲得醫療照護時，疾病情況已進一步惡化，所獲得的醫治也不是相同的品質 (Andersen and Taylor, 2004: 559; Williams and Collins, 1995)。

相對於一般人口，美國原住民的死亡率是他們的一點五倍。在 45 歲以下的美國原住民中，死亡率是美國白人的三倍。美國原住民嬰兒在 1 歲以前死亡者，幾乎是白人嬰兒死亡率的兩倍。整體而言，相較於美國的一般人口群，美國原住民處於極差的健康狀態 (National Cancer Institute, 2002; Williams and Collins, 1995)。與非洲裔美國人一樣的，西班牙裔美國人、美國原住民與其他少數民族或弱勢族群均明顯比白人不健

康。譬如說，西班牙裔美國人感染肺結核的比率是白人的四倍。其他健康指標，例如嬰兒死亡率，也顯示西班牙裔美國人與非洲裔美國人和美國原住民有類似的健康圖像。較諸白人，西班牙裔美國人較少有定期醫療保健的來源。當他們有醫療保健時，也較可能是公共衛生的設施或門診病人的診所。由於語言障礙與其他文化差異，西班牙裔美國人比其他少數民族團體較少有醫院、醫生診療室與診所等這些可使用的健康服務 (Altman, 1991; Andersen and Taylor, 2004: 559–560; Livingston, 1994)。

❖ 四、臺灣原住民族群與健康 ❖

　　根據 2007 年 2 月內政部統計處公布的《內政統計通報》資料顯示：2006 年底，臺灣原住民人口數為 47 萬 5 千人，占總人口的 2.08%。10 年來，原住民人口增加 24.6%，遠較總人口增加率 6.3% 為高。就平地與山地原住民分，10 年來，兩者的結構比變動不大。2006 年底，仍以山地原住民居多，占 52.9%。就族別分，以阿美族最多，人口近 17 萬；泰雅族與排灣族次之，各約 8 萬人。原住民人口性比例為 98.8，較總人口 102.7 為低；其中，平地原住民性比例為 101.54，山地原住民性比例為 96.38。原住民平均年齡為 31.4 歲，較總人口之平均年齡 36.3 歲少 4.9 歲。原住民 65 歲以上老人人口數占 6%，也較總人口的 10% 為低。原住民老化指數為 24.5%，不及總人口 55.2% 的一半，但有逐年上升的趨勢。根據內政部統計處 (2011a) 的資料顯示：2010 年，原住民與全體國民零歲平均餘命之差距為 8.9 歲，男性原住民比男性全體國民的平均餘命少 10.2 歲，女性原住民則比女性全體國民的平均餘命少 7.8 歲（參見表 7–1）。

● 表 7-1　近年來原住民與全體國民零歲平均餘命之差距（按性別分）

民國 90-99 年　　　　　　　　　　單位: 歲

年　別	全體國民(1)			原住民人口(2)			差距(3)＝(2)－(1)		
	兩性	男性	女性	兩性	男性	女性	兩性	男性	女性
90 年	76.75	74.07	79.92	67.74	63.51	72.69	−9.01	−10.56	−7.23
91 年	77.19	74.58	80.24	68.51	64.61	72.89	−8.68	−9.98	−7.35
92 年	77.35	74.77	80.33	68.67	64.63	73.19	−8.68	−10.14	−7.14
93 年	77.48	74.68	80.75	68.14	63.89	72.95	−9.34	−10.79	−7.80
94 年	77.42	74.50	80.80	68.19	63.85	73.06	−9.23	−10.65	−7.74
95 年	77.90	74.86	81.41	68.49	64.04	73.41	−9.41	−10.82	−8.01
96 年	78.38	75.46	81.72	68.98	64.82	73.72	−9.40	−10.64	−8.00
97 年	78.57	75.59	81.94	69.53	65.15	74.22	−9.03	−10.43	−7.73
98 年	79.01	76.03	82.34	70.30	65.76	74.63	−8.93	−10.27	−7.70
99 年	79.18	76.13	82.55	70.30	66.00	74.78	−8.89	−10.14	−7.77

註：差距係經實際數字計算後四捨五入至小數點第二位，故部分尾數有捨位誤差。
資料來源：內政部統計處 (2011a)，〈99 年平均餘命統計結果〉，《內政部統計通報》，
http://www.moi.gov.tw/stat/news_content.aspx?sn=5648。

　　根據行政院衛生署 (2006) 的統計資料顯示：2003 年，原住民粗死亡率之十大死因依序為：惡性腫瘤、事故傷害、腦血管疾病、慢性肝病肝硬化、心臟疾病、診斷欠明疾病、糖尿病、呼吸系統疾病、消化系統其他部位疾病，以及肺炎與流行性感冒。十大死因中，除惡性腫瘤、診斷欠明疾病與糖尿病外，死因別標準化死亡比均明顯高於臺灣地區至少一點五倍以上。在重要惡性腫瘤死亡率分析上，原住民的胃癌、肺癌與口腔癌死亡率較臺灣地區為高，而子宮頸癌與肝癌死亡率則較臺灣地區低。原住民未滿 1 歲嬰兒死亡率高於臺灣地區的二點五倍，山地原住民嬰兒死亡率則呈現逐年下降趨勢。女性原住民標準化死亡率的前三大死因分別為：惡性腫瘤、腦血管疾病與心臟疾病，均明顯高於臺灣地區女性。有關臺灣山地鄉原住民醫療照護體系之研究的論文也指出，原住民地區的醫療保健特色為：㈠山地鄉原住民醫療照護狀況較臺灣地區居民差，面臨較高死亡率；㈡山地鄉原住民醫療照護政策與資源可近性與可用性

未臻理想，明顯有較低的健保利用率；㈢山地鄉原住民死亡者中具健保身分者多屬慢性病，未繳納健保者之死因多與生活方式有關；㈣山地鄉原住民醫療照護品質、服務滿意度與參與權都比一般民眾低落；㈤政府無法妥當兼顧山地鄉原住民醫療照護服務的效益、福利與權利問題；㈥山地鄉原住民醫療照護之健康網尚未完整建構，亦未透過立法與組成對其健康問題的特殊性加以規範（張朝琴，2003）。

近 30 年來，雖然原住民山地鄉的健康與平均餘命均有明顯的進步，男性平均餘命從 57.9 歲提高到 59.2 歲，而女性自 63.1 歲增加到 70 歲。由於社會經濟型態的改變，加上整體臺灣進步又比原住民山地鄉迅速，因此，這 30 年來的發展似乎又把非山地地區與山地鄉的差距拉大。無論在傳統文化背景、特殊風俗文化或生活習性與環境上，臺灣原住民與一般民眾有極明顯的差異，其健康狀況與健康相關行為也與臺灣地區的民眾不同。研究資料顯示：原住民山地鄉的生活方式與非山地地區不同，會有許多不健康行為產生（參見表 7-2）。

表 7-2　原住民山地鄉生活方式中的不健康行為

	原住民山地鄉		臺灣非山地地區	
	男	女	男	女
天天飲酒者	25%	10%	4%	0.3%
吸煙者	55%	16%	47%	4%
嚼檳榔	41%	25%	19%	2%
肥胖指數 (BMI)	25.6	26.3	22.9	22.7
西醫門診次數	13.3		12.2	
住院率(每 100 人)	2.28		1.18	

資料來源：李明亮編，2004:224。

根據表 7-2 的數據顯示：第三段預防（醫療）在原住民山地鄉並未嚴重缺乏，使用率甚至超過臺灣非山地地區居民，困難問題在於原住民山地鄉的不健康生活方式或行為太多。過去 10 年來，政府曾應原住民立委要求，大量投資醫療資源，包括醫事人員與醫療資源於山地鄉，但卻

未能落實或執行成效不彰。這也顯示：若是一味挹注醫療資源的第三段預防，並非改善平均餘命之差距的最有效方法，而是更應強調推動強身保健預防的第一段預防工作（李明亮編，2004: 225）。

第二節
族群與健康間的解釋

　　有關族群間的不健康模式極少有證據論述，但這並不意味著：族群間的患病總是均衡的分布。我們需追問的是：為何可用證據這麼少？對於不健康模式，我們該如何解釋？一般而言，這主要涉及六種解釋觀點(Nettleton, 1995: 186–189; Senior and Viveash, 1998: 166–180)：

❖ 一、基因與生物解釋 ❖

　　證據顯示：某些失常現象是因基因不完美或缺陷使然。譬如說，基因解釋可檢證非洲裔加勒比海人間的鐮狀細胞貧血症的問題。再者，亞洲兒童有較高比例的佝僂病，可能是因缺乏維他命 D 所致。一般的解釋是：因為不適當的飲食習慣，加上所穿衣服可能限制皮膚可吸收的陽光數量 (Ahmad, 1989)。雖然基因解釋在遺傳的血壓失常盛行率上有某種影響力，在其他疾病與嬰兒死亡率上，也扮演重要角色，但對於較廣泛的族群健康狀況，則無法提出解釋。

　　就遺傳基因而言，雖然有些人可能是失常的脆弱者，例如精神分裂症病患，但住宅、心靈狀態、收入與飲食等生活方式的品質，往往是決定其精神分裂症狀是否引發的關鍵 (Zubin and Spring, 1977)。對於某些患病，基因解釋可能是有用的，但我們不能將它孤立的研究。畢竟，它可能是生活方式所導致或受其影響。雖然日常生活情境與經驗的社會關係特性是影響族群健康狀況的重要考量，但由於此一領域的大多數研究是生物醫療模型的取向，因此，它們也往往低估個人生活方式與社會結構的解釋。

❖ 二、個人行為與文化解說 ❖

　　個人行為與文化解說認為：庶民生活方式的選擇對健康有重要影響。在某種程度上，每個人都可自由選擇自己的行為。譬如說，雖然收入、機會與知識可能限制我們的選擇機會，但我們可選擇是否做更多運動或吃較健康的食物。對於自己的健康，個人必須為其錯誤決定負責，亦即應更用心照顧好自己。同樣的，某些族群也可做出健康選擇。然而，個人選擇是否可視為有別於文化信仰，以及住宅、工作與收入等社會結構因素的程度仍有待爭議。個人決定或選擇可能有助於維持健康，或增加患病風險。然而，這種不健康的解釋也引發一些重要問題：人們知道什麼是「健康選擇」嗎？生活方式的選擇到底有多自由？人們何時會做選擇？為何他們會選擇較不健康的生活方式？

　　雖然我們難以確定個人選擇與行為的文化模式間之界線，但教養與結構因素卻可能影響個人選擇。族群不健康模式的解釋主要關注：不同族群生活方式如何影響患病機會的產生？譬如說，烹飪中奶油類的脂肪使用，與亞洲人的高比率心臟病有關。然而，我們也應注意到：許多亞洲人有非常健康的素食餐飲。因此，將所有亞洲人都看作有類似的情況，是不確實的。文化解釋可能出現類似「**責備受害者**」(blame the victim) 的論述，因為它將箭頭指向低社經地位者。譬如說，他們的高患病率可能被責備為吸太多煙與吃太多油炸食品、薯條之類的不適當食物。儘管已有少數研究檢證生活方式對族群健康的影響，但還有其他變項或因素可同樣的解釋健康模式。

❖ 三、物質與結構詮釋 ❖

　　這種解釋檢證人們的物質環境與生活條件的品質，並將它視為一種不健康的論點。這裡所說的不是人們的文化影響患病，而是他們在社會

結構中所處地位會影響收入與財富等資源的不平等分配。要測量個人的生活方式之品質，例如收入、住宅品質、飲食、工作條件與緊張或壓力等，職業是共同關注的焦點。當我們檢證族群與健康關係時，要問的是：某些族群是否比其他族群在物質生活上較富裕？族群、失業與不健康間是否存有一種關聯？其實，失業與不健康比率的增加是有關聯的。如果失業對族群有不同程度的影響，則缺乏有給工作者的論題就該成為一種社會學想像或社會學考量。人們從事的工作類型，也是影響健康的一個論題。集中於較危險工作環境中的某些族群，可能招致更多工作意外事件或與工作相關的疾病 (Amin, 1992)。

　　族群與住宅的研究顯示：某些族群有較差的住宿條件且居於較貧窮的城內地區。由於族群集中在某些城內地區，加上有較高失業率，因此，這些團體的住宅品質可能是相當糟糕的問題。英國的調查報告顯示：在臨時住宿者找到合適的住宅前，許多家庭往往搬遷許多次。此一搬遷結果，使他們難以持續定期的看醫生。如果孕婦必須搬家，則孕婦與其助產士的關係將是複雜的問題。健康當局也發現：倘若無家可歸者持續的搬遷，則其社區即難以提供適合無家可歸者需求的醫療保健 (Senior and Viveash, 1998: 173)。

❖ 四、移民經驗與種族主義 ❖

　　所謂移民，係指一群人從某個地方遷移到另一個地方的過程。與美國、加拿大、澳洲和紐西蘭等國一樣的，臺灣也是移民社會。但是，我們是否預期到：移民至某個國家的經驗可能影響移民者的健康與患病模式？就移民經驗而言，這與許多因素有關。譬如說，文化模式的改變是否為移民結果？移民至某個國家後，移民族群在移民地是否遭到歧視？物質情境是改善或變壞？醫療保健的取得機會是否平等？

　　就業與住宅的族群或種族歧視，以及族群或種族攻擊的騷擾等，都可能造成移民健康的緊張與個人傷害的影響。國外研究顯示：愛爾蘭裔

父母於英國所生子女要比在愛爾蘭出生者有較高死亡率 (Raftery et al., 1990)。這可能因為許多愛爾蘭裔者居住在較差住宅、擁有較高失業率與從事體力勞動工作 (Williams, 1992)。然而，我們究竟是否應該測量社經地位或族群的影響？他們在英國的處境是否即意味著：許多愛爾蘭裔移民無法轉向其他職業？再者，移民性別是否也影響其健康？研究發現：婦女健康在移民後有改善，而男性健康則變壞 (Williams, 1992)。對於移民男女而言，移民經驗並不相同；婦女似乎經歷更快速的社會流動。為何會這樣？是愛爾蘭裔女性的在校表現較佳，或愛爾蘭裔女性嫁入高社經地位家庭的婚姻造成差異？在此，又再次印證：健康論題可能因為相同族群的不同性別而有差異。

❖ 五、健康服務的不平等醫治 ❖

不同族群可能因為健康服務取得機會的差異，而有不平等的醫治情形。這樣的問題，可從檢證不同族群使用健康服務的方式看出端倪。最實際的問題是：健康服務是否普遍考慮不同文化背景的醫療保健需求？譬如說，移民至海外的華人可能不會說英語，但卻使用許多不同方言，這使傳統健康服務的處理倍感困難 (Li, 1992)。由於華人移民工作類型與性質的緣故，加上說話者長時間使用相同語言交談，不僅限制英語學習的機會，也影響日後求醫或使用健康服務的可能性。

所謂族群刻板印象，是指對某族群團體有過度簡化的意象。如果醫生、護士與助產士等健康服務人員抱持族群刻板印象，則可能影響某些族群團體的照護與醫治。研究發現：黑人病患因精神疾病而非本意的被留置是一般人的兩倍，可能拿到較重的藥物服用量，甚至更可能由資淺醫生看病。然而，我們不能只從醫生的族群偏見來解釋精神病的比率。有趣的是：黑人病患更可能由黑人醫生來看診 (Littlewood and Lipsedge, 1982)。這與醫生的族群偏見醫治有何關聯？也許，它顯示白人醫生不情願醫治黑人病患的一面，或讓我們看出文化差異的事實。

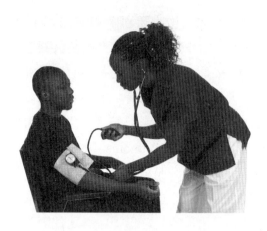

圖 7–2　黑人病患更可能由黑人醫護人員來看診。

❖六、人為解釋❖

人為解釋主張：統計資料模式顯示族群與患病或死亡間的關聯是一種誤解。社會階級或許是更重要的不健康原因，族群只是表面原因，因為許多族群成員是社會中高失業或處於較危險工作條件的貧窮者。因此，我們碰到的問題是：將許多不同變項，包括族群、社經地位、區域、性別與年齡分開的問題。人為解釋認為：統計模式是製造的，因為研究者搜集資料的方式被標誌為人為的。未必是真的現象存在，而是因為資料搜集與組織方式使然。因此，與其決定哪個變項是最重要的因素，毋寧更關注變項間的關係。

後現代主義者認為：尋求單一觀點或後設理論以詮釋社會現象是徒然的。因為在不同社會情境下，不同解釋可能是有用的。譬如說，嬰兒死亡模式的檢證具有健康、疾病與醫療社會學意義，它可讓我們瞭解嬰兒在生命早期不同階段死亡的理由。當然，其中的一種解釋可能無法適當包含所有嬰兒患病與死亡的解釋。研究顯示：亞洲人的產前門診低使用率是高比率產後 3 個月內死亡的原因 (MacVicar, 1990)。對於嬰兒死亡率，物質條件的論點或許是有用的解釋，但卻很難解釋產後 3 個月內即死亡的原因。對於這種特殊嬰兒死亡類型，醫療保健的使用與醫治或許

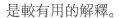

是較有用的解釋。

　　當我們以某種觀點來解說某特殊模式時，重要的是：不同解釋觀點能否分開？譬如說，它可能無法假設：物質條件的解釋和文化與行為解釋無關。收入等物質因素可能影響行為表現，例如人們是否到健身中心做更多運動？不同論點解釋是基於瞭解其目的而被分開，但社會學者必須將這些解釋看作相互關聯的。換言之，要詮釋一種社會現象或某個問題，可能需要一些不同的理論觀點。

第三節
新移民女性家庭健康

　　根據內政部警政署、入出境管理局與戶政司的統計資料顯示：1987年1月至 2006 年 10 月止，臺閩地區各縣市外籍與大陸（含港澳地區）配偶人數總計 379,859 人。其中，外籍配偶 133,160 人，占 35%，大陸配偶 246,699 人，占 65%。由此觀之，新移民女性人數緊追原住民人口數，已成為臺灣族群結構中繼閩南、外省、客家與原住民之外的第五大族群。若將內政部戶政司統計的外籍與大陸配偶平均生育子女數加總計算，則可發現：1998 年至 2006 年 10 月止生育的 220,798 人計算進去，外籍與大陸配偶及其子女人數計達 60 多萬人，已大幅超越原住民人數，也使臺灣移民社會益形多元化（顏國鉉，2006: 31）。

　　如果獨立計算臺灣男性娶外籍與大陸配偶的部分，則可發現：2005年結婚的 5 個臺灣新郎中，就有一人娶東南亞或中國大陸地區的新娘。相對於愈來愈多臺灣女性生兒育女的減少，外籍與大陸配偶則生育數目日增的「新臺灣之子」。1998 年，外籍與大陸配偶所生子女數僅占全國新生兒的 5.39%。至 2005 年年底，比例大幅攀升到 12.88%。換言之，2005年出生的每 100 名新生兒中，就有 8 名為外籍配偶所生，4.87 個為大陸配偶所生。當然，新移民女性人數的快速增加，也讓移民政策與社會福利政策規劃者不得不從漠視轉為重視（葉肅科，2006）。

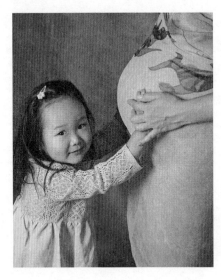

圖 7-3　隨著新移民女性人數的增加，也形成孕產婦與嬰兒健康照護問題。

❖ 一、新移民女性醫療需求 ❖

　　根據高雄長庚醫院的研究發現：該院的外籍產婦流產、早產或生下低體重兒的比率均比臺灣本地配偶高；外籍配偶的產檢次數平均為 8.3 次，低於臺灣本地配偶的 10.7 次；就初生嬰兒而言，胎兒體重也比臺灣本地配偶所產輕 100 公克。在語言與文化差異的衝擊下，許多外籍配偶身心倍感壓力。因此，約三成外籍配偶產婦出現產後憂鬱症。在營養攝取方面，外籍配偶健康情形普遍呈現蛋白質攝取不足、缺鐵與缺碘等營養失衡問題。婚後第一年的移民生活中，新移民女性常有飲食不習慣的情況。由於婚姻移民來臺後半年的受孕率極高，且在身心尚未適應狀況下即生育，因此，她們容易在孕產期發生體重減輕、孕期貧血與產下低體重兒等問題。語言溝通問題可能使許多新移民女性無法獲得相關懷孕、產期保健知識與優生保健諮詢，因而發生流產、死產，甚至產下畸形兒的情形。至今，雖然新移民女性來臺已有 20 年歷史，但大多數衛生單位還未能對這群弱勢族群建置懷孕通報系統，以提供多語言優生保健、產

前教育，並對檢出胎兒異常之新移民孕婦進行建檔與追蹤工作（楊詠梅，2003）。

近年來，隨著新移民女性人數的增加，但因語言隔閡、教育程度與年齡差距等因素影響，也潛藏生育健康與子女教養危機，形成孕產婦與嬰兒健康照護的問題。綜合國內學者的看法，影響新移民女性健康與醫療需求的要因包括（吳佑珍、唐文慧，2005；夏曉鵑，2003；楊詠梅，2003；薛承泰、林慧芬，2003）：

㈠**面臨生育子女壓力：**「傳宗接代與養育子女」是新移民女性婚後來臺的最重要責任，也是最符合夫家對為人妻、為人母的角色期待。新移民女性婚後來臺，常面臨「馬上懷孕、立即生子」的壓力。在臺灣，一般夫妻通常於婚後一年才孕育下一代，但新移民女性則平均結婚6個月即開始懷孕，其生育子女速度不僅超過其他類型的子女生育數，生育壓力也相對較大。新移民女性的結婚年齡通常較小，平均約22歲，而且往往在身心尚未完全調適下即快速懷孕或生育。其實，新移民女性是一群生理與心理疾病高危險的對象。這些新移民女性的健康與適應問題不僅影響其健康，更可能影響家人與下一代的養育與健康問題。

㈡**語言溝通出現隔閡：**語言障礙使新移民女性更封閉於自我生活圈，無法單獨出門、搭乘大眾交通工具、合法駕駛、外出購物、婆媳溝通困難。這種種心理情緒與人際關係的適應不良會造成許多身體不適症狀，甚至產生頭痛、沒胃口、體重減輕、失眠、月經不順等類似身心症現象。這些因素也會造成新移民女性孤寂、焦慮、擔心、悲傷、失落、憂鬱，甚至自殘或自殺等心理問題。根據調查，約有30%以上的外籍配偶出現產前情緒沮喪、憂鬱症狀；10%曾有自殺念頭；7.5%有明顯的無助感；5.6%曾遭受丈夫肢體暴力，各種負面健康指數都比臺灣本地婦女高。

㈢**社會支持系統薄弱：**新移民女性在臺的人際關係與社會網絡往往以夫家的人際關係為基礎，再逐漸擴展到家庭以外的鄰里、社區與社會團體。然而，相當多的研究指出：新移民女性的生活有侷限於家庭內部的現象。是什麼原因造成如此封閉的生活型態？這主要是：夫家於商品

化婚姻過程中已付出一筆可觀的仲介費，但基於「逃妻」恐懼症，總是限制新移民女性對外聯繫，並刻意侷限於家庭內，以達控制之目的。因此，在夫家有意限制與疏離情況下，移民網絡的互助行為只能在檯面下運作。如此封閉的生活型態不僅讓新移民女性的人際關係與社會網絡只能圍繞夫家打轉，根本很難拓展家庭外的社會網絡。在此情況下，倘若外籍與大陸配偶家庭發生問題，常造成新移民女性生活資源或社會資本的薄弱，也可能直接衝擊其生活適應歷程。

㈣社會歧視與污名化：臺灣社會對新移民女性的認知與歧視主要來自學者專家與專業人員的論述，再透過媒體報導與傳播形成的「社會建構」過程。譬如說，臺灣官方、大眾媒體與一般民眾常將外籍與大陸配偶標誌為「外籍新娘」、「大陸新娘」，甚至投以「假結婚、真賣淫」與「淘金客」等社會污名。臺灣人普遍認為東南亞與中國大陸比臺灣落後，部分人強調：婚姻移民大多為買賣婚姻，夫妻雙方缺乏感情基礎。有些夫家甚至認為：外籍太太的結婚目的是為了金錢。大眾媒體對新移民女性家庭生活現況傾向負面、浮面與扭曲報導，並冠上逃跑、騙婚與賣淫等字眼，造成新移民女性及其家庭的污名化。有時，新移民女性在鄰里與社區間也會被指指點點，著實讓婚姻移民女性變成被污名化的群體。

㈤優生保健知識缺乏：大多數外籍配偶採自然避孕法，並無特別節育或生育計畫與實行間隔生育。在婚姻移民家庭裡，優生保健觀念幾乎不存在，產婦身體與下一代的健康令人擔憂。臨床研究發現：不少婚姻移民的下一代有遺傳性疾病或兒童發展遲緩情形，許多人都將問題歸罪於新移民女性並不公平。其實，在經過遺傳諮詢與檢驗後常發現：很多是夫家的問題。由於許多新移民女性的配偶普遍有不良的健康生活習慣，例如抽煙、嚼檳榔、酗酒、賭博、吸毒等，或在外觀上有明顯缺陷，年齡較大、身心缺陷、智障、精神疾病或其他先天性遺傳疾病者。丈夫本身是高危險群，加上新移民女性初來臺灣還來不及適應，馬上就面臨生育壓力；有些婆家明知自己的孩子有問題，可能禍延後代，也要冒險碰運氣。結果，所生小孩可能是低體重兒或有先天性遺傳疾病者。

㈥**醫療資源利用困難**：婚姻移民家庭多半居住於鄉間、漁村、山地或離島，社區資源或社會資本原本就較少，父母社經地位也較低，不知如何尋求社會支持系統，往往造成權益受損，以及養兒育女的錯誤觀念與行為。無法適當取得醫療照護資源資訊、缺乏與社區資源聯繫、不知如何獲得醫療服務，以及語言能力困難等可能影響新移民女性的健康知識獲得與應用，甚至醫病互動關係。由於新移民女性常感受醫療專業人員的歧視與文化偏見，也使她們在醫療資源利用上更被邊緣化，無法有效利用健康照護系統與醫療資源。若再加上外籍與大陸配偶為低教育程度者、缺乏與社區資源聯繫、不熟悉全民健保與社會福利資訊，極可能造成新移民女性健康權益的損失。

❖ 二、新臺灣之子優生保健政策 ❖

根據內政部 (2004) 的《外籍與大陸配偶生活狀況調查報告》顯示：外籍配偶平均生育 1.04 人，大陸配偶平均生育 0.73 人，均比臺灣婦女平均生育數 1.21 人為低。然而，根據內政部戶政司的統計資料顯示：1998年，臺灣每百名新生兒中，只有 5.12 名孩子的生母為大陸港澳或外國籍；2005 年，增為 12.88 個，平均每 8 個新生兒當中，就有一個為外籍與大陸配偶所生子女。由於新移民女性大多處於適合生育年齡，較不受少子化影響。估計未來 10 年內，新移民女性每人可能生育 2 個以上子女，則其生育率將高出本國籍婦女生育率的兩倍以上。屆時，每 5 個新生兒當中，就有 1 個外籍與大陸配偶子女。這些新移民女性所生的「新臺灣之子」，也將成為臺灣人口成長的一大動力（顏國鈜，2006: 49）。

語言文字的障礙可能造成新移民女性育兒知識的缺乏、兒童語言發展遲緩、無法輔導子女課業，甚至管教子女成為夫妻衝突的導火線，嚴重引發家庭暴力。由於新移民女性不識字，無法自行帶孩子到衛生所打預防針、就醫看病，更不能主動獲得育兒知識。外籍配偶往往因為中文聽說讀寫的困難，而無法說故事、帶領子女閱讀，無法引導子女學習語

文、教導正確讀音與課業輔導等。研究發現：外籍配偶子女所使用的字詞比同年齡兒童有明顯減少的現象、語言中缺乏複雜性、較少開口主動說話或社會化行為較少，間接造成語言發育遲緩現象。目前，外籍與大陸配偶總數已有 38 萬人。未來，如果每人生育 2–3 胎，將有 80 萬至 100 萬新移民女性子女誕生。這群孩子的教養將攸關未來的人口素質，因此，它也是臺灣社會必須嚴肅面對的課題。

❖ 三、外籍與大陸配偶家庭健康政策 ❖

外籍與大陸配偶家庭的生活適應不僅涉及新移民女性的個人健康，也影響子女成長與社會發展。然而，她們的健康情況甚少受到重視。尤其是不懂中文的外籍配偶，往往不知如何利用醫療資源。因此，求醫過程中，常有很深的無力感。目前，臺灣醫療體系對於新移民女性及其家庭的健康照護服務相當缺乏。面對其健康問題，醫療人員通常是頭痛醫頭，甚少探究背後隱藏的原因。由於大多數新移民女性都有強烈融入臺灣社會的動機，但可能因有身、心不適應症狀，在醫療保健體系的利用上也屬邊緣化的弱勢族群，急需政府主動關懷與協助。未來，若要真正照護新移民女性的健康，外籍與大陸配偶家庭健康政策的制定是必要的。因此，除持續推動孕產婦與嬰幼兒保健工作外，更應積極將新移民女性及其子女納入醫療保健範圍中。換言之，政府應積極介入新移民女性弱勢族群的健康促進計畫，以加強外籍與大陸配偶家庭的移民適應。就外籍與大陸配偶家庭健康政策而言，具體措施包括（行政院衛生署，2006: 24–25）：

㈠**加強孕產婦與嬰幼兒健康照護，研發各項衛教教材**：國內衛生單位除應主動提供新移民女性家庭相關醫療服務與照護訊息利用外，衛生所等基層醫療體系單位也應結合戶政單位發展、編纂與提供新婚夫婦多國語言健康手冊、醫療輔助教材，以及教導新移民女性如何應用醫療資源。

㈡**辦理學齡前兒童發展篩檢與異常個案追蹤管理計畫**：由各縣市衛

生局負責辦理，進行篩檢工作與異常個案通報、轉介，以及預防接種資訊管理系統的登錄。

㈢**全面建置母乳哺餵環境，繼續辦理母嬰親善醫療機構輔導與認證：**積極宣導與建置友善職場哺乳環境，鼓勵公司行號或機構團體設置哺（集）乳室。同時，也可考慮在各縣市培育社區母乳哺育志工，成立支持團體。

㈣**加強新移民女性生育健康照護，逐一將生育健康建卡管理：**可向內政部外籍配偶照顧輔導基金會申請新移民女性生育調節與產檢醫療補助費用，並編印多國語文版的「育兒保健手冊」、「認識早產兒」與「生育保健系列」DVD。

㈤**辦理新移民女性志工培訓計畫：**為了克服基礎工作人員與外籍配偶語言溝通的問題，可考慮在各縣市辦理新移民女性志工培訓計畫。

此外，也需強化社會福利政策，增設國小識字班，鼓勵參加識字教育，以促進外籍婦女基本中文識字能力，加速新移民女性其及子女的社會文化適應。未來，新移民女性及其家庭將面臨多元文化的衝擊，醫護人員與其他健康照護專業人員將面對提供不同族群團體健康照顧的文化敏感性與適切性，而社區護理人員更是外籍與大陸配偶婚後來臺的第一線健康照顧人員。這尤其需要社會大眾瞭解她們在臺的生活經驗，以及影響其身心健康與社會安適的相關因素。如此，方能提供新移民女性適當且有效的健康促進與疾病預防策略，以增進外籍與大陸配偶家庭的幸福與健康。

小　結

儘管某些健康研究會受到可用的官方統計資料之限制，但不應認定社經地位即可精確描繪跨性別類型與族群的剝奪和社會不利境遇之特性、程度與經驗。換言之，單是社經地位測量並不足以解釋健康不平等，

而需更深入審視社會、經濟、社會心理與行為因素間更廣泛的關係脈絡。對於這些族群與健康不平等模式，社會學探究已提出各種解釋。其中的某個解釋可能比另一些解釋更合理，端視檢證的疾病類型而定。健康、疾病與醫療社會學者必須瞭解：社經地位、性別、年齡與區域等變項的重要性，它們可能影響不同族群間的罹病率與死亡率模式。族群與健康不平等模式的社會學研究應更進一步檢證社經地位、性別、年齡、區域與族群間的關係。

問題與討論

1. 在社會學研究裡，因未見針對種族或族群與健康關係進行深入探討的文獻不均衡現象至少造成哪些明顯的結果？
2. 就你的瞭解而言，你認為臺灣原住民地區有哪些醫療保健的特色？
3. 有關族群間的不健康模式之解釋主要涉及六種解釋觀點，你較贊同哪一種說法？為什麼？
4. 綜合國內學者的看法，影響新移民女性健康與醫療需求的要因包括哪些？
5. 在你看來，外籍與大陸配偶家庭健康政策應包括哪些具體措施？

第八章
健康、疾病與年齡

就法定年齡 (chronological age) 與社會年齡 (social age) 的視野觀之，在人們步入老人的門檻後，其自我認同轉變的社會意義遠高於生物差異。隨著整體生理健康狀況的改善，許多人在達到老人法定年齡後，生活自主程度並未見明顯下滑。1995年，當聯合國世界衛生組織在推動老化與健康相關方案時，即將生命歷程觀點視為促進老人健康與疾病預防的重要原則，而且，也將它納入後續的相關方案中。

本章重點

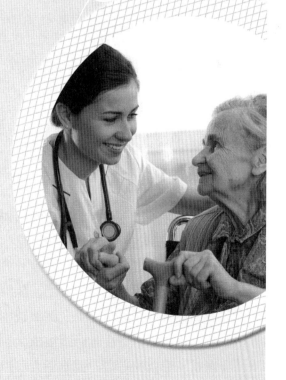

社會可根據階級、種族、族群、語言、宗教與其他許多特色等不同方式來加以分類或階層化，但性別與年齡是所有社會最常使用的兩項區分方式。這些劃分之所以是普遍的，是因為它們基於人類的歸屬地位，亦即人類物種包含男性與女性，並從出生至死亡的每個時刻裡，個人都在成長與變老。同時，所有社會也賦予不同年齡層級者不同的權利與責任，並要求他們扮演不同的角色。然而，年齡不平等模式並非如此一致。通常，傳統社會是受到老人的支配，而在現代社會中，中年人則變成主要類型；有時，老人會承受歧視的壓力或表現出弱勢族群的特徵。顯然的，年齡不平等會深遠的影響到個人生活 (Robertson, 1989: 217)。

本章的目的在探討健康、疾病與年齡間的關係，尤其關注醫療服務對象可能存在的健康不平等議題。它不僅考慮年齡或生命歷程對健康的衝擊，也檢證年齡或生命歷程對個人健康與福祉的意涵。據此，我們先討論年齡與世代的基本概念，關注健康、疾病與年齡間的關係，以及論證年齡與疾病的範例。其次，我們討論老化與年齡歧視主義，並針對老化與老人生活的關聯提出各種解釋。最後，透過生命歷程觀點，我們進一步瞭解到健康與年齡間的關係，並且強調：老化會為個人開啟新契機，老年期若要擁有良好的健康生活，關鍵在於遵從健康維持與優質生活的原則。

第一節
健康、疾病與年齡關係

晚近，健康、疾病與醫療社會學者已將健康與不平等的分析議題，擴大至包含社經地位、性別、族群、年齡與生活方式等要素或變項。畢竟，個人不可能只是工人階級或中產階級、男人或女人、閩南人或客家人，也可能是青少年、銀髮族、有機飲食族或樂活族。顯然的，年齡議題是一重要的考量，因為個人可以是年輕人、老人或成人。因此，為了

充分檢證個人的**健康機會 (health chance)**，健康、疾病與醫療社會學者即應將年齡當作一個問題來看待 (Senior and Viveash, 1998: 215)。

❖ 一、年齡與世代 ❖

年齡與世代的概念不僅是社會建構的理念，也顯示它們將特殊年齡團體視為相對不同的實體。在探究生命歷程或健康與疾病的研究時，社會學者常會區分年齡與世代等概念的不同（林瑞穗譯，2002: 149；胡愈寧，2011: 9–14；Senior and Viveash, 1998: 187–188）：

㈠**年齡 (age)**：通常，它指涉**法定年齡 (chronological age)**。年齡不僅是個人的存活歲數，也指涉有關不同年齡層的要求與適當行為的社會定義。**社會年齡 (social age)** 是指：在文化上，它是由與特定法定年齡相關的規範、價值與角色所構成。這些定義不僅可能隨著社會不同而有差異，也會由於時間不同而與時俱移。其實，劃分年齡團體的概念並非自然的，而是人們創造或社會建構的結果。法定年齡之所以重要，主要是基於官方的分類目的或科層制的便利考量。譬如說，女人可在 60 歲退休而被視為老人，但男人則需再等 5 年，因為官方的退休年齡是 65 歲。顯然的，此種武斷或任意的年齡劃分與個人的資格、能力、效力或健康少有關聯。因此，即使是健康、積極、能從事生產工作的老人都可能受到邊緣化的影響。

㈡**世代 (generation)**：在整個生命歷程中，年齡是穩定變化的，但個人卻依然是特定世代的成員。世代指涉具有**共同經驗 (shared experiences)** 的一群人，而社會學者則將此特定世代稱為**年齡科夥 (age cohort)**，亦即在相同時間內出生的一群人或聚體。雖然相同年齡科夥者可能因為其他生活因素，而有不同的經驗方式，但他們卻常具有共同的歷史經驗，例如：戰爭、科技發展或經濟波動。譬如說，在第二次世界大戰後較自由年代出生的人，可能聲稱他們形成了一個不同的 **1960 年代世代 (1960s generation)**。儘管科夥並非同質性的，而且在一特定科夥

裡，許多方面仍有相當的差異，但這些科砝在某個社會的特定時間內如何組成，則形塑其內部的社會特徵與**社會議題** (social issues)。從年齡階層化的概念中，我們可瞭解到：社會如何影響不同世代的經驗。然而，是誰決定哪些共同經驗連結一群人而形成一個世代呢？不管人們決定將自己與其他「年輕」世代劃分的切割點何在，我們都應探究年輕世代的健康態度。顯然的，年齡團體所擁有的共同經驗會形塑出某種類似的行為模式。譬如說，使用私人醫療保健或做更多運動的態度改變，可能讓更多特定世代者不再投保私人醫療保健保險。

❖ 二、健康、疾病與年齡 ❖

年齡與老化社會建構的類型劃分似乎有不同的罹病率與死亡率模式，而它們又與性別和族群相關的罹病率模式關聯，均是健康、疾病與醫療社會學關注的議題。罹病率與死亡率的模式顯示：病患可能因年齡不同而有相當的差異。較諸工作人口，年輕人與老人傾向更常看醫生。據此，從醫療視野中，我們至少可看出健康、疾病與年齡間存在的三種關係（林哲立等譯，2007: 263–265；洪貴真譯，2003: 351–356；溫如慧等譯，2007: 494–497；葉肅科等，2010: 197–202；Senior and Viveash, 1998: 189–193）：

㈠**年齡成為健康、疾病與醫療社會學的議題**：社會中的人們會將人們的年齡加以區分，並將他們劃分為嬰孩、兒童、成人、老人，甚至老老人。社會學者之所以對年齡與健康議題感到興趣，主要是受到晚近人口結構變遷可能影響到健康與福利資源的結果。在全球各地，無論是西方或非西方的許多國家裡，社會高齡化的日益發展皆讓政府政策需要慎重的考慮到老人的健康需求，以及該如何滿足其需求？顯然的，健康與疾病社會學的研究需要對社會的健康做充分的檢證。因此，年齡、生命歷程或生活方式與健康的關係，也應成為健康、疾病與醫療社會學的關注議題。

㈡不同年齡團體可能遭受不同疾病：慢性病的數量報告即顯示：它
們會隨著年齡而增加。然而，年齡不能單獨考慮，它也需與社經地位和
性別等其他變項一併考量。健康、疾病與醫療社會學者可能提問：年齡
與社經地位、年齡與性別，以及年齡與族群間可能存在怎樣的關係？下
面的表 8-1 即例證：當我們檢證健康與年齡時，還需考慮到性別與社經
地位等其他變項。雖然慢性病模式會隨著年齡而變異，但每個年齡層也
可能因為社經地位與性別不同而有差異。顯然的，這些變異是不能被忽
略的，因為不同年齡層會有不同死亡率模式。年輕人較不可能死亡，但
其死因卻往往是意外事件或暴力行為使然。對 60 歲以上的人來說，最普
遍的死因似乎是心臟病等心臟血管問題或罹患癌症。同樣的，它在男人
與女人之間也存有差異。

■ 表 8-1　1992 年英國慢性病百分比調查報告（依年齡、性別與社經地位分）

年　齡	社經地位	男性 (%)	女性 (%)
0-15 歲	非工人	6	5
	工人	8	7
16-44 歲	非工人	8	12
	工人	12	13
45-64 歲	非工人	19	23
	工人	31	28
65 歲以上	非工人	38	41
	工人	47	47

資料來源：整理自 HMSO, 1992; Senior and Viveash, 1998: 191。

　　㈢人們會因年齡差異而有不同的求診情況：根據英國政府所進行的
一般家戶調查資料顯示 (HMSO, 1992)，民眾求診於一般開業醫生的情況
似乎有隨著年齡而變異的趨勢；這可能讓我們瞭解到：民眾看醫生的理
由會因年齡差異而有明顯不同。值得注意的是：看醫生是一種決定的結
果。因此，較諸他人，某些年齡層者是否較常看醫生？譬如說，較諸人
口群中的年輕人與老人，16-64 歲的工作人口是否會因為時間與機會較

少而較少看醫生？

表 8-2　1992 年英國民眾在訪談前 14 天曾求診於一般開業醫生的趨勢

年　齡	男性 (%)	女性 (%)
0-4 歲	22	22
5-15 歲	10	11
16-44 歲	9	18
45-64 歲	13	18
65-74 歲	18	21
75 歲以上	22	21

資料來源：整理自 HMSO, 1992, Table 3.9, p. 37; Senior and Viveash, 1998: 193。

❖ 三、年齡與疾病範例 ❖

　　老化是生命階段中有關生理、心理與社會三種因素交織而成的產物。同樣的，年輕人與老人可能面臨的健康與疾病情況也不盡相同。從下面的範例中，我們可進一步例證年齡與疾病間的關聯（郭寶蓮、黃俊榮譯，2009: 240-243；Andersen and Taylor, 2006: 545-547）。

㈠嬰幼兒期：嬰兒猝死症候群

　　嬰兒猝死症候群 (sudden infant death syndrome, SIDS) 意指嬰兒沒有身體問題卻突然死亡，也是出生後第一年最常見的死因。在美國，每 400 名嬰兒中即有一人死於嬰兒猝死症候群，每年平均約有 7 千名嬰兒死於此症候群。迄今，研究人員依然找不出真正的元凶，只知道與嬰兒有關的危險因素包括：男性、出生時體重較輕的早產兒、亞培格量表得分較低的嬰兒、兄弟姐妹死於嬰兒猝死症候群者，以及趴睡的嬰兒等。再者，某些與母親相關的因素，例如：母親年紀很輕、吸毒、吸煙、生產次數較多、社經地位較低、未做產檢，以及兩胎的間距過近等，也會增加嬰兒的死亡率。最新證據顯示：死於此症候群的嬰兒肺部會有問題，

解剖結果也發現呼吸道有變化、死前曾遭病毒感染，以及多數死者的嘴角會出現帶血泡沫。感染、掙扎與呼吸道變化的徵候告訴我們：嬰兒並非在睡眠中突然死亡，而是肺部發生問題（林哲立等譯，2007: 238-239）。

1992 年，美國小兒科醫師學會 (American Academy of Pediatrics, AAP) 針對嬰兒猝死症候群提出建議：嬰兒應仰睡或側睡，並不鼓勵趴睡。此後，研究發現：罹患嬰兒猝死症候群之比例減少了 15-20%。多年來，在某些國家中，嬰兒猝死症候群之罹患率已減少約一半。1996 年，美國小兒科醫師學會再次提出建議：仰睡最能降低罹患嬰兒猝死症候群的機率，並應避免軟床和將其他軟性玩偶物品放在床上，以免妨礙嬰兒睡覺時的呼吸暢通。對於需要特殊呼吸器的嬰兒，美國小兒科醫師學會建議：必須遵從醫生囑咐；胃部運動時間應在嬰兒清醒時進行，並需注意嬰兒的活動發展，以免影響嬰兒頭骨的閉合。其他證據也顯示：熟睡的嬰兒得到嬰兒猝死症候群的機率較高；單獨睡的嬰兒常較易熟睡，而睡在照顧者身旁的嬰兒則會依伴睡者的睡眠深淺做調整。研究發現：習俗上鼓勵嬰兒與母親同睡的國家，嬰兒猝死症候群的罹患率往往較低 (Stipp, 1995)。然而，美國小兒科醫師學會以沒有足夠證據支持此一說法為由，而未採納此種觀點（林哲立等譯，2007: 239）。

(二)青少年期：飲食失調與肥胖

在許多社會裡，健康與疾病的界定常因時間不同而有很大的差異。譬如說，在美國，從 1900 年代初期至 1940 年代中期，苗條或瘦弱被視為與貧窮和飢餓有關聯。然而，自 1950 年代晚期迄今，苗條或瘦弱則具有正面的意義。在這樣的社會中，電影明星與時尚模特兒等的角色典範已建立起「瘦」即是「時尚」的觀念。其中，又以女性為然。試想一下：數百萬女性均試圖複製苗條、瘦弱與高度流行的外觀。其結果之一是：**神經性食慾減退**或**厭食症** (anorexia nervosa) 的病例增加。基本上，它是一種強迫性節食的飲食失調現象。患病的受害者是讓自己挨餓，有時甚至讓自己餓死。在面臨此種失調時，受害者通常並不認為自己是生病

的。那怕她們已瘦到皮包骨，但她們多半還是認為自己過重。**善飢癖**或**暴食症 (bulimia)** 是一種與此相關的弊病、怪癖或飲食失常，其主要特徵是：患者會在拼命暴飲暴食後，再以催吐方式清除自己的腸胃，以避免體重增加。與其他許多疾病類似的，厭食症與暴食症均有社會與生物的原因。遭受厭食症之苦者絕大多數為年輕的白種女人、富裕家庭出身背景、多數經常是雙親家庭。許多行為科學家指出：一般來說，厭食症與其父母過度要求子女變成高成就地位者所帶來的壓力有關。其他學者則認為：厭食症與社會中的美貌理想型態之社會建構相關聯，亦即她們被迫維持瘦弱與理想體型以作為女性身體意象的目標。然而，厭食症似乎較少困擾非洲裔美國婦女、拉丁裔美國人與女同志。在這些團體中，有許多人是過度飲食而非自我飢餓。因此，在某種程度上，這可視為是對種族主義、性別歧視主義、同性戀恐懼症與嫌惡感關聯的壓迫生活經驗之回應 (Andersen and Taylor, 2006: 545–546)。

　　2004 年時，美國聯邦醫療保健計畫官員改變政策而將肥胖也列入疾病。肥胖被界定為醫療問題後，分析家即傾向強調其生理成因與過重可能引發的結果。然而，肥胖的社會學觀點也要探究造成肥胖的文化因素。對於速食的依賴日深可能是原因之一，因為速食具有很高的脂肪與卡路里而相對缺乏營養素。再者，速食消費也日益與生活方式密切相關。因為人們總是在趕時間、工作過度下，很少有時間以新鮮食材來準備餐點。更進一步來說，過重模式會因為社會因素而有差異。在 35 歲之前，男性較女性易有過重問題。較諸其他族裔，西班牙裔男性易有過重問題。而黑人女性，則是最易有過重的種族－性別群體。此外，教育程度與收

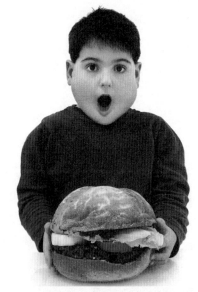

圖 8–1　對於速食的依賴日深，是造成現代人肥胖的原因之一。

入也與身體的不靈活度有關。譬如說，教育程度較低或較窮困者，身體靈活度也較其他人低。現在，儘管肥胖已被詮釋為一種醫療問題，但社會學觀點卻揭露肥胖現象的社會來源 (Andersen and Taylor, 2006: 546–547)。

過去，肥胖被視為肇因於個人習慣。然而，近年來，飲食失調與肥胖已開始被看成一種公眾健康的問題。女性主義社會學的分析特別將關注焦點擺在女性對外表與身體之關注，以及社會對女性特質之建構如何形塑性別與消費文化間的關係上。他們關心的議題多半是消費文化呈現女性身體的方式如何維繫社會與文化規範，進而掌控女性的行為與外表。此一現象即反映在美容與化妝業、時尚業、體育與運動業，以及整容業等。研究顯示：整容的女孩與青少女愈來愈多；消費文化對女性特質的建構成為一種控制青少女行為的機制，它不僅透過建立理想的女性特質來控制其外表，也利用美學標準以界定女性特質 (Russell and Tyler, 2002)。

其他更後現代的女性主義觀點在探究性別認同與消費文化時，則抱持頌揚而非批判女性與消費文化間的關係。此類探究取向傾向將青少女看作具有創造力的消費者，而非被動接受市場意識型態的客體。誠如納娃 (Mica Nava, 1992: 73) 所說：女性並非男性凝視下的客體，她們擁有將身體美學化的可能性；基本上，這是女性的特權，也是自浪漫時期即有的事實。由此觀之，消費文化不僅是一種「創造性的空間」，也是青少女發展象徵的創造力與自我表現的潛力（鄭玉菁譯，2008: 137）。

㈢中年期：急性 E 型肝炎

年齡與疾病的另一個範例是：急性 E 型肝炎 (acute hepatitis E, AHE)。它是因為 E 型肝炎病毒 (hepatitis E virus, HEV) 感染所引起的病毒性肝炎，具有急性病毒性肝炎的臨床與流行病學特徵。1980 年，該病症首先由印度的學者所報導。1983 年，前蘇聯學者首先發表該感染病原體。1989 年，才正式被命名為急性 E 型肝炎。急性 E 型肝炎的暴發或流

行地區主要分布於亞洲或非洲的某些開發中國家，尤其是貧窮落後與衛生條件較差的地區。其中，較常見的國家包括：印度、緬甸、尼泊爾、巴基斯坦、俄羅斯、阿爾及利亞、利比亞、索馬利亞、墨西哥與中國大陸。在歐美等已開發國家中，只有散發性病例，尚未有大規模暴發與流行的報導。而且，大部分的病例均集中於移民或旅行者的境外感染。

急性 E 型肝炎的流行主要是因為自用水被污染所引起，而且大多數有季節性的特徵。在亞熱帶或熱帶地區，每當雨季或洪水暴發過後，水源即被糞便污染而可能衍生暴發性急性 E 型肝炎之流行事件。話雖如此，但某些散發性病例或與水污染感染無關的暴發流行事件也時有所聞。由於其人口群中的急性 E 型肝炎感染率有明顯上升的趨勢，所以，近年來，急性 E 型肝炎在臨床上的研究也愈來愈受到重視（譚健民、馮長風，2011: 10–11）。

在已知的急性肝炎性病毒中，急性 A 型肝炎 (acute hepatitis A, AHA) 與急性 E 型肝炎均發生在有明顯季節性的時間，亦即好發於颱風多雨的夏季時分。急性 E 型肝炎本身的流行病學特徵與臨床病程和急性 A 型肝炎極為類似，因而更應做好鑑別診斷。根據流行病學的研究顯示：急性 E 型肝炎的潛伏期在 18–62 天之間（平均 40 天），傳染期與急性 A 型肝炎類似。然而，急性 A 型肝炎主要發生於兒童與青少年，而急性 E 型肝炎則主要發生於青壯年期。

急性 E 型肝炎的致病與年齡有關，幼年期感染急性 E 型肝炎性病毒不易有臨床症狀與表徵；成年人一旦感染急性 E 型肝炎性病毒，則可能具有不同程度的臨床症狀與表徵。2005、2006 與 2007 年，臺灣確定的急性 E 型肝炎病例分別為 21、11 與 12 例（共 44 例）。每 10 萬人中，確定的病例數為 0.09、0.05 與 0.05。2005 至 2007 年，確定病例的分布情形為：男性 37 例 (84.1%)、女性 7 例 (15.9%)，男女的性比為：5.3: 1.0。就年齡來看，以 40–64 歲（21 例）為最多，其次是 65 歲以上的老人（13 例）。就分布地區而言，以當時的臺北縣（8 例）最多，其次為臺北市（7 例）。由此觀之，急性 E 型肝炎是以年輕與中年年齡層的感染率較高，

男性感染率高於女性，兒童與老人發生急性 E 型肝炎的情況並不多見。

此外，根據衛生署疾病管制局的流行病統計資料顯示：在 2004 至 2006 年確定的急性 E 型肝炎病例中，30–59 歲的年齡層占 62.5%，男性占 80.4%，感染高峰期在 3、4 月之間較多。然而，在近年來的臨床觀察中，我們也發現：急性 E 型肝炎的老人發病率似乎也有上升的趨勢（譚健民、馮長風，2011: 11）。

儘管急性 E 型肝炎的症狀與表徵較急性 A 型肝炎嚴重，並以消化道症狀為主。其中，包括全身倦怠、低度發燒、食慾不振，甚至嘔吐，但其傳染性較急性 A 型肝炎為低。迄今，尚無有急性 E 型肝炎衍生出慢性 E 型肝炎的案例。急性 E 型肝炎的傳染性最強時段是在其潛伏期與急性病發病早期，而它的傳播途徑主要有：水源性、動物源性、血液傳播與母嬰傳播。糞－口途徑是急性 E 型肝炎的主要傳播途徑，亦即主要透過污染的水源傳播。而且，大多發於雨季或洪水氾濫過後，也屬於水媒介傳染病 (water-borne diseases) 之一。

雖然急性 E 型肝炎的致病機轉還不甚清楚，但大多數學者認為：急性 E 型肝炎在急性期時，罹患個體本身的淋巴細胞受急性 E 型肝炎相關抗原刺激後的增殖反應明顯增強。是故，體液免疫與細胞免疫反應，可能在急性 E 型肝炎感染肝細胞所導致其損傷的過程中，扮演相當重要的角色。目前，急性 E 型肝炎尚無法對症下藥治療，免疫球蛋白注射也無法預防急性 E 型肝炎之發生。基本上，急性 E 型肝炎的預後良好，但對某些猛爆型急性 E 型肝炎病患或合併其他肝炎病毒感染的重症病患可採取症狀治療，以預防其衍生肝性腦病變或肝腎症候群等致死併發症（譚健民、馮長風，2011: 12–14）。

㈣老年期：失智症

失智症是一種大腦出現的疾病，而腦血管病變與腦細胞退化則是失智症的要因。腦血管病變主要包括：腦出血或腦梗塞，腦細胞可能因為缺乏血液供應而致命。至於腦細胞退化的失智症，則是由於神經細胞本

身的退化與凋零。失智症的主要症狀是：記憶力減退，隨著症狀加重會忘記整個事件（經過提醒依然毫無印象）、忘記數分鐘前發生的事、不知自己的記憶力有問題，甚至影響到方向感、判斷力、語言表達能力、日常生活能力、職場工作與社交功能等。其最主要疾病有：**阿茲海默氏症** (Alzheimer's disease)、**額顳葉型失智症** (frontotemporal lobe degeneration) 與**路易氏體失智症** (dementia with Lewy bodies) 三種。這些疾病的正確診斷需要靠腦組織的病理檢驗，但由於活體的腦組織幾乎不可得，加上臨床診斷的正確率難以驗證，所以，有關病因的基因診斷即相當具有參考價值。近年來，由於陸續已找到更多額顳葉型失智症的致病基因，致使診斷額顳葉型失智症的個案也快速增加。至 2011 年 4 月 15 日止，國際登錄在阿茲海默氏症與額顳葉型失智症基因突變資料庫的 1,027 個家族中，即有 515 個家族是額顳葉型失智症。根據台灣失智症協會於 2004 年所提出的研究報告顯示，臺灣社區老年人口在不同年齡層的失智症盛行率是：65–69 歲為 1.2%，70–74 歲為 2.2%，75–79 歲為 4.3%，80–84 歲為 8.4%，85–89 歲為 16.3%，90 歲以上則為 30.9%。整體而言，自 65 歲之後，約每增加 5 歲，即增加一倍（洪成志等，2011：10）。

帕金森失智症 (Parkinson disease dementia, PDD) 的典型運動症狀是：僵硬、顫抖、動作遲緩與姿態不穩。它是最常見的中樞神經系統慢性退化疾病，其發生率約為每 10 萬人中有 14 人。年紀愈大者得病的機會愈高，60 歲以上的老年人口約占 1–2%。根據臨床研究發現：較諸一般同年齡的人，帕金森病患得到失智症的危險性為 6 倍。與阿茲海默氏症一樣的，年齡也是重要的決定因素。一般而言，50–59 歲的盛行率約為 12.4%，90 歲以上則高達 80–90%。根據學者的研究發現，帕金森失智症發生的主要危險因素為：老人、帕金森病發病年齡較大、較嚴重的帕金森症狀（特別是僵硬、姿態不穩與步態問題）、男性、部分精神症狀（例如憂鬱、幻覺與妄想等），以及輕度智能缺損。平均而言，帕金森失智症的病程約為 8 年。相對於沒有失智症的帕金森病患，其死亡率約為

2–5 倍。與其他失智症一樣的，大多數的病患係導因於疾病末期的吸入性肺炎。基本上，帕金森失智症的心智功能缺損主要表現在注意力、執行功能與視覺空間功能的問題。在其他精神行為方面，視幻覺與動眼期睡眠行為疾病也是帕金森失智症較常見的症狀（陳達夫、李明濱，2011: 8）。

　　然而，大多數的失智症均無家族病史，更談不上是否遺傳？雖然有家族史的失智症約為 1–3%，但多半並非典型的單基因遺傳模式。僅有不及 1‰ 的失智症家族史符合高外顯率的顯性遺傳模式，此種失智症最可能是由單基因突變所造成。其實，遺傳性失智症需符合兩個條件才較有機會找到基因突變的病因：1.**早發型失智症**：多半在 65 歲之前即發病，因此，家族中若有多人在 65 歲之前即罹患失智症，較可能是單一基因突變所致。2.**顯性遺傳的家族史**：通常，遺傳性失智症會有顯性遺傳模式的家族史。顯性遺傳疾病只要有一個基因異常，即可能出現病症的疾病。而且，該異常基因往往來自雙親。儘管預知無法治療的遺傳疾病相當殘酷，但醫療人員卻不能因此剝奪病患與家屬知的權利。正如醫生對已無法挽回的末期病患，不能不告知一樣；對於早發又有顯性遺傳跡象的失智症家族，醫生應當告知遺傳的風險或轉介遺傳諮詢。至於是否要做發病前的基因檢驗，則應讓病患與家屬充分瞭解後，再做決定（洪成志等，2011: 10–17）。

第二節
人口老化與老年解釋

　　人口老化不僅是現代社會的主要特徵之一，也是人口增加型態轉型的必然結果。人口老化的要因是：生育率的下降與平均壽命的延長。隨著人口老化與高齡社會的到來，老年相關議題勢將成為世界各國政府與民間團體相關組織共同關注的重要課題。個人從出生以來，身體即開始長大、改變與發展，直至死亡為止。然而，老化並非只是生理現象而已，

它還是生命的一連串階段。至少，它是生物、心理與社會三種因素交織影響的結果。重要的是：每一種因素均可能對其他因素帶來影響。老化是一種重要的社會化層面，也是一種終身學習的過程。為了瞭解老化過程，我們需將它擺在更廣泛的社會脈絡中加以檢證與瞭解。顯然的，老化過程從小即開始，而且老化程度也不盡相同。因此，不同的理論觀點各有不同的老化與老年解釋 (Clarke, 2001: 113–131; Nettleton, 1995: 171–173; Senior and Viveash, 1998: 88–115)。

❖ 一、老化與年齡歧視主義 ❖

儘管每一個人都會長大或變老，但老化卻傾向與負面刻板印象和負面態度連結在一起。據此，社會學者乃用**年齡歧視主義 (ageism)** 一詞來描繪年齡偏見與歧視制度化之實際狀況。由於個人間與個人內的老化不盡相同，因此，老化會有正面與負面的結果。重要的是：這些老化的正面與負面情況即反映在老化論著、社會如何對待老人，以及老化與老人的相關理論解釋上（江亮演等，2005: 24–29；胡愈寧，2011: 4–17；郭寶蓮、黃俊榮譯，2009: 230–234）。

㈠老化的意義

所謂的**老化 (aging)**，簡單的說，即是個人從出生開始逐漸長大而轉向變老的過程。基本上，老化過程遍及整個生命歷程，亦即從個人出生開始，歷經嬰兒、童年、青少年，再經過成年、中年與老年各階段，最後趨於臨終與死亡。對於個人而言，年齡是人們定期從某個年齡層移至另一個年齡類別的**轉變地位 (transitional status)**。然而，對於社會來說，老化則是個人生命歷程從出生至死亡的推移過程。從社會學觀點或社會學想像的角度來看，老化可界定為：當人們逐漸長大或變老時，影響個人生物、心理與社會過程的關聯結果。不管時間早晚，我們都可能逐漸失去體力與對抗疾病的能力。此種自然的生理老化過程，即稱為**衰老**或

老邁 (senescence)。老化為何會發生?生物學者已試圖揭露其秘密。然而，時至今日，依然沒有很大的發現。因此，有些人認為：這是因為人類的基因已設定年齡；其他學者則指出：這是由於身體免疫系統、細胞或內分泌腺與神經系統崩解之結果。其實，衰老或老邁不僅涉及身體機能的下降，也牽涉到死亡脆弱性的增加。這是一種漸進過程，而且主要來自個人內部而非外在環境的改變。

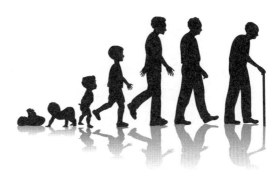

圖 8-2　老化是個人生命歷程從出生到死亡的推移過程。

(二)老化過程

老化不僅是一種過程，而是由許多過程所組成。社會老年學者指出，實際的老化牽涉到四種相關過程（江亮演等，2005: 25-27）：

1.**生理老化 (biological aging)**：研究檢證身體更新或補充自我能力下降的原因、身體老化的生理影響，以及預防、處置或補償因生理老化所造成的、與之相關的條件。

2.**心理老化 (psychological aging)**：關注的是感覺中樞過程、認知、協調、精神能力、人類發展、人格，以及克服困難的能力，因為它們都受到老化的影響。

3.**社會老化 (social aging)**：通常，它並非根據不同年齡團體典型上會有何種能力的研究資訊，而是一種確定不同年齡時該有什麼角色才是適當的或符合社會期望的過程。

4.**社會心理老化 (social psychological aging)**：基本上，研究關注的是個人與其環境的互動。這些包括：態度、價值、信仰、社會角色、自我意象與適應老化等主題。

㈢年齡歧視主義

性別歧視主義 (sexism) 是以個人的**生理性別** (sex) 特徵所形成的社會觀點，而**種族歧視主義** (racism) 則針對個人**種族性** (ethnicity) 之特徵而製造的社會觀點。與性別歧視主義和種族歧視主義一樣的，年齡歧視主義也包含偏見與歧視，並在制度結構中顯現。要言之，年齡歧視主義源於和老化過程有關的生物差異之一組信念，而這些信念又是根據個人年齡特徵所造成的障礙，藉以阻止某年齡者在社會享有充分而平等的地位。由此觀之，年齡歧視主義不僅透過年齡刻板印象界定人們的社會價值，也在不同年齡群體上標誌出不平等的社會與經濟資源之取得機會。是故，年齡歧視主義可能造成三種結果 (Andersen and Taylor, 2006: 384–385)：

1.**強化刻板印象**：通常，普遍但偏誤的負面刻板印象會將老人描繪成寂寞的、虛弱的、悲傷的、遺忘的、依賴的、保守的、老邁的、無彈性的與激怒的一群人。最具體的刻板印象即假設：老人沒有生產能力，但有被保護的需求。

2.**貶抑老化過程**：社會大眾貶抑老化過程的一個事實是：社會普遍關心年輕的價值，即反映在通俗娛樂、媒體廣告與社會看待老人的態度上。譬如說，在電視節目上，年輕人總被界定為有前途的、值得醫學投資的 (例如治療與整容)，但臉部有皺紋與頭髮灰白的電視主播卻可能被迫換跑道或離職。

3.**正當化制度不平等**：年齡歧視是因為某人年齡的關係而被拒絕給予權利、機會與服務的實際行為或不平等待遇。通常，年齡歧視主義者會將其以年齡掩飾其他不平等的作法正當化。這些包括：將原本被制度排除而無法與他人享有同等資源與機會者，以及由於被貶損而受苦的人劃成一個階級。據此，他們對於該階級的態度可能從明確的毀謗到善意的恩寵均有。

當然，年齡歧視主義所造成的障礙對於某年齡者的健康可能有負面

與傷害性的影響。年齡歧視主義者不僅可能覺得老人很古怪或可笑，也可能出現其他形式的歧視行為。最嚴重的歧視即是制度化的常規操縱或社會結構變成一種障礙，致使老人無法接受適當的醫療照護。譬如說，在英國，醫療保健制度即存在兩種老人歧視（郭寶蓮、黃俊榮譯，2009: 230–232）：

1.**直接的年齡歧視主義 (direct ageism)**：基本上，它是以實際的法令與規則阻止某些人接受其年齡應有的適當醫療照護。此種年齡歧視的形式相當明顯，也容易從醫療照護中被發現。

2.**間接的年齡歧視主義 (indirect ageism)**：相對的，此種年齡歧視的形式較細微且與態度有關。它的基本假設認為：老年人的健康並不如年輕人那麼重要。

❖ 二、老年社會學理論觀點 ❖

社會老年學 (social gerontology) 指涉一門探究**老化社會層面 (the social aspects of aging)** 的學科，此門社會學次學科或分支領域主要關注的是：檢證社會力對老人的影響，以及老人及其需求對整體社會的可能衝擊。**老化社會學**或**老年社會學 (sociology of aging)** 有時也稱社會老年學，它是一門以社會學理論觀點來探究老人社會生活的學問。然而，社會老年學者似乎更傾向描繪老人的生活風格與行為模式，而非探究老化與老人生活的政治、經濟與社會層面間之關係。在此，我們關注社會學概念與觀點如何對老化與老人生活研究做出貢獻與解釋（葉肅科，2011b: 33–46; Senior and Viveash, 1998: 203–205; Clarke, 2001: 159–167）：

㈠功能論

功能論者認為：當失去工作角色時，人們會經歷社會認同的不確定性，亦即他們會處於一種**失功能的情境 (functionless situation)** 中

(Parsons, 1942)；他們不僅不再從事文化界定為有目的的活動，也發現自己與較廣泛的社區連結已變薄弱。失去角色的說法受到**撤離理論** (disengagement theory) 的支持，該理論並據此針對老化與老人角色提出解釋。柯敏與亨利 (Cumming and Henry, 1961) 認為：進入老年階段後，人們會逐漸退出社會角色、責任與人脈。對老人與社會來說，此種撤離過程是為了死亡或完全無法行動的最終撤離做準備。然而，有些研究者質疑：如此的撤離是否是自然的，甚或必要的？整體而言，最有活動力的老人常是最快樂的老人。哈文賀斯特等人 (Havinghurst et al., 1968) 所提出的**再從事** (re-engagement) 或**活動理論** (activity theory) 認為：所有年齡者均需適度的社會活動以維持良好的適應；如果新活動可成功取代老人被迫放棄的活動，則他們的生理、心理與社會可能有較好的調適；有限的社會互動與社會角色之喪失將導致較低的自尊、自我觀念喪失，以及減少生活滿意度。活動理論的批評者認為：這可能造成老人定出難以達成且不切實際的目標。然而，研究顯示：對於活動理論的支持似乎大於撤離理論，依然積極從事希求活動的老人要比撤離社會活動的老人更滿意其生活品質。

(二)物質論

勞動持續理論 (labour-continuity theory) 認為：老年貧窮只是個人工作生活期間的一種持續貧窮：低薪資意味著低職業年金繳費而造成低退休金；高薪資者有能力擔負較多，甚至最高上限的年金繳費以增加退休金數額。傳統馬克思主義者可能同意勞動持續理論的論點，卻會進一步提問：為何不同社會階級間會有薪資差異？在傳統馬克思主義者看來，資本主義創造出兩個對立的社會階級。據此，資本家會盡可能少支付薪資給工人階級而造成貧窮。年金繳費與國家福利給付所要處理的是可用資源的分配，而非造成不平等的經濟體系。易言之，傳統馬克思主義者感興趣的是資本主義經濟體系的運作方式如何製造出不平等，而非關注工人階級如何賺取更多薪資與獲得較多年金。因為資本主義是不平等的

根源，所以，它需改變資源的生產方式，而非只是強調資源分配的改變。新馬克思主義者則指出：任何工人階級的額外福利給付，均可能使資源從資本家手上轉向工人階級且增加工人的社會薪資。在階級鬥爭中，此種資源轉向可看作工人階級的局部勝利。然而，資源轉向並無法改變造成不平等的經濟體系。

(三)女性主義觀點

對於老化與老年的解釋，女性主義觀點將年齡與性別視為重要的分析變項 (Arber and Ginn, 1995)。據此，老化女性主義觀點涉及兩個重要議題： 1.權力不平等會形塑理論建構； 2.團體在社會結構中的位置會影響其理論關注點。由於老年婦女常居低社會階級地位，所以，她們也較少成為社會關注重點。女性主義者強調：較諸女性老化，男性老化是一種更不同的生活經驗。由於高齡男性與女性在世界各地均被視為不同的類屬，是故，社會性別關係之研究即顯得相當重要 (Hillier and Barrow, 1999: 75)。在老化研究上，雖然女性主義是新觀點且較少像其他老化觀點被引用，但該觀點對社會老年學的貢獻包括： 1.關注女人的需求，並強調需探討老人間其他形式的差異； 2.藉由婦女日常生活世界的相關議題之提出，而使老年學研究與實務關聯；3.透過理論的個人與結構層次之凸顯，女性主義者在老年社會學上提出宏觀與微觀概念連結的模型； 4.女性主義老年學者批判「主流」女性主義理論的年齡歧視偏見，因為她們忽略了年齡議題。老化女性主義觀點受到的批判包括： 1.觀點太過廣泛而無法呈現單一理論傳統； 2.派系觀念強烈或充滿價值取向； 3.老化研究大多忽略男性老化的社會性別組成。

(四)政治經濟學觀點

政治經濟學要探究的是：政治、經濟與社會間的相互關係；更明確的說，它研究的是政府、經濟、社會階級與地位團體間的相互影響 (Estes et al., 1982: 154)。當我們探究老年時，此一觀點可接續的將老人擺在較

廣泛的社會經濟脈絡中。老化政治經濟學觀點是一種結構的探究取向，其關注的是老人經驗中所具有的收入、財富與權力分配不平等的意涵。因此，老年社會建構具有兩組關係的功能 (Walker, 1986)：1.當老人退休時，他們會將其生命歷程的早期階段所經歷的不平等帶入老年。2.較諸年輕成人的專職工作者，退休確實使老人的社經地位下降。就老化探究取向而言，政治經濟學觀點至少有三個重要特色：1.**明顯不同於功能論的解說：**功能論者避免將老人視為不同的社會團體，但政治經濟學觀點則幫助我們瞭解到：性別、階級與族群會強烈的影響到老年經驗。2.**為老人需求提供基進詮釋：**依賴並不被看作老化過程的必然結果，而是社會結構的產物。其關注的是宏觀經濟結構，以及社會在製造依賴中所扮演的角色。3.**拒絕老年病理學模型：**病理模型傾向將老年問題心理化，而政治經濟學觀點則強調影響老人健康與社會福利的不平等和其他社會因素之重要性。老人經歷的問題可被歸因於社會結構因素，以及被忽略但構成老人問題的社會本身。政治經濟學觀點主張：為了瞭解老年健康、財富與收入的不平等，實有必要理解社經地位、性別與族群如何決定權力關係與資源取得的控制；它並不限於老年，而是整個生命歷程。

㈤後現代主義觀點

後現代主義的三個重要主題或概念是：**築構 (fabrication)、論述 (discourse) 與權力 (power)**。從字彙來源來說，「築構」一詞是傅科 (Foucault, 1973) 在《事物的秩序》(*The Order of Things*) 一書中所使用的名詞。他認為：許多有關我們對生活世界的知識與我們看待自己與他人的方式並非自然的，而是社會建構的。是故，老人的「築構」理念可能顯示：我們需質疑「老年」一詞的使用，因為某人所認為的年老在另一個人看來卻可能不是年老。「論述」主要指涉語言，亦即我們用與他人溝通的字眼可能相當強而有力的影響到我們的思考方式。因此，語言加上權力即等於論述，而論述又反映出我們的溝通與思考方式。將某團體描繪成「老人」的事實反映出：我們是從區分人們為不同分層的角度來思

考。其實，影響人們看待老人的方式即是一種權力形式。在後現代社會裡，我們可能再製身體本身，因為生物醫療與資訊科技讓我們有能力改變的不僅是意義，也包括身體的實質部分。身體可再雕塑、再製造、與機器融合，以及透過科技設計與擴展而賦與能力。於是，將節食與運動當作塑身方式與後來的成年期特別有關，也與老年生活認同的創造和休閒活動時間的增加密切相關。總之，後現代主義觀點試圖凸顯的是一套不同的老化議題。它在檢證醫療保健的某些議題上，例如論述、合法性與抗拒、零碎或分裂、監督與身體等，可能是相當重要的。然而，若是將後現代主義觀點的老化議題孤立起來看，則會模糊、甚至轉移社會不平等的關注焦點。

第三節
年齡與健康：生命歷程觀點

　　老化或變老既簡單且明顯，但未必表示：達到某個年齡的人才會老化或變老。或許，**生命歷程 (life course)** 概念可幫助我們瞭解健康與年齡間的關係。因為生命歷程概念不僅可提供一種關注變遷與持續的動態分析架構，也能反映老化過程的文化多樣性、個人差異性與歷史變動性的特徵。第三時期理論強調：老化會為個人開啟新契機，因此，它也是呼籲重新建構生命不同階段的社會觀點。從生命歷程觀點來看，老年期要能擁有良好的健康生活，關鍵在於是否遵從健康維持與優質生活的原則？

❖ 一、從生命週期到生命歷程 ❖

　　無論是年齡分化、年齡階層化或年齡等級，均是根據年齡而將人們劃分成各種角色分化、社會類別或次序等級的過程。其中，不同生命階段又是構成個人生命的要素與階段之一。譬如說，年輕時的生活會明顯影響老年時的健康狀況。這些包括：是否罹患慢性病和會否行動不便？

以及影響他們如何面對健康與疾病的生活經驗？（郭寶蓮、黃俊榮譯，2009: 237–238；葉肅科等，2010: 21–24；葉肅科，2011a: 76–81）

(一)生命週期

生命週期 (life cycle) 一詞係從自然科學借用而來，它指涉人類生命中一系列的明確階段。過去，學界總以循環概念來看待生命流轉，該詞彙乃表示此種循環的意涵。在此脈絡下，生命週期的移動常被看作每個世代必然面臨的過程。這些過程包括：上學、就業、婚姻與家庭。要言之，生命週期觀點將生命看作一組嚴格的階段。所有的人均無差異，也無法選擇的進入下個階段。然而，事實不然。在當代社會中，生命樣貌不僅日益錯綜複雜、易於變化，也趨於零碎化與片斷化。在此，生命週期觀點所蘊含的確定性已不復存在。同時，每個人所經歷的生活經驗與生活方式的選擇均有相當的差異。譬如說，現今有愈來愈多人表示：倘若可充分選擇，則會選擇不婚或將生育年齡延後。

(二)生命歷程

為了更好的解釋與年齡相關的社會角色，社會學者與社會心理學者乃發展出「生命歷程」概念。基本上，它是指個人在法定年齡老化期間所擔負的一系列不同角色。在現代社會中，生命歷程是愈來愈流動與零碎化的現象。其實，該現象也反映出：在生命的某個階段中，應從事某事的舊式確定性已變得愈來愈不穩定。對於健康與年齡間的關係，生命歷程概念可幫助我們進一步的瞭解。晚近，有些社會科學家已開始拒絕生命週期的理念，轉而支持生命歷程的概念。因為生命週期一詞常用來描繪個人通過許多固定的、明顯以年齡界定為階段的過程。生命週期的批評者指出：若是認為人們會如此一致的度過一生，將是很不實際的假設 (Hockey and James, 2003)。是故，將生命看作歷程 (course) 的生命歷程觀點可凸顯個人生命歷程中的選擇，這比將生命視為個人幾乎無掌控權的「週期」觀點更易於理解。

　　社會學者以**生命歷程觀點** (life course perspective) 檢視個人從兒童至老年的社會化過程，它涉及所有與個人屬性、態度、角色扮演，以及在社會和歷史脈絡中所經驗的相關生命事件。此一觀點強調個人傳記與特定社會歷史時期的關聯，並且受到周遭他人的立即期望之影響。其實，這些皆是生命歷程社會化的重要環節。典型的生命歷程包括：嬰兒、幼兒、兒童、青少年、青年、中年早期、中年晚期，以及老年等不同角色。此種連續或系列是與家庭、教育和職業角色相關的其他連續或系列相對應。有關生命歷程階段，柏果尼 (Burgoyne, 1987) 確認出五個典型的階段：童年、青春期、婚姻／為人父母、晚年生活，以及失去與終結。在這些階段中，每個階段均有重要的**轉振點** (turning points)。當個人經歷變遷時，這些生命事件或轉振點對其組織生活方式皆具有重要意涵。譬如說，無論是為人父母或變成祖父母，生命歷程所獲得的新角色與責任將造成親密關係模式的改變，也讓個人獲得新的社會認同。在學術上，儘管學者已致力確認生命歷程發展的「典型」模式，但大部分的人並非全然依照「典型」模式運行。其實，生命歷程觀點不僅將個人屬性、角色扮演、生活經驗事件與其社會歷史脈絡相關聯，也強調個人傳記、社會文化與歷史時間等因素間的關聯 (Andersen and Taylor, 2006: 100)。

❖ 二、第三時期理論 ❖

　　第三時期理論 (third age theory) 強調：老化會開啟新契機，讓人感受到豐富的體驗，而不用被綁在工作與其他承諾上。此一觀點告訴我們：當代社會的老化複雜面起因於福利制度與消費文化的全面影響。重要的是：此種文化尤其關注該如何為老人提供各種可能性。因此，老人也有更多自由選擇與自我決定的認同與生活方式。在此樂觀的觀點中，最重要的是拉斯雷特 (Laslett, 1987, 1989) 的著作及其**第三時期** (third age) 概念。就生命發展階段或老化本質來看，**第一時期** (first age) 是童年時期，所有的人均依賴父母。**第二時期** (second age) 是成熟且能自給自足的時

期，但個人可能為了養家活口與職場工作等責任而被壓得喘不過氣來。**第三期**涉及從各種依賴狀態轉變至獨立狀態，從責任變成更自由與彈性的狀態，可說是介於中年後期與老年初期間的人生**黃金時期** (golden age)。其特色是：可免受工作與家庭的束縛而更加自由。據此，這段時間也是可從事許多活動、更有自我實現與成長機會等滿足感的階段。後來，拉斯雷特又增加了**第四時期** (forth age)；該時期是指年齡 75 歲以上，身體虛弱、健康問題占據多半的生活經驗（郭寶蓮、黃俊榮譯，2009：235–236）。

隨著老年人口增加，以及他們變得愈來愈富裕與健康，均促使第三時期愈來愈有實現的可能性。況且，因為消費文化會讓各年齡團體間的界線變得日益模糊，所以，老人也能避開社會對其該怎樣過日子的期望。這使他們不僅能掙脫束縛，也可創造自我認同。這是因為老年後即不需投入家庭與工作而有更多自由時間，加上消費主義社會的出現，也可讓他們經歷更充實且豐富的生活。然而，批評者則認為，第三時期理論的缺點或限制在於：1.佐證資料太少：需進行更多研究方能確定「第三期」是否真的發生或只是一種概念？ 2.老人消費受到經濟條件限制：其實，退休後的個人自我實現階段僅開放給經濟條件許可者。貧窮依然影響到許多老人的生活，這也使老人無法有效參與「第三期」中最重要的消費主義活動。英國的研究發現：在靠退休金過活者中，有五分之一以上的人處於貧窮狀態 (ONS, 2005)。至於來自弱勢族群或種族背景的老人，以及更高齡的老人，處境可能更加悲慘。

❖ 三、健康維持與優質生活 ❖

目前，全人治療或整體醫學的概念強調：維持健康與治療病患的身體、心理與靈性是同等的重要。因此，一般人已普遍認為：老人若能有營養的飲食、妥善的壓力管理與維持身心活動，則會較少經歷生理與心理的退化。一般而言，老人健康維持與優質生活追求需遵從五個健康生

活的基本原則（溫如慧等譯，2007: 500–504）：

(一)適性運動

　　對難以維持健康習慣的人而言，改變生活習慣似乎永遠不嫌晚。許多研究均發現：老人可從走路、游泳與舉重等運動中獲得助益。某些證據也顯示：隨著年齡增長，持續的適性運動可降低老人常見的身心緩慢程度。然而，值得注意的是：在中老年人想要從事這些運動前，尤其是近年來活動量明顯減少時，應先做身體檢查，以確定心臟狀況和運動是否加重其他症狀發生的可能性。

(二)心智活動

　　倘若人們可維持心智活動，則認知功能的退化會較晚出現且較不嚴重。譬如說，某些養護中心與退休老人社區會舉辦專題演講活動，目的即在讓老人處於有智能刺激的環境中。當然，觀光旅遊也是讓老人維持心智活動的一種方式。由於老人常擁有豐富的生命經驗、職業訓練與生活智能，是故，我們若要讓老人有生產力，並將才能貢獻社會，則社會需研擬更多教育性與啟發性方案以幫助老人維持智能。

(三)睡眠模式

　　老人的睡眠模式可能有某些常態的改變，致使熟睡狀態已不復存在。譬如說，失眠、難以入睡、身旁有人時打瞌睡、半夜醒來數次，以及因為時睡時醒而感到精疲力盡等，均是許多老人常會經歷的一種或多種睡眠障礙。老人經歷睡眠障礙的原因多半是由於

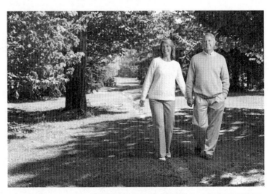

　圖 8–3　持續的適性運動如走路、游泳等，可降低老人常見的身心緩慢程度。

焦慮、憂鬱或疾病所造成。重要的是：干擾老人睡眠的情況不盡相同。是故，他們在白天小睡數回也屬正常。值得注意的是：如果使用藥物讓老人可在晚間睡足 8 小時，而他們在白天已小睡片刻，即不需太多睡眠。

㈣飲食營養

由於飲食與心臟血管問題密切相關，所以，醫生常建議老人攝取低脂與高蛋白的食物。造成老人（尤其是獨居老人）慢性營養不良的要因包括：缺乏自我準備營養豐富餐食的動機、烹飪與保存食物的方法不當、飲食口味改變或沒有食慾、牙齒不好或沒有一副好的假牙，以及缺乏適當營養的知識。為了改善老人的營養健康，某些老人福利政策的實施是必要的。我們相信：這些政策方案不僅可改善老人的健康情況，也能提供老人與他人社交互動的機會。至於老人送餐服務，則可提供冷熱食物給那些可自行進食卻無法準備食物的老人。

㈤壓力管理

目前，有愈來愈多的人採取壓力管理方式以治療身心不適，進而改變傳統的醫病關係。有效的壓力管理可讓人覺得活得有意義、健康、豐富與生活滿足。壓力管理方式主要有五種，其中兩種是消極方式，三種為建設性的增權 (empowerment) 方式。消極方式是：1.藉著酒精、藥物或食物解除壓力：問題依然存在，也讓人產生依賴；2.強迫性暴飲暴食：雖可暫時解除壓力，卻非常不健康。建設性的方式可幫助個人掌握生活，分別為：1.改變讓人痛苦的事件；2.改變個人對痛苦事件的想法；3.抽離痛苦事件，將心思轉移至其他事情。

小　結

本章強調：社會結構的年齡不平等可能影響個人的老化與健康。後

現代主義者認為：人們有選擇健康與不健康生活方式的機會，但性別與族群的自我認同卻可能影響健康。生命歷程觀點強調：連結社會因素與健康結果的機制會因結構不平等所顯現的不同結果而因時制宜。較諸其他年代，21 世紀初期對於長大或變老的看法是相當不同的。目前，對於擁有必要資源的老人來說，變老可能是實踐夢想與人生目標的一個階段。是故，老年未必代表貧窮或被剝奪。隨著老年人口的增加，以及消費主義社會的興起，均促使老人能表達其認同與自我感。展望未來，我們希望此種現象能讓社會重新思考如何看待與瞭解老人的方式。然而，當我們檢證健康與年齡時，還需考慮性別與社經地位等其他變項。因為僅將社經地位、性別與族群視為健康與疾病檢證的唯一過程，可能讓健康研究趨於狹隘化。下一章，將進一步檢證健康與生活方式間的關係。

問題與討論

1. 在探究生命歷程或健康與疾病的研究時，社會學者如何區分年齡與世代概念間的不同？

2. 就你的瞭解，年齡為什麼是健康、疾病與醫療社會學的議題？不同年齡團體會遭受到不同的疾病嗎？人們是否會因年齡差異而有不同的求診情況？

3. 有關老化與老人生活研究的解釋，你覺得哪一種老年社會學理論觀點最有說服力？為什麼？

4. 「生命週期」與「生命歷程」概念有何不同？為什麼社會學者較偏愛採取生命歷程觀點以瞭解健康與年齡間的關係？

5. 你覺得老人健康維持與優質生活追求需遵從哪些健康生活的基本原則？

第九章
健康、疾病與生活方式

就健康與疾病的起因而言，社會結構和相關的生活方式、風俗習慣與健康態度等是相互關聯的。健康促進與生活面向、生活方式密切相關，它是個人行為改變及其社會生活與環境條件的改善。健康生活方式是疾病預防、健康促進，甚至延長壽命的關鍵。它除了涉及與醫生和其他醫療專業人員的接觸外，也牽涉到個人的健康行為。這些包括適當飲食、控制體重、運動鍛鍊、休閒娛樂，以及避免緊張、壓力、酒類與藥物濫用等。

本章 重點

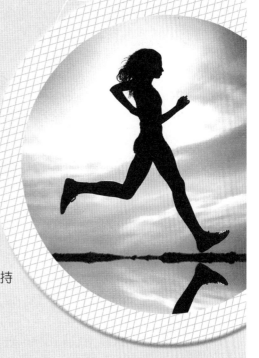

生物醫療模型強調個人層次的分析與疾病的生物原因，卻忽略人們處於風險情境中的社會與環境因素。在某種程度上，許多健康行為是與社區居民的生病和不健康密切關聯。其中，助長不健康風險來源的主要行為包括：吸煙、酒類與藥物濫用、熬夜、缺乏運動與營養不良。對於大多數人而言，健康生活方式包括：如何選擇飲食？該採取什麼樣的運動、鍛鍊與娛樂形式？如何維持個人衛生？是否進行身體檢查？以及該如何回應意外風險、緊張、吸煙、飲酒與藥物濫用等問題。

健康促進的獨特性在於：它關注如何促進健康生活，並有能力活在健康生活的社會脈絡中。其理念強調：如果我們只告訴人們應改變其生活方式，而未改善社會、經濟與生態環境，則它並非好的理念。庶民健康信仰的結構、內容與求醫轉介體系之研究，是社會學可視為助長健康促進的良好範例。與健康促進應用社會學之特質不同的是：健康促進社會學批判採取一種批判角度來看待健康促進活動本身。據此，我們可明確指認出三種廣泛的社會學批判：社會結構批判、監控批判與消費社會學批判。

第一節
影響健康的主要因素

愈來愈多證據顯示：從健康與疾病的起因來看，社會結構與相關的生活方式、風俗習慣和健康態度等是相互影響的。實證研究也指出：罹病率與死亡率的主要原因和飲食、吸煙、酒精、適應生活緊張與生理活動或體力運動間具有密切的關係 (Powles and Salzberg, 1989: 145–159)。

❖ 一、健康領域概念 ❖

生物醫療模型往往偏好取自醫院的資料，關注焦點擺在治療，而非拓展至社區預防醫學的計畫方案上。長久以來，社會與預防醫學領域的

流行病學者和其他專業者均認為：罹病原因不純然是生物疾病所致。現今，這類健康論述或醫療信息開始被聽到，而且**新公共衛生 (new public health)** 的名稱也已出現。本質上，這種探究取向採取一種更寬廣的角度去看待健康與疾病，也是我們瞭解哪些基本要素影響個人與團體健康的一種概念架構；有時，它也稱為「健康領域概念」(health field concept)。基本上，它是由四個要素所構成 (Haralambos et al., 1996: 192–193)：

㈠**人類生物學：**它是人類身體及其基因組成，也涉及個人的成熟與老化過程，主要屬於傳統生物醫療領域。

㈡**環境：**是由物質世界以及居住在地球上的人所組成。雖然環境風險探查與立法控制已有明顯改善，但還有其他環境問題。譬如說，源於工業化與都市化污染與生態環境破壞，是我們關注的焦點。換言之，出自廣泛污染與都市化等環境風險，以及特定職場和居家環境品質的破壞，均對健康造成明顯衝擊。

㈢**生活方式：**該概念指涉社會生活方式，或稱生活風格。它是社區內的人共同追求的生活方式，也包括有意識或潛意識的健康行為及其決定。

㈣**醫療保健體系：**它處理的是醫療保健服務輸送，例如診所、醫院與醫療職員的形式與數量。醫療保健是影響健康的因素，主要由尋求減輕病痛的個人醫療服務品質與數量所構成。

❖ 二、四個影響健康的要素 ❖

根據美國疾病控制中心 (US Centre for Disease Control) 的估計，上述四個因素相對助長死亡的十大主因（參見表 9–1）。

表 9–1　四個因素估計相對助長 75 歲以前死亡的十大主因 (%)

死亡原因	生活方式	環　境	人類生物因素	醫療保健服務
心臟病	54	9	25	12
癌症	37	24	29	10
汽車意外事件	69	18	1	12
其他意外事件	51	31	4	14
中風	50	22	21	7
殺人	63	35	2	0
自殺	60	35	2	3
肝硬化	70	9	18	3
流行性感冒／肺炎	23	20	39	18
糖尿病	34	0	60	6
10 項原因累計	51.5	20.1	19.8	10

資料來源：US Centre for Disease Control (1980) "Ten Leading Causes of Death in the United States", Atlanta, CDC, July.

　　整體而言，生活方式已成為死亡與疾病的主要決定因素。根據學者的說法：在生理健康的整個光譜與實際的日常健康實踐間具有直接與強而有力的關係 (Belloc and Breslow, 1972)。據此，研究推論指出，獲得較佳健康的七種健康實踐是：㈠不吸煙；㈡定期從事生理運動；㈢適度喝酒或不喝酒；㈣規則睡眠 7–8 小時；㈤每天吃早餐；㈥不要在兩餐間吃東西；以及㈦控制體重。

❖ 三、不健康生活方式的觀點 ❖

　　較諸社會決定因素模式淡化個人意志在疾病形成中的重要性，不健康生活方式的觀點則將關注焦點擺在個人的選擇上。儘管發病率與死亡率的社會差異是被承認的，但卻是用「生活方式的選擇」作為其解釋。譬如說，有研究即指出：在製造業中工作的勞工階級之所以會有較高比例的癌症與心臟病之要因是：他們常有吸煙、喝酒、膳食脂肪與缺乏運

動等不健康行為或生活方式 (Fuchs, 1974)。

　　事實上，認為社會環境與「生活方式要素」可能引發疾病之影響的說法，已遭到不同的批判（游卉庭譯，2012: 23-29）：

　　㈠**引發健康暴政 (tyranny of health) 的浪潮：**雖然流行病學者的探究依然持續地得到動力，但也引發更多的「健康暴政」浪潮。譬如說，在日常生活中，許多物質或商品都可能對個人健康與幸福造成潛在威脅。它們包括：染頭髮、曬日光浴、喝咖啡、在塑膠上使用磷苯二甲酸鹽 (phthalates)、麻疹腮腺炎疫苗、手機、嬰兒配方食品，以及口服避孕藥等。這些非嚴謹性的科學「發現」，往往透過媒體的大肆渲染而製造新聞，也引發新一波的大眾恐慌與健康暴政浪潮 (Fitzpatrick, 2001)。

　　㈡**責備受害者 (victim blaming)：**不健康生活方式的觀點也因為責備受害者而遭到批判，因為這樣的觀點暗含：不健康生活方式的選擇係源自缺乏責任感與無能。然而，它卻忽略：這樣的選擇常受到結構與文化因素箝制程度的影響。因此，許多屬於社會決定因素模式的學者乃開始藉由生活貧困者的選擇是如何受到限制，而拆解不健康生活方式的觀點。譬如說，他們可能主張：如果社會安全補助不足，實在難以支持健康飲食 (Blackburn, 1991; Crawford, 1977)。

　　㈢**忽略文化與心理因素的解釋：**不健康生活方式的觀點對責備受害者的另一波批判是：明顯忽略文化與心理因素的考量。譬如說，吸煙與喝酒行為深植於工人階級的文化中，他們之所以如此選擇可能是因為受到同儕團體壓力，以及工人階級次文化的行為規範之影響。此種批判的基本假設是：個人不僅無法超越其所處的社會環境，也難以有意識地選擇與其社會地位範定之生活方式背道而馳的行動。它的說法似乎傾向降低個人主體性或自由意志的選擇，因為在社會與文化的脈絡中，個人永遠難以抵抗同儕團體或次文化壓力等社會決定因素之影響。

　　㈣**偏好道德譴責與污名化的作法：**批評責備受害者的觀點強調，一開始，不健康生活方式的觀點即忽略社會結構與文化對個人行為的影響，進而偏好道德譴責與污名化不健康者。然而，這樣的批評並非將關注焦

點從個人行為轉移至社會決定因素上。反之，它採取一種基本上依然是個人主義式，但強調個人抵抗這些行為外部影響之能力日益弱化的探究取向。換言之，早期的不健康生活方式觀點重視個人選擇與個人對不健康生活所具風險的理解力，晚近提倡健康生活方式的探究取向則假設個人主體性的減弱。譬如說，關於某些社會團體對吸煙危害健康的相關證據之猶豫，愈來愈能用成癮效力與個人無法抗拒持續吸煙的社會與文化誘因來解釋 (Townsend, 1995)。

㈤**不健康可能與工作壓力有關：**當工作壓力變成一種議題時，它常被運用至遭受行政壓力 (executive stress) 所苦的資深白領階級之工作與生活平衡的解釋上。它的假設是：在長時間於辦公室努力工作，以及擔負超量與艱巨責任的工作以追求升遷的過程中，白領階級的工作者讓自己更易遭受壓力、積勞成疾與引發健康問題，例如胃潰瘍與心臟病發作。此一現象背後的意涵是：選擇拼命工作有如選擇了一種不健康的生活方式，例如吸煙或攝取高脂肪的飲食習慣。顯然地，此一主題依然圍繞著工作與生活平衡的爭議。而它的爭論重點在於：個人需要在家庭與職場間的時間與努力中做出健康分配。通常，此一論點是圍繞雙薪家庭或職業婦女而來的論辯。它也暗含：職業婦女不僅可能有失去自我健康與幸福的風險，也冒著讓自己置身於托兒所或兒童照護中心的子女喪失健康與幸福之危險。

不健康生活方式的觀點代表社會決定因素模式的健康觀點之進步，因為在中介社會結構和文化要素與疾病行為間的關係上，它承認個人選擇與主體性所扮演的角色。話雖如此，但這個中介過程的概念化似乎過於簡陋。同時，它也暗含：不健康生活方式的選擇若非源於缺乏與特定活動或行為之風險的相關資訊，即是出自個人認知的匱乏，而阻止個人選擇那種健康的生活方式。儘管不健康生活方式的觀點承認我們的日常生活行為係受到個人如何理解幸福生活，以及基於此理解而做的選擇之形塑，但是，它依然未能掌握的重點是：從一開始，這樣的理解已並非單純的個人事務，而是社會互動與彼此協調的社會產物（游卉庭譯，2012: 29）。

第二節
不健康行為的風險來源

在某種程度上，許多健康行為是與社區居民的生病和不健康密切關聯。其中，助長不健康風險來源的主要行為包括：吸煙、酒類與藥物濫用、缺乏運動與營養不良。茲分述如下 (Monaem, 1989: 285-289)：

❖ 一、吸　煙 ❖

吸煙或稱抽煙，是指藉由燃燒煙草產品而吸入其煙與化學成分。一般而言，香煙的主要成分包括：尼古丁、焦油與一氧化碳。剛開始抽煙者多半會有頭暈與不斷咳嗽的現象，若繼續抽煙則會出冷汗與臉色蒼白，這是香煙中含有尼古丁的緣故；而吸煙使人上癮亦是因為有尼古丁的關係。一旦養成習慣後，當體內尼古丁不足時，即會精神不安，必須透過抽煙以補足尼古丁才會舒暢。運動時，「吸煙族」易出現氣喘、心跳加快或出冷汗等現象，這是因為香煙中的尼古丁會使人體血管收縮，迫使心臟送出更多血液，心跳也增加至少 20-30 次。一根香煙完全燃燒約可產生 2-6 萬 ppm 的一氧化碳，其中，約 400 ppm 被吸進肺中。經常抽煙者的身體之「一氧化碳血紅素」濃度會不斷上升，進而影響到氧氣的運送。換言之，吸煙者常處於腦部缺氧狀態，致使他們的記憶力與學習力也隨之下降。抽煙的後果輕者有礙身體健康，重則足以使人致命（反毒大聯盟，2011）。

1984 年，澳洲約有 1 萬 6,000 人的死亡被認為與吸煙有關。肺癌變成一種社會流行病，心臟血管疾病的風險也因為吸煙而增加。在西方社會裡，初版的公共衛生署署長報告書《吸煙與健康》(*Smoking and Health*) 出版後近 40 年，雖然全球對於吸煙的健康危險已有明顯覺醒，但在大多數國家裡，依然有相當多的人口照樣的吸煙。1983 年，根據澳洲《疾病

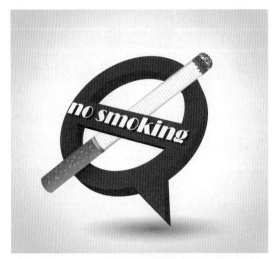

🔵 圖 9-1　吸煙不僅影響吸煙者的健康，
也會危及其他吸二手煙人的健康。

感染率的風險因素研究》(*Risk Factor Prevalence Study*) 一書指出：全國
25-64 歲吸煙人口中，男性占 32%，女性占 25% (National Heart
Foundation of Australia, 1983)。在年輕人口中，吸煙比率偏高。1984 年，
根據澳洲 12-17 歲青少年人口的調查顯示：吸煙盛行率在 15-16 歲，其
中，女性是 34%，而男性則為 29% (Monaem, 1989: 286)。

　　在臺灣，根據董氏基金會 (2002) 的調查資料顯示：臺灣青少年曾有
吸煙經驗者中，男性 54.8%、女性 37.2%、全體 46.6%；累計吸煙超過 100
根者：男性 30.4%、女性 17.3%、全體 25.5%；目前每天抽煙者：男性
15.3%、女性 9.1%、全體 13%；現在偶爾吸煙者：男性 25.3%、女性 19.1%、
全體 23%。雖然正如其他大多數西方國家一樣，吸煙被認為是患病但可
預防的病因。然而，根據行政院衛生署 (2009) 國民健康局調查國人吸煙
的情況發現，青少年的吸煙情況有增加的趨勢：國中生吸煙率約 7%，到
了高中職則增加一倍，高達 14%。

　　吸煙很可能導致心臟病、血液凝塊、肺感染、中風、支氣管炎、血
液循環不良、肺癌、口腔和喉癌、潰瘍、肺氣腫，以及其他呼吸毛病。

吸煙者也可能發展為極度依賴藥物的情況，因此，當中止吸食時，可能經驗到中止的症狀，包括煩躁、沮喪與渴望吸煙。根據世界衛生組織的估計：與吸煙相關的疾病每年造成約 500 萬人過早死亡，其中，約有 60 萬非吸煙者死於二手煙的危害。

　　從吸煙與肺癌、呼吸器官疾病和心臟病等患病關聯來看，英國政府 (HMSO, 1994) 也認為：吸煙是可預防死因中的最大原因。雖然它並未解釋如何界定「吸煙者」，或如何區分老煙槍與輕微吸煙者，但資料顯示：吸煙有明顯的**階級斜坡 (class gradient)**；1982–1992 年間，所有社經地位團體的吸煙比率均有下降趨勢，但吸煙人口仍有某些性別差異。資料顯示：在每個階級中，吸煙者是少數，其中，只有一個階級成為政府宣導戒煙的標的 (吸煙者占該群體的 20%)。曼徹斯特健康需求調查顯示：較諸非體力勞動工人，一天吸 15 根香煙的老煙槍，是更普遍存在於體力勞動工人間。調查也指出：1992 年的吸煙分布有區域差異。在吸煙與源自吸煙相關疾病間存有階級斜坡。吸煙不僅可能影響吸煙者的健康，也會危及其家人的健康。最明顯的範例之一是：抽煙孕婦與過輕嬰兒出生間的可能關聯 (HMSO, 1994)。如果女性在懷孕期間吸煙，則生產的嬰兒體型會較小，夭折的機會也較高。

❖ 二、酒類與藥物濫用 ❖

　　多年以來，飲酒一直是生活方式中不可或缺的一環。無論在東方或西方社會，許多著作總會透過酒類消費來描繪朋友的情誼及其關聯。在澳洲，男性意象往往與喝啤酒的名氣是相關聯的。1982 年，整個澳洲的酒類消費是每人 9.7 公升。這使澳洲在英語系國家的酒類消費裡名列前茅，也位居全球的第 11 名 (Bungey and Winter, 1986)。根據估計：1984 年，澳洲因飲酒致死者有 3,170 人。這僅次於吸煙致死原因，也是澳洲第二個與藥物濫用致死相關的主要原因。其實，與飲酒相關的死亡是一種未明白記載的流行病，因為它也製造許多社會問題，例如車禍意外事件與

家庭崩解等問題。

　　根據風險因素調查資料顯示 (National Heart Foundation, 1983)：88%
的男性與 75% 的女性曾經喝醉。同時，在 25–64 歲年齡層中，約有 9% 的
男性與 6% 的女性被歸類為中度或高度風險的豪飲者。若進一步審視澳
洲的年輕人口，則會發現：1984 年的一份澳洲全國調查報告指出，49%
的 17 歲女性與 56% 的 17 歲男性是豪飲者 (Monaem, 1989: 287)。1984
年，在新南威爾斯州的車禍意外事件裡，15–29 歲年齡層的駕駛與騎士
中，約有 30–40% 的死因是因喝酒開車者的血液酒精濃度超過 0.05
(NSW Traffic Authority, 1984)。傳統上，啤酒在澳洲是最受歡迎的飲料。
根據加拿大啤酒製造協會的說法，澳洲每人的啤酒消費排名全球第三，
僅次於當時的西德與捷克 (Centre for Education and Information on Drugs
and Alcohol, 1986)。晚近幾年，澳洲的每人酒精消費已有些下降。

　　在英國，要取得有效的飲酒資料有其困難，因為一般調查記錄的飲
酒程度是低於酒類販賣顯示的程度。儘管女人比男人較少喝酒，但一般
研究也顯示：在飲酒模式中，有一種清楚的社會階級斜坡。換言之，較
高社會階級與較高收入的婦女，每週可能消費更多的酒量。對於男人而
言，並無明顯的職業階級斜坡。在英國的曼徹斯特，「高風險飲酒」主要
為男性問題，且多半屬於工人階級問題，即使女性工人階級也是如此。
過量飲酒可能導致肝臟損傷、引發某些癌症、高血壓與中風等許多生理
問題，甚至家庭暴力和家庭崩解等社會問題。然而，飲酒與健康間的關
聯仍有許多值得探討的問題：怎樣的飲酒才算有益健康？是定期飲酒或
狂飲更傷害身體健康？飲酒可能傷害他人健康，特別是因為暴力與意外
事件所引發的傷害。因此，在某些社會階級或社會情境中，是否較可能
發生？

　　其他合法與非法藥物使用也會造成身體不健康，甚至導致死亡。某
些人所以使用藥物是想尋找迅速修復其現有生理與社會心理問題，譬如
說，為了減輕疼痛、壓力、緊張或振奮精神。雖然我們無法確切推估，
社會中有多少人使用非法藥物。然而，學校藥物使用的調查也顯示：在

校學生的確有某些合法與非法藥物的使用者。譬如說，1971–1983 年期間，澳洲新南威爾斯州的國三學生抽大麻與吃鎮痛劑已變得更普遍。1986年的新南威爾斯州調查資料則顯示：1983–1986 年期間，國三學生藥物濫用的情形已有下降趨勢 (Monaem, 1989: 287)，這種下降趨勢類似晚近幾年其他國家所經歷的情形。對個人而言，藥物濫用具有明顯的不良影響。這會使他出現許多健康與社會問題，包括患病、社會孤立、社會支持網絡中斷，甚至導致死亡。

❖三、熬　夜❖

晚睡或睡眠不足幾乎是**熬夜 (stay up)** 的同義詞，但要多晚才算熬夜呢？中醫認為，晚上 11 點後才入睡即算熬夜；成人最好 10 點前上床，小孩則不可超過 9 點（沈藥子，2011）。熬夜的傷害是全面性的、潛伏且累積的，年輕人或體質佳者或可耐受短期熬夜，但年紀稍長者，其傷害則可立見。根據中廣新聞網 (2011) 的報導，美國的一項研究發現：青春期的長期失眠或睡眠不足會使腦部網路的發展受到阻礙，甚至可能影響一輩子。因為在青春期，腦部的神經迴路會不斷重組，新突觸也不停產生與消滅。顯然的，睡眠不足會對腦部造成立即的影響。

研究顯示：當睡眠不足時，會累積所謂的「睡眠債」。就算每天只少睡 1 小時，連續 8 天下來，依然會覺得有如整晚熬夜一樣睏倦；積欠龐大睡眠債可能削弱個人智力與運動功能，讓人變得反應遲鈍、數學計算容易出錯，以及健忘。現代上班族長期處於「睡眠債」的狀況下，卻不以為意；然而，如果個人長期處於睡眠債當中，不僅可能影響情緒與工作表現，還會減低記憶力、警覺性、注意力與判斷力，並加速老化、造成肥胖，甚至引發其他嚴重的疾病。

隨著現代人的生活型態改變與生活步調忙碌，習慣熬夜的人愈來愈多，有些人甚至將熬夜變成一種生活方式，並認為夜深人靜時較能專心工作與學習。然而，從健康角度來看，實則不然。一般而言，熬夜至少

可能對身體造成八種不利的影響或傷害（林天送，2005；陳德如，2005）：

㈠**頭痛**：熬夜最常出現的直接症候是，隔天上課或上班時頭昏腦脹、注意力無法集中，甚至出現頭痛的現象。當然，長期熬夜與失眠對記憶力也會帶來無形的損傷。

㈡**自律神經失調**：白天時，人體交感神經活絡，心跳與腸胃蠕動均會加快。夜晚時，副交感神經活絡，內臟處於休息狀態，自然會疲累想睡。當人們在該睡時不睡，而靠茶或咖啡來提神時，刺激交感神經的作用即易造成內臟自律神經失調；夜晚空腹時喝此類含咖啡因的飲料，亦可能會對胃腸黏膜造成刺激而易引起腹痛。

㈢**肥胖**：人體的蕾普婷激素 (leptin) 會告訴身體有飽脹感覺，而睡眠不足時則會抑制其分泌。倘若蕾普婷激素的分泌量下降，則身體會很想吃東西，尤其是碳水化合物之類的食物。此外，熬夜易發胖的要因包括：晚上很難找到健康食品；「夜貓子」傾向選擇高熱量食品；晚上活動少，攝取的熱量無法消耗；以及當飲食、睡眠時間與生理時鐘不符時，人們的胃口與代謝機制會產生變化，進而造成體重增加。

㈣**罹患慢性病機率增加**：熬夜或睡眠不足者的腎上腺素等激素分泌量較一般人高，致使新陳代謝的壓力增加，進而產生慢性疾病。英國的研究也發現，健康、沒有任何特別危險因素的年輕人在經過一個禮拜的睡眠不足後，即可能進入初期的糖尿病。由此觀之，熬夜、晚睡或睡眠不足可能是現代社會罹患糖尿病人數日增的原因之一。

㈤**產生眼袋與黑眼圈**：當人體處於生理休息時間而未休息時，會因眼睛過度疲勞，造成眼睛周圍的血液循環不良，而引起黑眼圈、眼袋或白眼球布滿血絲。如果熬夜只是偶爾為之，熬夜引發的黑眼圈與眼袋很快就會消失。然而，若是長期熬夜，則會造成眼睛附近的靜脈血液長期淤積而無法改善，形成所謂的慢性黑眼圈。此時，除沉澱的血色素外，黑色素的沉積與眼皮的皺摺皆會使黑眼圈的情況加重。

㈥**皮膚狀況不佳**：夜晚 11 點到凌晨 3 點，是人體經脈運行到膽、肝的時間。是故，倘若這兩個器官未獲得充分休息，即會表現在皮膚上，

而易出現粗糙、臉色偏黃、黑斑與青春痘等問題。對於不習慣早睡的人而言，最遲也應在凌晨 1 點的養肝時間進入熟睡期。

㈦**免疫力下降**：人體實驗發現：當個人缺少睡眠時，白血球量會下降，免疫功能也為之下降。這主要是因為，身體失去對抗外來病毒細菌感染的能力使然。因此，常處於熬夜、疲勞與精神狀況不振者，其人體免疫力會隨之下降，感冒、胃腸感染與過敏等自律神經失調症狀也可能不期而至的找到頭上。

㈧**生育力下降**：正值育齡期的男女，如果經常熬夜，不僅會影響男性精蟲的活動力與數量，也可能影響女性的荷爾蒙分泌、月經週期與卵子品質。一般而言，因疲勞與熬夜所造成的不孕常會在作息正常後恢復能力。

解決熬夜問題的最好方法是建立良好的「時間管理」，均衡的將睡眠、學習與娛樂的重要性一視同仁。尤其在考試期間，若要維持學習的最佳狀態，則足夠的睡眠是相當重要的。也許，你可減少參加社團、舞會、打工或上網等課外活動的時間，有時甚至可將唸書時間縮短一些，好讓自己在考試期間有足夠的睡眠休息。

總之，睡眠是為了消除今日的疲勞、修補組織的虧損，以及儲備明日所需。當睡眠不足時，則今日的代謝廢物與組織的損傷均無法完全消除，明日所需的物資與能量也無法備妥，人即可能一直衰憊下去。因此，善用隔天充分休息以補充睡眠，適時補充營養以維持較好體力與腦力，避免為了提神而攝取含咖啡因的飲料、甜食、餅乾與西式速食等高熱量食品，以及適度從事某些戶外活動等，均是因應熬夜的重要方法（沈藥子，2011；陳德如，2005）。

❖ 四、缺乏運動 ❖

近年來，醫療專家普遍認為，充足的睡眠、均衡的飲食習慣與適當的運動是健康生活鼎足而立的三個要件。根據英國公布的研究發現（陶

泰山，2008；鄭詩韻，2008），每週運動 3 小時的人比運動不足 15 分鐘的人，在生物學方面要年輕 9 歲。為什麼運動會有這樣的效果？研究人員相信，肢體活動能抵禦自然的氧化過程，因為氧化過程會損害與殺死細胞。此項調查顯示，運動可能是讓人返老還童、保持青春的秘訣；不愛運動可能縮短壽命，不僅因為較易罹患糖尿病、高血壓與心血管疾病等年齡相關的疾病，也因為不活躍本身即可能影響老化過程。

　　雖然個人生命的續存需要生理運作或體力運動，但在當代社會裡，這種情形似乎已轉變。對於大多數人來說，許多日常活動講究的是生理不要太吃力，無論是坐在辦公桌前、開車或看電視，沒有一項需要體力運用。這種缺乏身體運動與健康間的關係，是眾所周知的問題。許多流行病學研究也指出：增加運動與減少冠狀心臟疾病的風險有關 (Paffenbarger and Hyde, 1984)。

　　如果一個社會的休閒活動要普遍或盛行，則相對舒適的氣候與開放的空間是需要的。在臺灣，雖然有許多人走出戶外和從事運動，但也有不少人無法定期參與生理活動或體力運動。根據澳洲全國心臟基金會調查：只有 35% 的男人與 27% 的女人從事體力運動。調查進一步指出：為了維持適當的心臟、肺臟與肌肉健美，10% 的男人與 5% 的女人會定期（每週 3 次）從事體力運動 (National Heart Foundation, 1983)。然而，休閒與運動的進行會隨著年齡增加而減少。對於個人身體健康而言，運動會帶來一種有益的影響。英國的一般家戶調查顯示：在休閒與運動方面，具有明顯的階級斜坡。譬如說，專業階級有最高比率的步行與游泳。然而，學者的研究也指出：在所有階級中，只有少數人有「適當的」運動，較諸中產階級，工人階級較可能從事需要體力勞動的工作 (Whitehead, 1992)。

　　現代人少有規律運動的習慣，偶爾心血來潮拚命運動不僅容易造成運動傷害，更會降低免疫功能，並損及健康。晚近，國內的研究發現（張榮祥，2011），規律運動可提升嗜中性白血球抗氧化的能力，因而降低細胞死亡速率。反之，單次過度劇烈運動將會加速人體內嗜中性白血球細

胞死亡，降低免疫力，有害身體健康。易言之，規律的做中度運動可帶來許多好處，但超出能力範圍外的突然劇烈運動則應盡量避免。為了維持身體健康，運動雖然不可或缺，但挪威科技大學 (Norwegian University of Science and Technology) 的一項研究調查也指出，如果女性運動過量，則受孕機率會大減而不利升格當媽媽；每天運動且每次運動均讓自己精疲力盡的女性是生育能力大減的最高風險群，其中，又以 30 歲以下的女性最明顯；如果這些年輕女性運動過猛，則有四分之一的人會在第一年試著受孕時遭遇困難（黃貞貞，2009）。倘若再考量年齡、體重、婚姻狀態與抽煙等因素，則可發現在健身房苦練的女性有受孕問題之機率是適量運動女性的 3 倍。然而，此一問題並非無解。若是改變運動激烈的程度，則受孕機率便會增加。因此，研究人員建議計劃生育的女性應繼續保持運動習慣，但不宜過量。

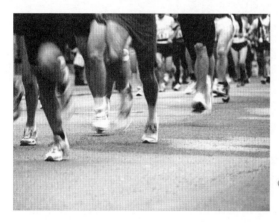

圖 9-2 增加運動能減少罹患心臟病的風險。

❖ 五、營養不良 ❖

與其他已開發或富裕國家一樣的，過去半個世紀以來，臺灣飲食模式已有明顯的改變。這種飲食變遷的特徵是：過量的卡路里攝取，主要來自脂肪、蛋白質、鹽與糖。在現今的飲食裡，缺乏纖維質是明顯的特色。不均衡飲食會助長心臟病、動脈粥樣硬化症、糖尿病，以及其他與

健康相關的問題。過多的能量攝取，加上缺乏運動，可能造成個人的肥胖。1983 年，澳洲在各首府都市所進行的全國飲食調查顯示 (Commonwealth Department of Health, 1986)：

　　㈠男人消費的肉類是女人的二倍。

　　㈡男人消費的酒類是女人的四倍。

　　㈢女人較喜歡吃水果。

　　㈣外帶食物的消費隨著年齡而遞減。

　　㈤糖類、糖製品與點心類食物隨著年齡下降。

　　要言之，調查資料顯示：男人比女人更熱中於過量的食物與飲料消費。在各年齡層裡，男人的肥胖比例高於女人。根據**身體質量指數 (body mass index, BMI)，**亦即體重／身高^2（公斤／公尺^2）的測量，可標示出過輕、正常與肥胖。若從身體質量指數的測量來看，則會發現：43% 的澳洲男人與 35% 的女人有過重或肥胖的現象。

　　飲食不僅影響人體成長與抵抗傳染病的能力，也可能造成肥胖與心臟病等問題。學者推論：雖然高收入團體持續擁有「最好的」飲食，但現今，所有階級都吃得比以前好；更多全麥麵包與馬鈴薯，較少豬油、奶油與糖類消費 (Whitehead, 1992)。然而，較諸富有家庭，低收入家庭仍然吃更多糖類與較少水果、蔬菜與高纖維食物。這些差異可用文化因素來解釋。譬如說，工人階級家庭可能缺乏健康飲食的知識、預算與購物較無效率，以及偏好較不健康的食物。然而，來自英國國民飲食調查 (the National Food Survey) 的證據則顯示：較諸高收入家庭，低收入家庭的每一英鎊所取得的是較便宜與更營養的食物。是故，對於弱勢團體更差或貧乏的飲食瞭解，可能也需要從非文化因素的角度來解釋。

　　學者強調早期營養的重要性，而愈來愈多證據也顯示：在胎兒、嬰兒與剛學走路的小孩階段，營養不良對健康會造成嚴重風險；到了 50 歲、60 歲，甚至 70 歲以後，情況也是如此。另一項研究追溯英國哈特福郡 (Hertfordshire) 於 1911 年至 1930 年間出生的 1 萬 6,000 人，由於他們均保有詳細的出生與嬰兒期記錄，因此，研究發現：較諸出生時體重在 9.5

磅以上者，出生時體重低於 5.5 磅者（由於營養不良，非早產），現在罹患冠狀心臟病的情形可能是他的兩倍。在生命的第一年，營養是非常重要的：當他們 1 歲以後，較諸體重達 28 磅以上者，體重低於 17 磅的嬰孩，50 年後，心臟病罹患率將是他們的四倍 (HMSO, 1994)。

第三節
疾病預防與健康促進

　　個人的生活機會是由社會經濟地位、年齡、性別、種族與其他影響生活方式選擇的因素所決定。雖然健康生活方式包括醫療專業人員所進行的身體檢查與預防保健活動，但大多數活動是在醫療保健體系外發生。

❖ 一、健康生活方式 ❖

　　所謂健康生活方式 (healthy lifestyle)，是指人們根據其生活機會而在可選擇方案中選擇與健康相關的行為模式。根據世界衛生組織 (WHO, 1986) 的說法，19 世紀的全球健康水準明顯提高，主要歸功於安全給水與排水系統的修建，以及農業機械化為都市提供廉價食品的「工程措施」。在 20 世紀前 60 年的「醫學時代」裡，衛生政策關注如何提供醫療服務與支付服務費用，維護健康的主要方法是大規模接種疫病，並廣泛使用抗生素治療感染性疾病。然而，現在許多先進工業國家或發達社會陸續進入「後醫學時代」，其衛生政策焦點是擺在如何促進更好的健康上，民眾的身體健康主要是受到個人行為（例如吸煙與過量飲食）、社會組織（孤獨寂寞）、經濟因素（貧窮）與物理環境（噪音、水污染與空氣污染）等影響。

　　至 21 世紀的後醫學時代，雖然醫療服務供給依然非常重要，但健康生活方式作為改善個人健康狀況的手段已愈來愈重要的主要理由是 (Crawford, 1984)：

㈠社會大眾更加認知：主要疾病模式在改變，亦即從醫學可治癒的急性或傳染性疾病，轉變為心臟病、癌症與糖尿病等醫學無法治癒的慢性或非傳染性疾病。

㈡許多健康災難產生：例如愛滋病與吸煙所導致的肺癌等，均與個人生活方式有關。

㈢鼓吹生活方式改變：醫療保健供給者與大眾傳播媒體大力宣傳活動，鼓吹生活方式改變，並為自己的健康負責。

結果，這不僅讓人更清楚意識到：醫學不再是維護個人健康的唯一方法，也讓人們採取更健康的生活方式來預防疾病與促進健康。當生活環境存在許多危害健康的因素，而醫學又束手無策或無能為力時，對抗危害健康因素的唯一選擇就是個人行為的自我控制。這意味著：人們必須做抉擇：究竟採取健康生活方式以避免危害健康，或無視於生活方式對健康的影響而使自己陷入不健康的風險中（楊輝等譯，2000: 85）。

❖ 二、疾病預防：健康信仰模式 ❖

雖然生物醫療模型用狹隘觀點看待生物體以瞭解和控制疾病，但這種新典範也贊成廣泛打擊疾病的方法是更關注社區與預防，而非個人與治療。除了強烈關注健康教育外，也需教育民眾與告知社會團體：營養不良、缺乏運動、太多生活壓力與緊張，或過量飲酒或抽煙，均是使個人健康陷入風險的關鍵。在臺灣，董氏基金會的禁煙宣傳與活動，係透過媒體廣告與學校教育來推動，即是疾病預防的一個很好範例。在澳洲，HIV／愛滋病預防宣傳是推動新公共衛生的另一個明顯成功故事 (Ross, 1994)。這包括性安全與藥物使用的資訊宣傳、免費保險套與注射針分配，以及讓社區與社會行動團體能充權與推動工作相關政策的制定。

有些新措施也在鼓勵人們針對乳癌與睪丸進行自我檢查，並說服他們定期接受醫療檢查。醫療服務輸送機構也被評鑑與改革，其新焦點是營造一個讓使用者感到親切的社區，並為特殊團體，例如婦女與原住民，

發展可動（或流動）的診所。這種有吸引力的另類診所，顯然有別於大型、帶有脅迫感的一般醫院。最後，對於職場與一般環境，也有一種新健康與安全旨趣的考量。其實，為了保護環境，健康導向的論題或許已變成制訂立法的重要因素。譬如說，在澳洲，新車販售必須先通過無鉛汽油的檢定。該政策主要考慮鉛的危險性，特別是為維護兒童健康而通過的法案。同樣的，有關空氣污染的立法，也是因為擔心呼吸器官疾病而推動的法案 (Haralambos et al., 1996: 193)。

　　學者提出的健康信仰模式，是解釋個人避免疾病而採取預防行動的最具影響的社會心理學方法 (Becker, 1974; Rosenstock, 1966)。該模式是以**價值期望理論 (value expectancy theory)** 為基礎，藉由動機與認知因素來解說和預測與健康相關的行為。健康信仰模式假設：若採取某特定行為可使疾病易感性降低，或疾病發生時嚴重性降低，則相應行動提示，包括媒體宣傳、報章雜誌文章、他人建議、專業醫生提醒，以及家人或朋友的疾病等是必要的。因為即使個人覺得某特定行動可有效降低疾病威脅，但如果採取該行動的成本過於昂貴、不便、令人痛苦或厭惡，甚或受到嚴重創傷，則人們不會採取該行動（楊輝等譯，2000: 96–97）。

　　事實證明：健康信仰模式是健康行為研究的重要工具。該模式的優點是：除非我們認知個體易感性，並意識疾病可能帶來嚴重後果，否則，不會採取行動。由此觀之，個人對健康狀況的主觀評價是醫療保健服務使用的關鍵，這可能比客觀醫學診斷更重要（楊輝等譯，2000: 97–99）。然而，該模式的限制是：㈠無法探知不同社群（非個人）的健康行為特色、差異內容與非健康因素，也無法評估相關政策的缺失；㈡缺乏藉由社會、經濟、文化、醫療政策與生態環境等之轉變而改變社群健康行為的知識；㈢個人導向的健康信仰模式助長「責備受害者」與「教育個人」的結果，也造成醫療專業者的另一種權力擴張（胡幼慧，2001: 33）。

❖ 三、健康促進：個人行為變遷與外在環境支持 ❖

　　生活方式是一種複雜現象，它可能受到社會價值、個人信仰與外在環境的刺激。譬如說，大眾媒體，以及其他個人可取得的服務與可使用的產品都可能影響我們的生活方式。健康促進原則除涉及自願的個人行為改變外，也牽涉到政治、社會與經濟支持等因素，因為它們是個人行為變遷所必須。舉例來說，單是向抽煙者進行教育宣傳，抽煙比率未必會降低。它也需要政府機構展現具體努力，勸阻社區中的吸煙廣告、產品與販賣，使個人打消抽煙念頭。然而，如果法律、經濟與政治因素無法隨著行為介入的規定而提出，則健康促進的成功希望將微乎其微 (Monaem, 1989: 289)。

　　從世界衛生組織的定義中，我們可摘要出健康促進的目的：

> 它被界定為使個人與社區能增加控制健康的決定因素，以及藉此改善其健康的過程。對那些認知健康促進涉及生活方式與條件改變之基本需求的人而言，健康促進代表一種一致或統一的概念。健康促進展現一種個人及其環境間的中介或傳達策略，並將健康的個人選擇與社會責任相結合，以創造出一種更健康的未來。(Nutbeam, 1985)

顯然的，改善健康的責任未必只由個人承擔。社會、政治與經濟組織及其對行為的影響也需考慮。健康促進包括健康教育與社區支持，而這些支持又來自商業與企業部門的避免生產不健康產品，以及制訂有利於健康生活方式的立法支持。

　　健康促進計畫方案的推展，通常是從某特定人口的健康問題分析開始。譬如說，死亡率增加可能來自經濟弱勢團體的冠狀心臟病，或高風險團體的愛滋病傳播。一般而言，助長行為改變的三個因素是 (Green and Anderson, 1986)：

㈠**傾向因素 (predisposing factors)：** 態度、價值、信仰、認知與知識可能決定個人行動究竟採取或忽略有關健康的特殊行為。

㈡**使能因素 (enabling factors)：** 可用資源的技能與品質會帶來適當的行動。

㈢**強化因素 (reinforcing factors)：** 如果個人有動機且願意採取行動，並受到重要他人支持，而服務供給者是隨時可得的，則這種行為改變將繼續維持下去。反之，若是這種支持減少或撤除，則個人可能中斷其行為變遷。

這種健康促進模型所提出的三個因素，勢將助長特殊行為的結果。任何既定的健康行為都可看作這三個因素彼此關聯的一種集體結果。

第四節
健康促進社會學

健康促進目標不僅要在個人層次進行，也要在社經結構層面推展，並激勵交通、環境與農業等「健康公共政策」(healthy public policies) 的制訂與執行 (Burrows et al., 1995: 2)。其實，**健康促進社會學 (sociology of health promotion)** 可區分成兩種重要的學科分支 (Thorogood, 1992)，亦即：**健康促進應用社會學 (sociology for health promotion)** 與**健康促進社會學批判 (sociology of health promotion)**。

❖ 一、健康促進應用社會學 ❖

在此，社會學可被視為：提供知識與資訊而使醫療專業者改善並形成其健康促進的技術與實務。整體而言，社會學研究已做出許多貢獻，並幫助我們認知社會分工、文化多樣性與經濟不平等如何對庶民生活方式造成重要的影響。如果健康促進者要改變人們的行為，則他們必須先瞭解什麼因素影響其行為。倘若我們並非僅只提供與某些行為關聯的健

康風險之實際資訊，則我們期望被告知的資訊是自願選擇的「**健康的**」(healthy) 行動過程。誠如學者所指出：在家庭健康的研究裡，生活方式選擇極少是如此簡單的 (Graham, 1984)。選擇必須將個人與家庭擺在廣泛的社會結構脈絡裡來審視，而生活方式決定又受到可使用的物質資源之影響。變遷障礙顯現個人時間不足、精力不夠與父母可使用的收入有限 (Graham, 1987: 187)。在此情況下，健康選擇其實是健康妥協；日復一日，它們變成維持家庭運作的慣例。藉由社會學研究看出人們如何在特殊脈絡中做出健康選擇的洞察，也為健康促進方案的規劃與輸送提供重要方針。

在弱勢族群社會脈絡裡，結構因素也是重要關鍵。處於社經地位弱勢或受到種族歧視，均可能造成生理與心理衛生的不利影響。研究顯示：醫療專業者對於弱勢族群的健康認知與流行病學的調查結果間存有一種誤配現象 (Clarke, 2001: 256)。健康促進宣傳活動無法被充分的關注，其關注的是特殊族群起源的文化面向，而非他們實際生活遭遇的問題。根據耐勒頓 (1995: 236) 的說法，某些宣傳活動強調文化差異而忽略結構限制，因此，制度化種族主義並未被認知。社經環境、族群與健康間的社會學研究可提供醫療專業者資訊，並告訴他們如何在跨文化背景下有效進行健康促進工作。這不僅牽涉到文化差異的敏感性，也需要醫療專業者與弱勢族群社區建立夥伴關係、分享知識與專業技術，而社區成員也應積極參與健康促進措施。

當我們規劃健康促進措施時，需考慮案主或受幫助者的信仰、經驗與觀點。這種知識可幫助我們創造一種「**反身性的實踐**」(reflective practice)，並使醫療工作者或健康促進者帶領、促進案主或病患更成功的參與 (Schon, 1991)。其實，個人並非被動的接受健康促進者的建議，或健康促進宣傳活動提出的權威性陳述。在還未釐清價值與信仰脈絡中的建議前，庶民通常擁有自己的健康與疾病理念。從庶民健康信仰的文獻回顧中，可瞭解到：健康促進者需要考慮與敏感關注一般民眾的語言論述與健康概念。要言之，為了有效達成健康促進目標，其介入方式與

焦點需認知到：庶民健康信仰的實質性與複雜性。

❖ 二、健康促進社會學批判 ❖

與健康促進應用社會學之特質不同的是：健康促進社會學批判採取一種批判角度來看待健康促進活動本身。學者明確指認出三種廣泛的社會學批判：社會結構批判、監控批判與消費社會學批判 (Nettleton and Bunton, 1995: 42)。

(一)社會結構批判

社會結構批判強調：許多健康促進計畫忽略物質剝奪的特性與程度，並低估社經因素對健康狀態可能造成的影響。促進良好健康與對抗患病危害不僅要鼓勵民眾改變行為，也涉及圍繞結構不平等、失業、貧窮與環境污染等更廣泛的社會、經濟與政治論題。社會結構觀點質疑忽略這些廣泛論題、明顯責難受害者，以及企圖透過生活方式改變達到健康促進目的的探究取向。這種批判例證：社會價值與意識形態會形塑健康促進計畫。整體而言，其關注的健康生活理念是優勢團體的價值與理念。在此情況下，某些弱勢族群或副文化可能會被烙上負面刻板印象、遭到社會排除或處於社會邊緣化境遇。結果，他們也往往成了健康促進與疾病預防活動宣傳的對象。

(二)監控批判

所謂監控批判，係指對於將健康促進視為一種監控技術或手法的觀點之批判。隨著疾病預防策略的關注與發展，健康行為的監控已變成一種優先順位的事。健康促進不僅普及健康服務的各領域，也牽涉到學校與職場的諸層面。監控作為一種控制技術或手法，無關乎專業者的意向，因為它蘊含好與壞的標準，也將它們帶入公領域與受支配者的自我意識裡 (Cribb, 1993: 33)。晚近幾年，新式自我管制與自我監督已逐漸成為健

康促進手法的一環。健康、飲食與生活方式間的關係，即是很好的範例。藉由控制體重的宣稱，個人被鼓勵要記錄飲食情形與從事休閒娛樂、體力活動與各種運動。就此意義而言，個人本身變成監督過程的一部分。他們不僅被要求監督其行為的各層面，也考慮它們對健康與一般福祉的意涵，並對其行動提出解說。要言之，這不僅要醫療專業者或健康促進者告訴人們該如何行為（外在管制），也透過個人控制與自我監督方式達到個人內心管制的目標（內在規訓）。

㈢消費社會學批判

健康促進社會學的第三個社會學批判是：消費社會學批判。消費文化本身是社會認同的建構與形塑，也是透過生活方式選擇的一種手段。人們在市場上所購買的貨物與服務，是購買者的生活方式反映。廣告媒體常宣傳的理念是：某些廠牌的產品是個人事業成功與想望生活方式的展現。這些消費產品的擁有被看作一種社會地位的象徵或符碼，亦即某個團體與另一個團體的不同品味或區隔。根據這樣的社會學批判，晚近幾年，健康乃被視為生活風格的一種面向。現在，健康促進也被視為一種廣泛文化過程的一環。在這方面，學者指出，它有兩個重要特色 (Nettleton and Bunton, 1995: 49)：

1.健康促進、健康維護與生活方式間日益模糊：由醫療專業者或健康促進者提出的健康促進，以及由商業部門提倡的健康維護與生活方式的界限逐漸模糊。許多商業部門或企業組織可能是我們所泛稱的健康與生活風格企業，它們帶來許多不同的貨物與服務，包括草本治療、身體照護產品，以及運動設備等。

2.有健康分散化的現象產生：健康維護的理念不再只由醫療保健專業者提供，也不再限於保健中心或診所等醫療環境內。個人獲得的知識與資訊不僅來自許多管道，也源於不同地點。譬如說，社區中心、健身俱樂部、休閒活動中心、特殊電視節目與報章雜誌專文等，均是健康服務部門以外可獲得健康促進資訊的主要來源。

小　結

　　雖然醫學發達與醫療成功是不爭的事實，但嚴重疾病卻依然普遍存在於現代社會中。許多疾病並非病菌造成，而是環境條件與生活方式導致。健康生活方式是疾病預防、健康促進，甚至延長壽命的關鍵。它除了涉及與醫生和其他醫療專業人員的接觸外，也牽涉到個人適當飲食、控制體重、運動鍛鍊、休閒娛樂，以及避免緊張、壓力、酒類與藥物濫用等健康行為。健康促進與生活各面向和生活方式密切相關，它是個人行為改變及其社會生活與環境條件之改善。從廣義角度來看，健康促進活動是個人或集體的關注點，而介入方式的特色是權威或協議。藉由社會學研究而來的知識與資訊應用，可作為健康促進政策制訂與實務運作的參考架構。由於個人主義的意識形態抬頭，加上未能認知到健康係受到社會、經濟與環境因素的影響，都可能造成責難受害者的現象。

問題與討論

1. 「健康領域概念」是由哪四個要素所構成？並請指出獲得較佳健康的可能策略或實踐方法。
2. 認為社會環境與「生活方式要素」可能引發疾病之影響的說法，已遭到哪些不同的批判？
3. 國內青少年的吸煙情況如何？吸煙很可能導致哪些健康問題？
4. 你覺得晚睡、熬夜或睡眠不足會對人體造成哪些不利的影響或傷害？
5. 為什麼現代人會缺乏運動？怎樣的運動方式才能有益健康？
6. 健康促進社會學如何採取批判角度以看待健康促進活動本身？請討論這三種廣泛的社會學批判。

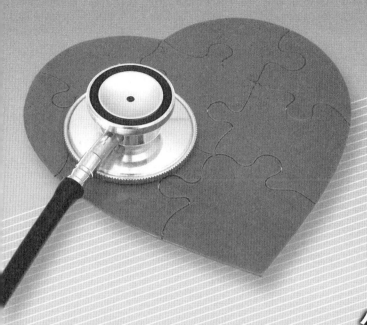

第四篇

醫療服務供給者：
專業與組織

第十章
醫療專業：規範、地位與控制

醫療宰制不僅是一種醫病互動關係的特色，也是醫療保健領域中有關醫生與其他醫療從業人員間的位階關係之反映。20 世紀初期，醫療專業不僅被認為擁有特殊知識與彰顯利他主義的集體，也被視為自由民主社會的基石。當時，社會學者提問：促使職業變成專業的因素或條件是什麼？在晚近現代社會或後現代社會裡，我們可能經歷或目睹專業化崩解或去專業化問題的浮現。在許多方面，這些問題的產生或多或少都反映出一種歷史脈絡的發展跡象。

本章
重點

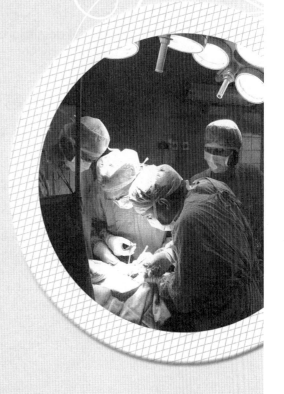

　　長久以來，社會學者即對專業論題感到興趣，並提出一些主要問題，例如：構成專業的條件是什麼？在取得專業地位的過程中，為何有些職業團體會比其他團體更成功？為確保職業的社會認可，職業團體會採取什麼策略？專業策略受到社經地位、性別與族群影響的程度如何？不同專業團體間具有怎樣的社會關係？在晚近現代社會或後現代社會裡，我們可能經歷或目睹專業化崩解或去專業化的程度如何？在許多方面，這些問題或多或少都反映出一種歷史脈絡發展，而它們又可從專業文獻回顧中得到論證 (Nettleton, 1995: 195)。在醫病關係中，醫生與病患權力是不對等的。即使在醫療人員間與醫護關係裡，醫生的權力與權威也往往滲透醫療情境的所有層面。為了充分瞭解醫病關係的特性，實有必要先瞭解醫療專業組織的某些屬性或特徵。然而，醫療宰制不僅是醫病關係的一種特色，也是醫療專業與其他職業團體於醫療保健領域關係的一個要素 (Clarke, 2001: 243)。在討論醫療專業宰制 (professional dominance) 與醫療宰制概念前，需要先探討專業的基本屬性。

第一節
醫療專業與專業化

　　20 世紀初期，由於社會學已對工作、社會分工、工業化與社會秩序等議題提出看法，因此，有關專業論題也有相當多論述。醫療與法律等專業常被認為擁有特殊知識與彰顯利他主義的功能，而它們又被視為自由民主社會的基石。當時，社會學者的提問是：什麼因素或條件促使職業變成專業？在回應此一問題上，研究者竭盡所能的提出各種專業屬性或特徵 (Freidson, 1970)。

❖ 一、專業與專業化 ❖

　　所謂**專業** (profession)，是一種需要廣泛、系統性知識、技能或科學訓練的職業。專業擁有的知識特徵是：相當抽象且應用時需做個別判斷。基本上，並非所有職業都可稱為專業，這要看相關知識與技能是否具有「**認知的專屬範圍**」(cognitive exclusiveness)。為什麼某職業能被稱為專業？這主要是因為它：㈠能明確規範誰有資格從事該行業；㈡知道服務供給應有的內容與方法；㈢瞭解服務前必須接受哪些技術訓練。除了能明確認定專屬知識的範圍外，也能排除其他行業的介入，具有獨享此類知識的權威。要言之，具備對知識體系的獨占或壟斷能力，並獲得社會大眾對此權威的認可，是專業不可或缺的要件（張苙雲，1998: 164–165；Robertson, 1989: 298）。

　　專業化 (professionalisation) 指涉：一種職業發展成具有專業特徵的過程。專業化運動是 20 世紀最主要的社會運動之一，也是工人在失去對生產方式控制後所出現的一種對策。它是試圖將職業專業化，讓從業者可擺脫資本家、雇主與管理者的控制，並自我掌握工作內容與方式。這種專業化過程是某職業者為提升勞工地位的一種轉換過程，也是企圖壟斷與控制擁有特殊知識與技能的一種市場過程。換言之，專業化是某職業者試圖將其知識與技能等珍貴資源轉化成社會地位、權力、聲望與物質報酬的過程（胡幼慧，2001: 110；Abbot, 1988）。

　　在整個 20 世紀期間，現代醫學透過專業知識幾乎獨霸醫療保健體系。然而，並非所有科學訓練的職業都能成功取得專業地位。因此，不少學者陸續探討專業與非專業間的特質差異。1930 年代，有學者 (Carr-Saunders and Wilson, 1933) 指出，專業需具備兩項要點：㈠成立強有力的協會：專業權力的取得需強而有力的同業組織，負責專業教育訓練與證照制度，以提供優質或品質保證的專業人員；㈡具有足夠的政治權威：有賴公權力支持，透過法令或政策對其他非專業訓練者加以限制

與規範，以確保專業者地位（胡幼慧，2001: 112）。

1950 年代至 1960 年代，許多學者進一步描繪專業的明顯特徵。不過，當時「專業辯論」(professional debate) 的主題只關心專業的構成特色，或企圖指出區別職業與專業的明顯特徵。譬如說，有學者列出六個最重要的專業特性為：㈠擁有一種以理論知識為基礎的特殊技能；㈡提供正式訓練與教育；㈢有測驗成員職能的體系；㈣具專業倫理守則；㈤成立專業協會；㈥利他服務的承諾 (Millerson, 1964)。然而，一般普遍同意的專業有四種**核心特徵** (core characteristics)。這四種核心特徵分別為 (Nettleton, 1995: 196)：

㈠**特殊知識與長期訓練**：要變成一種社會大眾接受的專業，個人需經歷長期職業訓練，並擁有庶民無法取得的特殊知識，成為他們信賴的專家。

㈡**工作有利他主義傾向**：由於專業依賴的緣故，專業者需以顧客或案主的最佳利益作考量，亦即工作需利他主義傾向。

㈢**對實際工作有壟斷性**：由於非專業者執行界定範圍內的工作會被認定非法，因此，專業對實際工作有一種壟斷性。

㈣**具自我管制與自主性**：只有專業者可評估誰有勝任實際工作的能力，因此，他們往往也有自我管制與自主性。

從功能論角度來看，擁有這些屬性的職業對於現代複雜社會的有效運作是相當重要的 (Parsons, 1951)。然而，此種探究取向的缺點是：㈠由專業本身所列的這些特徵只反映且強化其理想與價值；㈡探究取向是非批判的、靜態的與反歷史的，也未能掌握社會、經濟與政治因素以預測某些團體變成專業的出現和其後專業團體間的分工；㈢它假定專業是基於整體社會的善而非自身的利益，但事實不然。功能論的馬克思主義者認為：專業不僅助長資本主義的到來，回過頭來，資本主義的到來也促進它們的出現 (Navarro, 1978)；㈣探究取向假定：這些特徵是職業本身固有的，也促進它們朝向專業地位發展。

此外，也有學者 (Barber, 1963) 指出專業的「**四個基本屬性**」(four

essential attributes)：㈠有取得系統性知識的機會；㈡關心社區利益而非私人利益；㈢透過倫理守則的行為控制；㈣因其服務而獲得高報酬。社會學者古德 (William Goode) 在界定專業時，則區分出核心特徵與衍生特徵 (derived characteristics)。與專業團體密切關聯的兩個核心特徵是：長時間抽象知識體系的特殊訓練與集體性或服務取向，而十個衍生特徵則分別為 (Goode, 1960: 903)：

㈠專業決定教育與訓練標準。

㈡專業實習者的養成訓練較其他職業的學徒經過更嚴格的社會化經驗。

㈢專業實務往往經過某種形式的證照制度之法律認可。

㈣證照許可委員會是由專業成員組成。

㈤與專業相關的大多數立法是由該專業所形塑。

㈥是取得較高收入、權力與聲望的職業，也能對實習生要求較高水準。

㈦從業者是相對的不受庶民評斷與控制。

㈧專業堅持的從業規範是比法律控制更嚴厲的。

㈨較諸其他職業的成員，專業成員和專業有更強的認同與關聯。

㈩較可能成為一種頂峰職業的專業：成員不僅不想離開該工作，即使有其他工作機會，仍會選擇該類型的專業。

　　與法律專業一樣，醫療專業也有其中上階級的起源，這種社會地位是與其優勢團體利益與意識形態相關聯。在許多現代社會裡，醫學享有最高的職業地位。可預期的是：許多專業成員的態度非常類似優勢團體成員的態度。無論來自課程、教科書、老師或同儕傳授與教導的醫學院教育，多半會鞏固這些態度與專業化發展。專業工作通常要求客觀與價值中立，提供的判斷也需立場超然與公平無私。基本上，專業化運作既無任何意識形態框架，也無中產階級利益傾向的偏見。主張專業化的業者強調：由於技術專家具有特殊技能、知識與訓練，因此，這也使他們有別於一般民眾，並成為其解決問題的關鍵。再者，專業人員通常是向體系、專業或就業機構而非消費者展現其忠誠 (Sargent, 1994: 141)。由於專業工作需要取得一般民眾無法獲得的知識，因此，專業成員常可要求

享有特殊權利。基本上，這種權利是置基於執業證照。由於認證過程是
直接或間接由現有成員所控制，因此，他們也可限制進入其行業的人數。
相較於其他工作者，專業者可取得高費用與聲望，並在工作中享有更多
自主性。

❖ 二、醫療專業化 ❖

為何醫療被稱為「專業之后」(the
queen of the professions)？主要是因為
它具有上述許多特徵 (Hughes, 1963)。過
去兩個世紀以來，醫生的地位日益提升。
這不僅因為醫療知識的與日俱增與技術
的不斷改善，也因為醫生有計畫、有組織
的努力提升其自身利益。19 世紀中葉，
社會大眾對醫生仍抱持懷疑態度。當時，
只要任何男性白人申請者，醫學院近乎不
分青紅皂白的即授與文憑或證件。其實，
甚至是不需要正式的資格。許多人只要聲
稱自己是醫生，即可從事醫療工作。於是，
庸醫與江湖郎中充斥，證件出租的壞名聲
甚至影響到大多數真正執業的醫生。在美

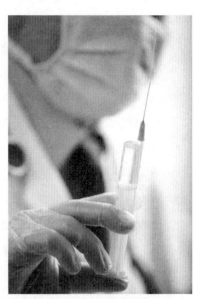

圖 10–1　醫療專業化使醫
生職業躍升為社會的權威。

國，這種混亂局面直到美國醫療協會 (the American Medical Association,
AMA) 成立後才有所改觀。該協會發起強而有力的宣傳運動，不僅試圖
使醫療工作變成社會認可的職業，也成為一種專業 (Robertson, 1989:
298)。

自 20 世紀初期以來，醫生聲望明顯提升。醫生地位的提升不僅將其
工作與多數人區隔，也讓他們從一般職場關係中脫穎而出。就專業職責
而言，醫生並非接受顧客（病患）或雇主（例如醫院主管）的命令。一

般而言，醫生的表現多半只能由另一位醫生來評鑑，因為外行人被認為並不適合做這樣的評斷。與大多數工作者不同之處在於：醫生常可堅稱有權設定服務費用，因為一般人通常不會質問醫生需要怎樣的醫療程序，以及應付多少費用？於是，較諸其他專業者，醫生享有較高平均收入。譬如說，1988 年，美國醫生的年收入超過 10 萬 8 千美元。其實，並無其他專業享有這種聲望、自主性與收入結合的相當地位。於是，醫療專業化已成為律師、建築師、工程師與房地產經紀人等其他許多職業的模型。

　　無疑的，當前社會趨勢又將醫療專業地位帶入一種與其他職業地位更吻合的情況 (Starr, 1982)。其中一個重要因素是：醫療權力正逐漸從醫生手上轉至科層制組織，例如政府部門與大型公司，它們擁有愈來愈多國家實驗室、診所、療養院與醫院。第二個因素是：醫療受到制度外的力量影響。在醫療保健體系的改變上，政府、雇主、工會、保險公司，以及類似的利益團體都有一定的利害關係，尤其在某些層面上，它們都相當程度的抑制醫療費用或服務輸送。只要醫生收入由大型組織支付的情形日益增加，則這些社會力量就可能損毀醫生特有的專業自主性根基。

❖三、醫療專業化批判❖

　　醫生通常需經過一段長時間的訓練，才能獲得診斷與治病的醫療知識。譬如說，在英國，他們接受的教育與訓練主要是由綜合醫療議會 (the General Medical Council) 與代表醫療內部各種特殊利益的皇家學院 (the Royal Colleges) 共同控制。自 1858 年的醫療註冊法案 (the Medical Registration Act) 通過以來，醫生需要證照才能執業。綜合醫療議會代表國家授與執業證照，並負責維持合格從業者的註冊。專業自主性不僅明顯表現在訓練領域上，醫療專業也透過專業學會而強化其倫理守則。因此，任何有關誤診或行為不檢的辯護均可透過源於綜合醫療議會與英國醫療學會的紀律委員會做內部處置。就社會學觀點看來，在試圖建構職業地位團體的位階上，很少能從一般定義中得到解說。藉由不同專業出

現的社會過程與歷史條件之探討，或可獲得更多瞭解。然而，這並不是說：在任何社會學分析上，專業特徵應被忽視，而是說：它們該擺在一種更廣泛的理論架構脈絡中審視 (Clarke, 2001: 244)。

對於疾病與患病控制，醫生常扮演重要角色。雖然特殊知識的取得是一種權力的潛在來源，但醫療專業的倫理守則在確保：專家知識只用於公益，並不代表專業從業者的個人利益。它也假定：強調利他服務的價值是針對權力濫用與剝削病患的一種保護。因此，社會給與醫療專業者的報酬、聲望與地位都可看作他們對社會貢獻的一種反映。然而，針對這種功能論，尤其是它在醫療上的應用，可歸納出四種主要批判：㈠**忽略歷史特殊性**：功能論假設的專業定義似乎是永久或不限於特定的時間；㈡**對維護現狀的解讀**：功能論解說好像是對現狀辯護的解讀；㈢**職業演變成統一的專業**：功能論認為，透過某些自然與必然過程，職業會演變成統一的專業。其實，這忽略：職業可透過不同利益團體間的權力鬥爭而取得專業地位；㈣**未質疑利他主義意向**：功能論傳統未質疑利他主義意向，並將專業技能歸因於醫生。要言之，功能論對於專業權力與醫療宰制並未提供一種批判的看法 (Clarke, 2001: 245)。

第二節
醫療專業控制策略

專業未必因為必需品缺乏而出現，也並非由於它們的利他主義而取得社會合法地位。反之，專業形成是歷史特殊政治社會過程的結果 (Parkin, 1974)。醫療不僅維護管制或規範自我的自主性，也取得界定其他醫療相關專業之工作與範疇的權威。然而，策略成功的目標最可能在哪些職業團體中實現？從社會階級、性別與族群的角度來看，倘若職業團體的結構特徵最接近國家與公民社會層次上掌權者的結構特徵，則是最可能促使策略成功的團體 (Witz, 1992)。

❖ 一、社會專屬與社會距離 ❖

職業團體所以遵從「社會專屬」(social closure) 策略，主要在取得支配從業的法律壟斷權，期使有能力限制他人進入其行業或位階之機會。在專業宰制或職業控制的文獻上，有兩個重要論題：㈠專業者與其市場間的關係；㈡專業團體自身間的關係。對於職業團體而言，這兩種關係的特性將影響與決定其專業宰制或職業控制的程度。就專業者的市場來說，一種專業的策略成功將端視其控制與界定消費者需求的能力而定。消費者所以依賴某職業團體並非專業內行與庶民無知的結果，更可能因為它是一種專業者與庶民間的「社會距離」(social distance)，以及他們相對取得社會經濟資源機會的功能。透過醫療的臨床診斷，醫生與消費者間的社會距離乃被擴大 (Nettleton, 1995: 197)。

如果醫療專業具有相當的不確定性與專門性，亦即醫生有相對直覺與非慣例化的智能，而非依法律條文化與公開方式取得知識，則可能有更大的社會距離存在。這是一種「供給者主導」(collegiate) 的職業控制類型，亦即醫生界定消費者的需求，以及他們該如何被滿足。醫療消費者對於自己的健康與疾病，少有置喙餘地。因為在醫生看來，他們對於醫療科學知識是有限的瞭解。這與職業控制的另外兩種宰制形式：**主顧導向** (patronage) 與**第三者仲裁** (mediation)，是明顯不同的。主顧導向是由病患或主顧界定需求方式，也是 18 世紀的醫療範例。所謂第三者仲裁，則指第三者（通常為國家）介入生產者與消費者間所擔任的仲裁或調解角色 (Jewson, 1976; Johnson, 1972)。

❖ 二、醫療宰制與專業自主性 ❖

對於專業者來說，特殊知識與技能是施展權力與控制工作的重要關鍵。誠如弗瑞德森 (Freidson, 1970: 71) 所說：專業與其他職業的不同在於

它被賦與一種控制其工作的權力。一般而言，專業知識具有四種重要特色：㈠需有科學合法性；㈡必須是有用且能應用於實際問題上；㈢不能太過狹窄或輕易可轉變成未受訓練者也能應用的一套從業規則或技術；㈣當抽象知識應用於特殊案例時，必須能使從業者做出個別判斷 (Abercrombie and Warde, 1994: 85–86)。上述這四種特色，均適用於醫療知識的情況。

在探討醫療專業的權力時，雖然我們可根據分析基礎而將宰制與自主性兩個概念區分，但它們卻常交替的使用。艾斯頓 (Elston, 1991: 61) 將「醫療宰制」(medical dominance) 界定為：「醫學支配他人的權威」，而把「專業自主性」(professional autonomy) 界定為：「一種職業可合法的控制其工作組織與關係。」艾斯頓援引史塔 (Starr, 1982) 的概念指出：醫療宰制的權威類型可概分為「社會權威」(social authority) 與「文化權威」(cultural authority)。前者是指醫療專業透過命令發布而指示與控制他人行動的能力，而後者則指醫生所擁有的特殊知識是他人認可且有確實的根據。

醫療宰制是醫療專業權力的一種基本特色，它對其他職業從事醫療保健輸送具有支配力。在專業化過程中，醫療從業者用以建立與維持權力和控制的集體策略已成為一種不可或缺的要素。醫療社會史的回顧顯示：作為「職業策略」(occupational strategy) 的專業主義用意在促進向上社會流動與改善團體成員的經濟地位，以確保醫療專業對其他與醫療關聯的職業團體之宰制與優先性 (Parry and Parry, 1976)。社會學者透納 (Turner, 1995: 141) 指出，醫療保健分工內的醫療宰制有三種不同的表現方式：服從 (subordination)、限制 (limitation) 與排除 (exclusion)。當與醫療關聯的職業從事醫生分派之工作時，即形成醫療服從。這些輔助性職業團體的從業自主性是相當有限的，護理工作與助產術是其中的主要範例。所謂醫療限制，是指用來限定其他職業團體執業的醫療宰制之情境。透過醫療專業在其他職業團體之註冊委員會的代表性，它可發揮相當的影響力。藉由「專屬範圍」(exclusionary closure) 的手段，醫療宰

制也顯現在醫療專業企求保障其壟斷權的方式上。醫療排除指涉利用證照制度、登記註冊與認定資格等程序以界定從業的合法形式，並控制職業地位的取得機會 (Clarke, 2001)。

　　醫療宰制如何形成？這可透過專業自主性、權威與醫療主權三個因素來解釋 (Willis, 1994)。自主性指涉：醫療專業不受其他職業的監督與控制。權威是說：它有權力指揮其他醫療工作者，例如護士。醫療主權則意味：醫生是提供健康相關事務的合法專家。在醫療專業化過程中，國家常通過立法而扮演重要角色。因為它賦與醫生一種獨占權，進而壟斷某些類型的醫療介入。現今，這種醫療宰制是以醫生的「仁心仁術」專業化意識形態來支持，亦即聲稱醫生內心存有公共利益，而且只有他們有此專門知識或技術以提升此利益。醫生也宣稱：只有他們有能力充分瞭解與使用現代醫療科技。這種意識形態使複雜的醫療分工合法化，也讓醫生擁有支配其他醫療工作者的權威。於是，只有醫生可合法詮釋某種醫療程序的結果，例如照 X 光或血液檢查等。在這方面，非醫生（例如放射線技士）所能享有的自主性與訓練程度是相當有限的 (Haralambos et al., 1996: 177)。

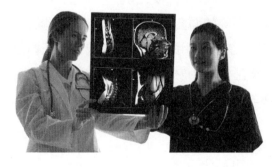

● 圖 10-2　照 X 光是只有醫生能合法詮釋的醫療程序。

職業控制的第二個面向是專業自主性，亦即某職業具有支配其工作內容的合法控制力。就專業自主性而言，此概念可區分三種類型 (Elston, 1991: 61–62)：

㈠**經濟自主性** (economic autonomy)：有關醫療專業的費用，醫生有權力決定收入或制定有關醫療專業費用的標準。

㈡**政治自主性** (political autonomy)：作為健康論題專家，醫生有權制定健康事務相關政策。

㈢**臨床或技術自主性** (clinical or technical autonomy)：醫療專業有權力控制新成員徵補、決定績效標準、評估專業職能與規訓成員。

臨床自主性的概念意指：臨床醫師可自由根據專業判斷與專業知識來下決策，亦即專業醫師擁有以適當方式來診斷與治療病患的自由。此一定義也暗含：其他對於相同病況的不同評估均可能遭到貶低。在此情況下，**臨床方法 (clinical method)** 本身即置基於「以採取行動為導向」的前提上。易言之，臨床方法是一種從診斷、病況預測至疾病治療的過程，而且幾乎沒有任何變動的可能。

雖然大多數的臨床判斷皆很合理，也為病患帶來正向改變；然而必須注意的是，某些決定可能對病患造成負面影響，因為它們可能是根據假設而非醫療「事實」，甚或並未獲得明確證據的支持。在概念分析上，雖然醫療宰制與專業自主性是兩個不同的面向，但它們卻是密切相關的。透納 (1995: 141) 的醫療宰制定義清楚的說明此一事實：「我們可把醫療宰制界定成一套要求控制工作情境的策略、廣泛醫療分工內的職業自主性之制度特色，以及支配相關職業團體的主權。」

❖ 三、醫療模型的普遍性 ❖

醫療宰制的進一步影響是「**醫療模型**」(medical model) 的普遍性，其所關注的多半是個人的疾病與醫治。許多醫療從業者對患病的主要觀點，抱持所謂「**生物醫療取向**」(biomedical approach) 或醫療模型。19

世紀晚期，這種患病觀在歐美社會相當受重視。整體來說，醫療模型有五個主要假設 (Senior and Viveash, 1998: 10)：

㈠**是一種可確認病因的結果**：它是因細菌、缺陷基因、病毒或意外事件造成，而非惡魔或詛咒的結果。

㈡**患病是可確認與區分的**：患病類型的確認與區分過程是一種客觀過程，而且醫生間也少有爭論。

㈢**患病是由醫療專業者確認**：患病是由醫生診斷，而非庶民觀點論斷。

㈣**病狀診斷是相對客觀的**：診斷過程很少需要醫生與病患協議，患病是相當自明的，確認也是少有爭議的。

㈤**患病是可醫療與治癒的**：抗生素可用來醫治傳染病，醫治常涉及病因（例如病毒或細菌）的去除。

當然，並非所有醫生、護士與其他醫療人員都持有醫療模型的主要假設，他們對某些假設也抱持不同程度的看法。然而，醫療模型常被認為宰制醫療專業，例如臺灣的全民健保。醫療模型的優點是：它試圖探究各種疾病的病因，而非假設：無法對某種疾病提出確切解釋。雖然許多人認為：病因知識有助於我們避免患病，但醫療社會學者強調：所有醫療專業所做的病因解釋都需加以檢證。或許，醫療專業在解釋與醫治某些疾病上是有用的，但並非所有的疾病。

一般而言，醫療模型有六個主要特徵 (Sargent, 1994: 141–142)：

㈠**去除個人責任**：預期病患會順從的扮演生病角色，並接受醫生醫治。

㈡**關注患病與介入**：強調病因瞭解與醫療處置，而非疾病預防、健康教育與社會變遷。

㈢**賦與醫生專業權力**：對於擔負健康問題的責任，認定醫生是唯一適切的專業。

㈣**維持醫療專業地位**：使醫療專業知識與技能優於護士、社工和骨科醫師等不同但重要的專門知識與技能。

㈤**使病患局部看待病因**：造成病患認為自己只是身體的某器官患病，而非整個人生病。

㈥否定政策的政治意涵：忽視原住民、新移民女性家庭與婦女等特殊團體或弱勢族群的獨特或基本健康需求。

其實，透過醫療而來的社會控制依然是被隱藏的，因為醫療意識形態可能說服我們：醫療完全是有關治癒的事，而非規範與懲罰的強制。1980 年代，歐美與澳洲社會盛行許多社會運動，它們往往縮減醫療專業的地位。這些社會運動主要包括：參與健康領域的強勢消費者權力運動、取得較好薪資與工作條件的許多專業組織（特別是護理工作）、女性主義運動，以及將影響健康的外在條件改變作為目標的環境運動。

第三節
醫療專業宰制的式微或終結？

20 世紀後半葉，醫療專業宰制日益受到挑戰。在某些社會學者看來，醫療專業已出現一種社會轉變，這主要表現在醫療從業者經歷一種**去專業化 (de-professionalization)** 或**普羅化 (proletarianisation)** 的形式變化 (Haug, 1973; McKinlay and Arches, 1985)。在去專業化理論看來，醫療知識已失去專屬性，並帶來醫療文化權威的式微。現今，庶民有愈來愈多取得醫療知識的機會，而病患更注意到另類治療與醫治的提供。該理論強調：醫療相關職業的日益專業化也弱化醫療專業對健康相關知識的壟斷。在某些學者看來，醫療相關職業的日益專業化其實是對醫療自主性的最嚴重威脅 (Clarke, 2001: 247; Morgan et al., 1985)。

❖ 一、去專業化或普羅化？ ❖

與去專業化議論不同的是：普羅化將醫生工作情況的改變與醫療保健體系的日益科層化視為醫療專業權力與權威減損的要因。支持該理論的學者強調科技創新與許多醫療工作的例行化終致產生醫療勞動階級的去技能現象。就醫療組織層面而言，新經理結構與科層制實務的採行不僅

造成醫療自主性的侵害，也帶來專業權力的減弱。然而，醫療專業是否真的經歷去專業化與普羅化？是否被「張冠李戴」？是否有利於醫病權力關係的平衡與醫療品質的改善？當然有不少爭議。弗瑞德森 (1994) 指出：目前，西方社會普遍採用的監測與資源配置措施並不會減損專業自主性，因為真正的關鍵在於：誰的標準被採用與誰控制了這些行動。

當醫院承諾自我管理，而且有醫學背景的管理者愈來愈普遍時，臨床醫生依然可全面的參與醫療管理事務。艾斯頓 (Elston, 1991) 也認為：科層化是當代社會現象，也是跨職業風貌。若將政府或企業的介入醫療推論成導致醫生淪為工人般處境的普羅化，不僅忽略醫療專業在「服務業」上的特殊發展，也未注意到「教育認證制」在服務業中對階級的可能影響。因此，艾斯頓強調：有關醫療權力去專業化與普羅化的另類解釋，雖然不能看作可嚴格檢證的滿意理論，但它們卻有助於形成研究問題，並激勵我們論辯醫療組織變遷對未來醫療專業的可能衝擊（張苙雲，1998: 191；胡幼慧，2001: 157–160；Clarke, 2001: 247；Nettleton, 1995: 207–208）。

❖ 二、醫療工作特性的變遷 ❖

過去數十年來，醫療從業特性的變遷趨勢可用四種主要論題加以凸顯 (Nettleton, 1995: 208–209)：

㈠**職業控制和高成分的不確定性與專門性有關**：這是由某些結構條件所促成，因為「專業主義牽涉到供給者主導的工作活動之控制，但也只有在維持不確定性與資本必要條件一致的意識形態與政治過程下，才可能產生。」(Johnson, 1977: 106) 然而，過去 30 年來，臨床知識已變得日益人工智慧法典化或條文化。譬如說，基於診斷病患的目的，電腦化專家體系也被發展出來。於是，有關診斷與預後決定往往是根據既定知識基礎的系統性邏輯應用，而非基於較直覺的臨床判斷。由此觀之，醫療不確定性與專門性成分已有明顯轉變。

㈡**變遷和維持不確定的意識形態與政治過程有關：** 在全球經濟重建的脈絡下，關注重點從勞動力再製轉向優先考慮福利支出的控制。醫療從業者已瞭解到：專業行動與決定的成本意涵正日益受到當前經濟考量的影響。譬如說，「**指標藥品預算**」(indicative drug budgets) 之採行可能限制一般醫生開處方簽的選擇範圍，而醫療服務範圍的契約簽定之採行則意味著：醫療專業者與市場關係是日益透過第三者來仲裁或調解。再者，顧客或案主需求也將根據醫療服務購買者執行的需求評估調查結果，而非個別診療者所提出的要求 (Paton, 1992)。

㈢**醫療專業宰制的式微促使其他醫療相關專業的相對崛起：** 由於專業宰制的式微，相對提升其他醫療相關專業的地位、自主性與人數。誠如學者所指出：「在先進資本主義社會裡，醫療知識的發展、科技與生活條件的進步均牽涉到醫療分工人數的增加。」(Stacey, 1988: 182) 這種醫療知識的更趨複雜與分工即意味著：醫生愈來愈依賴其他醫療專業團體的知識與技術。與此相關的是：過去專屬醫生的某些工作轉向其他醫療從業者。

㈣**醫療專家與庶民間的知識差距逐漸模糊：** 庶民與醫療保健消費者變得更具知識性，也更能清楚談論健康與醫療保健的許多論題。證據之一是：醫療自助團體的興起，它們成為提供另類醫療知識與資訊的來源。對於自己獲得的醫療照護，人們似乎愈來愈會表達其不滿。從利用另類治療法和向另類醫療保健從業者諮詢的人數增加看來，人們對於科學醫療態度的改變是事實。顯然的，另類醫療的興起已激起優勢醫療專業間的錯綜複雜回應 (Watt and Rodmell, 1993)。

❖ 三、新經理論的出現 ❖

對醫療宰制而言，**新經理論** (new managerialism) 的出現是重要挑戰與威脅。簡單的說，經理論是將私人部門的管理技術引進公共部門。隨著各國政府強烈支持經理取向的發展後，現今，它已引進各學校、大

學、公共服務機構，以及醫療體系裡。經理論取向的層面包括：策略規劃、成果導向、案例焦點、方案預算與評估、目標管理、契約或定期就業、績效導向評鑑與工作者支付、績效指標與使用者付費。經理論關注病患與學生等「消費者」的需求，以及服務輸送的成本效益問題（例如每天醫治的病患人數）。經理論往往是伴隨人為內部勞動市場之創造而來，因此，不同的國營醫院也會為了病患而彼此競爭，並試圖符合政府設定的標準和達成績效指標以取得營運補助款。經費靠效益，它是從相對於這些人為標準的結果來測量。經理論的重要理念是：藉由吸引更多病患與展現更大服務輸送效益與品質，而使醫療服務供給者為了政府經費而彼此競爭 (Germov, 1995: 51–60)。

　　整體而言，經理論有兩個可能優點。第一，**有助於消除醫療欺詐：**保守估計，每年欺詐金額至少數億元以上。醫療欺詐有許多形式，包括收取未做工作的費用、誇大病例的嚴重性，以及進行不必要的醫療程序等。第二，**醫療宰制的終結：**對於政治、經濟與臨床的醫療自主性而言，健康經理論代表一種重要挑戰。經理論牽涉一種控制形式，它可能透過普遍的責信與品質保證措施而對醫療自主性造成嚴重限制。由於經理論的緣故，醫療專業活動與醫療信念也將受到效率與成本效益相關判準的細查。雖然經理論有某些可能優點，但它仍有一些值得擔憂的地方：㈠醫療可能放棄必要但無利可圖的服務領域；㈡病患或消費者可能被迫提早出院：譬如說，為了努力達成每位病患住院日數的良好績效指標之分數，這就可能發生；㈢適合某種目的或需要的服務雖可滿足個別需求，但可能不利於邊緣化團體；㈣經濟效益擔憂可能導致更廣泛的公

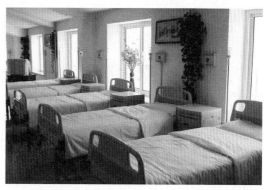

圖 10-3　醫院床位一位難求，病患被迫提早出院的情形時有所聞。

共利益與社區服務目標之忽視，但它們卻是無法量化或金錢計算的 (Haralambos et al., 1996: 194)。

小　結

　　專業化是：指某一職業發展成具有某專業特徵的過程。根據專業特徵理論的說法，專業的主要屬性包括：特殊知識體系、行動自主性、倫理守則，以及利他服務的承諾。專業通常採取職業宰制的集體策略，例如服從、限制與排除以維持其權力與影響力。醫療專業想確保的是：醫治將由具有特殊技術知識者與考慮顧客或案主利益勝過自身利益者來執行。由此觀之，專業遵循的是地位、支付與自我管制的特權。醫療專業假定：醫生個人的成功與其生物醫療科學的特殊知識有關，專業特徵不僅是職業固有的，也促進它們朝向專業地位發展。然而，批評者認為：醫療專業將醫療科學當作說服國家與一般民眾支持其優勢產物的手段。其實，它是醫療專業用以促進其職業專屬的策略。晚近，有些醫療社會學者提出去專業化或普羅化理論與新經理論，它們主要在解說醫療從業者與其他醫療專業者間的權力關係特性之改變。

問題與討論

1. 為什麼某職業能被稱為專業？一般普遍同意的專業具有哪四種核心特徵？
2. 針對功能論在醫療上的應用，它可歸納出哪四種主要批判？
3. 就醫療專業自主性而言，此概念可區分成哪三種類型？請分別舉例說明。
4. 整體來說，醫療模型有哪些主要假設？又有何主要特徵？
5. 就你的瞭解，過去數十年來，醫療從業特性的變遷趨勢可用哪四種主要議題加以凸顯？

第十一章
醫療機構供給

為何大多數人走進醫院常覺得陌生、困惑與無助，甚至顯得笨拙、焦慮與不安？這些反應大多與醫院的常規制度、活動內容與安排方式密切相關。醫院內的醫療活動是依據醫療專業與科層制來設計，也透過醫療標準與專業組織對其成員進行監督與管理。基本上，醫院組織設計需顧及業務與行政的區分。各醫院的權威機構與管理機構均大致相同，並有一種行政管理權威與專業權威並存的雙元權威 (dual authority) 體系。

本章重點

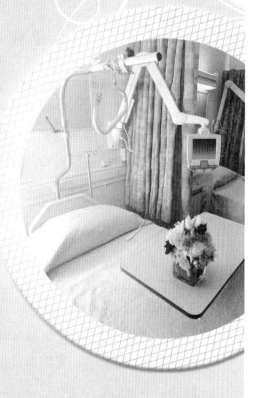

生物醫學代表知識基礎的重心與現代醫療的文化，但醫院則是其重要制度的基礎。現代醫院作為醫療保健的主要制度或機構，也為個人與社會帶來好處。對於病患而言，可從醫院得到集中的醫學知識與技術服務。從社會角度來看，住院治療不僅可避免家庭因照顧病人而造成家庭分裂，也可將病患引進醫療監控機構中。本章的目的在探討醫療服務供給者，尤其關注一般醫療機構發展。因此，探究重點有三個主要部分。首先，引介現代醫院的興起。其中，特別針對現代醫院與精神病院的發展過程作歷史回顧。接著，討論醫院的組織結構。這涉及科層制與專業組織、雙元權威結構與人際關係結構等三部分。最後，則對當代醫院進行批判。這牽涉到醫院社會學批判、新管理策略與開放體系批判，以及臺灣醫院發展困境及其批判。

第一節
現代醫院的興起

　　早期醫院是小規模的，不僅醫療照顧供給很少，主要功能也是教育與慈善的目的。病患可獲得免費醫療，回報方式是以身體作為教學與實驗之用。職員往往是為了食物與膳食而工作，並非為了薪資來上班。地方社區常與醫院密切關聯，它是透過慈善捐款贊助，也藉由地方名人組成的理事委員會來經營。對照之下，現代醫院是複雜的科層制，它們在許多方面也類似於其他當代複雜組織。過去，許多情況或條件可讓我們有效的在家裡或醫院醫治病患，但這種醫療新科技也必然促使醫院成為病患人數日增的地方。對外科手術來講，這是特別明顯的，因為只有醫院才能提供無菌開刀手術室與麻醉技術。醫院持續成長的另一個要因是：正式醫學訓練或實習的出現。這種訓練或實習往往要求：病患需集中某個地方，好讓實習醫生累積各種醫療情境與技術的臨床經驗。這種醫學訓練或實習的需要，又與專業化過程密切相關。

❖ 一、醫院的發展史 ❖

　　作為當代醫學組成的一環，現代醫院的出現是最近的發展。形成現代醫學、醫護關係的社會文化環境也孕育與塑造出現代醫院。醫院作為一種提供大眾醫療的機構，其歷史發展過程與服務社會的普遍需要、信仰、價值與態度是一致的。從人類歷史發展角度來看，醫院作為社會醫療服務機構，先後經歷四個不同發展階段（孫牧虹等譯，1999: 442–446；楊輝等譯，2000: 226–229）：

㈠宗教活動中心

　　首批醫療機構建立於羅馬帝國時期，主要出於軍事與經濟原因。現今，我們熟悉的醫院起源往往與基督教興起相關聯。基督教教義強調：人類有幫助病患與窮人的責任，這是得到拯救與獲得上帝恩典的方法之一。隨後，羅馬天主教教堂鼓勵教士興建醫院，並將醫院建在教堂附近以形成天主教宗教勢力的統一形象。1096–1291 年十字軍東征期間，基督教軍隊在沿途建了許多醫院。其他非宗教界的捐助者，例如國王、貴族、富商與市政當局等，也都參與建造醫院。到了 15 世紀，醫院已在西歐構成一個廣泛的醫療網絡。

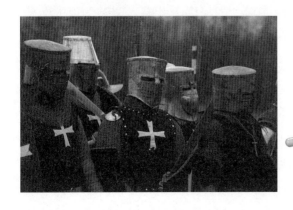

圖 11–1　十字軍東征期間，基督教軍隊沿途建了許多醫院。

從現代醫院標準看來，中世紀醫院還不算是真正的醫院。這些醫院的基本功能是從事宗教活動，並擴展窮人慈善與福利服務提供。因為這些醫院只是照顧較低社會階層病人的社區中心，只具備護理基本形式，治療性質幾乎是精神而非醫學治療，醫療保健主要由教士與修女監督與完成。因此，中世紀醫院的性質除了提供病人與窮人護理功能外，也提供他們食物、避難所、禮拜堂與禱告等社會服務項目。14–16 世紀歐洲文藝復興與基督教宗教改革時期，醫院日益世俗化，宗教特性也逐漸消失。然而，在宗教的影響下，中世紀醫院的三個基本特性至今依然成為現代醫院的普遍原則：1.**服務性**：助人服務理念成為醫院人員的工作準則；2.**普遍性**：醫院應成為所有需要治病者的普遍機構；3.**收容性**：將病患集中於某地點的收容成為醫院保健的照護特色。

㈡貧民院

14–16 世紀中葉前，許多醫院不再受教會管制，而是轉向世俗社會的控制，這也標誌中世紀醫院開始走下坡。較諸過去，醫院有更多自主權，但因當時醫院費用是靠捐助而非病人支付。因此，不少醫院在資金短缺或發生財政困難下陸續被迫關門。譬如說，英國修道院系統的壓迫導致英國醫院系統崩解，剩下極少數醫院只能將服務限制在提供真正有病且能治癒者的服務。這種政策形同將許多患病的窮人趕到貧民院與大街上尋求生路，但它也標誌新醫院概念的誕生。此時，醫院的目的在使接受治療者歸返社會，而它也逐漸成為積極醫治病患的機構。

16 世紀下半葉，窮人的經濟狀況持續惡化，流離失所的人數不斷增加。在此情況下，不少私人慈善家與社會福利機構開始資助醫院，也促使其發展。然而，慈善家與社會福利機構的原意並不在推動醫學發展與醫院現代化，而是想讓不雅觀的窮人從街頭消失，企圖將醫院變成貧民院。根據社會福利是社區而非教會責任的新概念，都市與國家權力機關必須提供公共救助，許多醫院也再度開放。由於它們提供食品與住宿給窮人，因此，醫院很快也具有膳宿之家的特徵。醫院除了透過公共稅收

獲得經費外，住院者若有工作能力，尚需繳納食宿費。於是，醫院變得更像收容病患、孤兒、老人與身心障礙者的社會「倉庫」，而這些人也被排除於社會主流外。即使是今天的美國，需要長期照護的慢性病患者仍可能被送往公立醫療機構，而私立醫院傾向只收留急症患者。此外，還有些醫院是專為窮人蓋的醫療機構 (Stevens, 1989)。

(三)臨終者之家

醫生最初並非醫院員工，僅是自願的提供服務，影響力不大。17 世紀時，醫生逐漸發現：醫院中出現大批工業事故的傷患與病人，正可將他們當作醫學試驗品。於是，醫生不僅把病人當作試驗品，醫院也成為瞭解人體構造和人體對藥物與實驗反應的實驗室。隨著醫生影響力的增加，非醫療院所逐漸消失。18 世紀時，醫生改變醫院的基本功能與性質，亦即從社會服務供給轉向原始醫學治療供給。但當時的醫療水準不高，幾乎無法治癒任何疾病。即使是合格醫生，醫術也無法發揮穩定療效。儘管醫療有偶然成功的案例，但能存活的病人畢竟不多。是故，醫院似乎是臨終者之家或窮人等死的地方。到了 19 世紀，醫院成為醫學研究與教育場所，並清楚的被界定為當代醫療照護、醫療研究與醫學教育機構。

18-19 世紀時，醫院的高死亡率與病人的生活環境有關 (Coe, 1978)。醫院的典型特徵是：骯髒、擁擠與通風不良。醫院常未顧及疾病狀況，而讓幾個病人擠在一張床上，治療也往往在病房內當眾進行。當時，外科手術大多限於截肢與接生，加上使用各種藥水治療發燒、放血療法以釋放出「多餘的」血，以及將死亡者抬出去均在病人吃飯與睡覺的房間中進行。主治醫師與外科醫生常從一張床到另一張床治療各種疾病（包括傳染病），但其臨床工作缺乏最起碼的衛生標準，也不洗手或換衣服。因此，醫院常被認為是大多數低下階層等死的地方。

(四)醫學技術中心

自 19 世紀末以來，醫院不僅有了新形象，也成為各階層病人期望能

獲得高質量醫療照護與疾病醫治的地方。此時，醫院不再是貧民院、臨終者之家或窮人等死的地方，而是現代化、科學與成功的醫院。這種轉變有三個促成要因： 1.**醫務人員素質不斷提升**：隨著醫學事業的發展、醫生質量的增進，護理人員的技術也不斷改善。2.**醫學確立成一門科學，並發展為成功技術**：醫學使用科學方法追求真實的醫學知識、發展成功的醫療技術，並形成穩定的標準程序。 3.**醫院防腐技術的發明與使用**：醫院不僅變得通風與整潔，醫院的傳染病人也被隔離至特殊區域，醫務人員則被要求在接觸病人後應洗手與更衣。這些幫助醫院控制感染性或傳染性疾病的技術,明顯降低住院病人的死亡率,也縮短病患康復的時間。

　　促進現代醫院形成的主要動力是醫學技術的發展，但新醫學技術往往需要密集且昂貴的醫療設施。對於醫生而言，無論個人行醫或集體行醫，皆不可能在自己的診療室裡配備這些貴重醫療器材。是故，設施集中於醫療院所，可服務最多病患。其次，由於先進醫學技術均集中於醫院，因此，醫院最終也成為醫生轉診社會上層與中上階層病患的地方。窮人仍然以慈善服務方式被送往醫院接受治療，而一般病人則產生他們需要私人看護、私人醫生，並願意付費的想法。在那裡，醫生可集中替病人治病，而現代醫院也成為能提供這些複雜與昂貴醫療器材的最便宜處所。

❖ 二、精神病院的歷史 ❖

　　精神病院源自社會需要與精神病學領域的進步，但其目的與功能則從問世起即存在爭論。儘管將精神疾病、心智發展遲緩與個人偏差或社會風險畫上等號是一種誇張說法，但精神病患的攻擊或暴力行為確實對病患與他人構成威脅。為了有效且人道處置精神病患，精神病院的功能也逐漸轉變與拓展，這也反映社會價值與需求。在早期人類看來，精神疾病屬於超自然範疇，是妖魔附體的結果。因此，某些治療方法是使用魔力的符咒或護身符來驅魔。雖然文明社會曾賦予宗教力量以治療精神

疾病，但數個世紀以來，精神疾病的治療法卻逐漸改變。從精神疾病的歷史發展來看，人類處置精神疾病的場所或醫院概可分成四種主要階段的類型轉變（王道還譯，2005: 209–210；李城譯，2005: 176–183；李維、張詩忠主編，2004: 358–360；姚燕、周惠譯，2004: 406–410）：

㈠ 16–17 世紀：從家庭照顧到濟貧院

同情、憐憫與關懷精神疾病、心智發展遲緩者的歷史至少可追溯至 16 世紀巴比倫的《塔木德經》(*Babylonian Talmud*)。這是一部關於猶太人生活、宗教與道德的口傳律法集。數個世紀以來，家庭往往將精神病患安置於家中。有時，社區與宗教慈善機構也會幫助貧困家庭照顧精神病患者。倘若精神病患既無家人照顧又無其他謀生方法，則可被允許在農村流浪，或加入流浪者之列，而具攻擊或暴力行為者則常被囚禁。隨著都市人口的增加，人們也開始難以容忍那些既貧窮又無家可歸的精神病患。1697 年，英國建立第一個濟貧院。此時，許多貧窮的精神病患往往被送進這種濟貧院裡。然而，在監獄與濟貧院裡，由於他們並未與罪犯或貧民區分或隔離，是故，這些機構的目標只是囚禁而非治療。

㈡ 18 世紀：從瘋人院到收容所

18 世紀，人類首次對精神疾病做較系統的分類。同時，壓制、飢餓、禁閉與其他極端手段開始被更人道的治療法取代。此時，醫生開始系統性的依照病患身體的各種症狀分類，並對精神疾病做區別。對於精神異常者，多數國家均實施混合制，公私並行。較開明的機構是讓病患生活於設計完善的病院裡，但有些瘋人院只成為禁錮惹人厭者的方便場所。19 世紀，詩人克萊們斯・布倫塔諾 (Clemens Brentano) 在參觀「瘋人院」後，對精神病患的悲慘境遇如此描繪：

> 這些病人像豬一樣骯髒的躺在黑暗之處，脖子以下的部位全埋在腐爛的秸稈裡。半裸的身體穿著破爛衣服，完全被人忽略。一臉混亂

茫然，簡直分辨不出哪個是男的？哪個是女的？虱子與跳蚤使他們
身上長滿膿瘡，有些發瘋者還用鐵鍊抽打身上已完全潰爛的傷口。

於是，極端治療法被某些針對需要照顧、無家可歸的病患而設計之
治療法所取代。在監獄與濟貧院擠滿罪犯、貧民與精神病患之後，新的、
私人創辦的與受營利刺激的收容所也為之出現。隨著醫生與社會對精神
病患態度的改變，「瘋人院」亦去標籤化與去污名化的轉變成「收容所」。
1794 年，英國在約克郡建立一個收容所。在法國，第一個將人道主義原
則應用至精神病患身上的醫生是菲利普・皮內爾 (Philippe Pinel)；1793
年，他被指派至比塞特雷收容所。他放鬆對病人的嚴格限制，並強調：
精神病人可像其他病人一樣接受醫生治療而不失尊嚴，道義勸說要比恐
嚇威脅更有效，擁有強烈人格魅力的醫生是成功治療的最大原因。其後，
他累積大量精神疾病管理經驗，也形成一套精神疾病的臨床治療法。

(三) 19 世紀：初期精神病院

19 世紀，規範初期精神病院的法律不斷演變。譬如說，英國政府對
於專門收容精神病患的機構開始建立許可證制，並頒布私人創辦收容所
條例。1807 年，英國有 45 家持有政府執照的精神病收容所。由於英國
有許多郡抱怨它們缺乏合適住房與監護，也缺乏醫療設施，致使英國議
會通過「1808 年法案」。該法案授權精神病院收容私人與公家機構的病
患，並優先照顧貧窮患者。臺北仁濟院創立於清同治 9 年（1870 年），
它是一間兼具醫療、安養與社會保障功能的醫院。最初，仁濟院的主要
功能是社會安養，專門收容一些鰥寡孤獨者。日治時期，合併育嬰堂、
養濟院、同善堂、回春院與保嬰局，改稱為臺北仁濟院。該院址位於臺
北龍山寺町，亦即現在的臺北市廣州街。這是臺灣的第一間精神病院，
也屬於人類歷史發展的初期精神病院。

儘管初期精神病院的目的在監管而非治療病患，但它們還是抱持慈
悲為懷而非動輒懲罰的方式。將病患送到初期精神病院，是希望那裡的

照顧與環境能產生康復效果。病患住在精神病院的時間，端視是否必要
而定。然而，約有半數病患確實逐漸康復，並在入院一年後陸續出院。
19 世紀後半葉，進入精神病院的病患人數劇增。由於病患過度擁擠與工
作人員配備不足，致使精神病院不夠重視個別病患。它們不僅將患精神
病的囚犯與未犯罪的精神病患混雜在一起，物質條件也變得很差。與此
同時，精神病學問世，其中某些領導者呼籲人們對託管病患的住院過程
與目的進行改革。於是，初期精神病院從單純羈押機構變成治療機構，
而涉及精神病患權益的法律也開始施行。

㈣ 20 世紀：現代精神病院

　　20 世紀，神經學與精神病學受益於許多研究領域與新方法的發現。
精神治療藥物對精神紊亂有很好的療效，也為精神病治療帶來革命性的
發展。用於治療躁鬱症含鋰成分之注射藥物的引入，對控制嚴重的精神
病症確實發揮不小作用。近年來，有關憂鬱症的治療，也引入血清素再
吸收抑制劑，例如百憂解在內的藥物。現今，神經學知識已逐漸累積起
來，而精神病學則處於持續轉變中。過去，只有心理與物質兩種基本診
斷與治療法，但現在，治療趨勢是將精神分析、現代藥物與病患個人生
活背景結合。其實，現代精神病學的幫助不限於明顯精神疾病的患者，
其社會救助活動也在社區中逐漸展開。現代精神病治療法不僅需要精神
病院與治療法的現代化，也需要建構一套新的護理體系。

　　1960–1970 年代，由於民權運動、治療精神疾病藥物的問世，以及
醫療人員對治療非自願精神病患者做出自我批判後，精神病患的民事監
管法律也發生根本改變。1970 年代，精神病患個人自由與權益問題拓展
至司法監管之外的領域，治療權問題也被提出。現在，隨著個案法的誕
生與立法機關在社會權利與個人權利間的平衡，非自願民事監管也達到
多重目的。這使精神病患能在安全環境中接受治療，也能保護其免於不
當拘押。此外，在精神病患可能對社區居民造成威脅前，先透過民事監
管使鄰近居民免遭威脅，進而保障社區安全。

第二節

醫院的組織結構

　　在現代生活裡，社會組織扮演著重要角色。組織存在不僅影響，甚或可能感染當代社會生活的各層面。社會組織所以成為研究重點與關心話題，有許多可能理由。在現代社會裡，它們是追求集體目標的重要機制；各種大型的正式組織持續擴展到所有體系，並宰制人際關係。社會組織並非中立的工具，因為它們會影響組織生產的事物；它們作為集體行動者的機能運作，擁有各自的權利與權力。無論作為工具或行動者，社會組織都是當代社會某些最嚴重問題的來源。派深思 (Parsons, 1975) 認為：醫院可解釋成一種社會制度或機構，而它又履行各種社會功能。在這些功能中，雖然最重要的是疾病醫治，但有時，醫院也擔負預防危險與保護病弱的職責。派深思的探究取向主要在審視醫院與廣泛社會結構間的關聯，以及醫院在社會組織中所處的位置。對照之下，大多數有關醫院的研究則在檢證醫院的內部組織或結構。

❖ 一、科層制與專業組織 ❖

　　社會組織包含一般社會過程，但也藉由不同結構體制的安排以執行任務。社會組織研究有各種不同目的，可從不同觀點來探討。組織社會學者史考特 (Scott, 2003: 30) 指出：三種明顯不同的社會組織定義已然形成，每個定義又與三種社會組織理論觀點：理性、自然與開放體系關聯。理性體系的定義將社會組織視為：追求特殊目標之高度形式化的集體。自然體系的定義把社會組織看作社會體系，是透過共識或衝突的打造而尋求生存之道。開放體系的定義則把社會組織當作涉及參與者聯盟，並以不同利益體現於更大社會環境脈絡中的活動。雖然這三種社會組織的定義是局部性論點，而且置基於不同本體論概念，但在研究分析上，它

們也形成有用的組織觀點。

(一)科層制

對許多人而言，**科層制 (bureaucracy)** 是一種描述特性的名詞，意指阻礙規則的無效率或盲目的過度遵從。在韋伯的概念裡，科層制指涉一種行政結構的特殊類型，其發展與理性—合法權威關聯。在許多討論韋伯的著作裡，科層制模型被描繪成一種展現於科層形式的單純行政特徵之明細表。這些特徵包括： 1.參與者間的固定分工； 2.職務的位階； 3.支配執行績效的成套規則； 4.個人與職務屬性和權力分離； 5.職員選擇以技術資格為依據； 6.就業被參與者視為一種生涯。根據韋伯的說法，科層制體系所以不同於傳統行政形式，是因具有六種主要特色： 1.管轄權領域清楚的敘述； 2.職務組織遵循位階原則； 3.有意識或有計畫設定的抽象規則體系支配職務決定與行動； 4.生產方法或行政手段； 5.職位的選擇是以技術資格為基礎，且是非個人的派定和以薪資支付報酬； 6.職員將組織就業視為一種生涯基礎。

雖然韋伯的著作從被譯成英文開始，即在美國的組織理論發展上具深遠影響，但因其論點是以不關聯的片斷被使用，也往往脫離脈絡且做不正確詮釋。基本上，韋伯著作的早期詮釋有兩個主要缺點： 1.去脈絡化論述：有關他對理性—合法「科層制」特徵的描述是去脈絡化的論述，不僅脫離歷史脈絡，也把現代行政組織形式當作一種諷刺畫來描繪。 2.過度簡化理念：雖然韋伯的論點大多被詮釋為屬於傳統技術理性架構的想法，但其概念是更複雜的，也具有理性概念之外的其他理念。在我們重新審視韋伯的著作時，應將其論點適切的擺回歷史脈絡裡。

(二)專業組織

現代醫院是一種組織，也是一種大型且複雜的正式組織。在組織型態中，它是理性原則的體現。理性原則的組織基礎是：科層制、**科學管理 (scientific management)** 與**專業組織 (professional organization)**。現

代醫院是專業組織的典型，並在組織研究中呈現獨特性。不同於其他科層制的是：醫院是由醫療專業人員負責監督、管理與提供醫療服務的場所。各類型醫療專業人員與行政人員共同構成醫院的活動實體，而病患則是這些日常活動的服務對象。醫院專業組織內的工作並非任何人都能勝任，而是需有執照的專業人員始可擔任。無論醫療專業人員或行政人員，一旦進入醫療職場，即能發揮應有功能，並維持醫療體系的運作（朱巧豔、蕭佳華譯，2002: 329-330；胡幼慧，2001: 181）。

基本上，醫院組織設計需顧及業務與行政的區分。一般醫院組織通常包括最高決策單位、中層管理單位與生產操作核心等業務單位，以及技術服務單位與幕僚單位等行政單位。醫療專業組織往往具有服務與非營利的宣示目標，但本質上，此種目標常是一種意識形態或不易體現的行為標準。當外在社會力介入與成員本位主義形成時，將直接衝擊，甚至傷害組織總目標。這樣說並非意味著：組織成員完全沒有自由決定權，而是說：他們遵循的標準不是個人偏好，而是基於組織整體利益的考量。其實，從事組織工作可能只是為了生活或組織利益而奮鬥，未必需要認同組織目標（張苙雲，1998: 236-239）。

❖二、雙元權威結構：衝突、緊張與協議秩序❖

與大型社會組織一樣的，醫院管理也需擁有一種正式權威機構與管理機構。各醫院的權威機構與管理機構均大致相同，並有一種雙軌或**雙元權威 (dual authority)** 體系：行政管理權威與專業權威體系。許多學者認為：現代醫院與韋伯所說的科層制理念型有非常密切的類似性。它們具有位階的辦事、規則與記錄保持，以及領薪職員等特徵。然而，在某些重要層面上，它們也不同於韋伯的模型 (Turner, 1995)。在這些層面上，最有趣的或許是權力與權威的雙元結構。一方面，它是由科層制／管理職員所組成。另一方面，它也是由醫療職員所構成。結果，在這兩種團體間，有時不免也引起緊張與衝突。在現代醫院中，由於護士的雙重從

屬特性，最常經歷雙元權威結構所造成的緊張與衝突（胡幼慧，2001:
188-190；張苙雲，1998: 232-242; Haralambos et al., 1996: 166）。

㈠雙元權威

　　醫院專業組織的運作，可像科層制與企業組織一樣的呈現金字塔式
分科分層。這種正式組織的科層制是一種等級位階的安排，主要在使各
科室與各種組織任務得以合理協調，進而也使組織目標實現。醫院科層
制結構係基於任務的合理安排而設計，因此，每一科室與職位的責任和
權力都明確規定。總之，醫院科層制是合理的專業組織，各種工作或任
務是由最勝任的職員來做。是故，醫院組織結構與其他軍隊或企業等傳
統組織結構是大抵相同的。然而，兩者的差異在於：權威與決策的分布；
醫療組織的重心不在上層，而在金字塔底層的醫生專業決策權。醫院管
理無法像政府科層制或企業經營體系一般來規範與監控醫生，醫生對病
人的服務更無法依照例行公事來處理。由此觀之，醫院與軍隊或企業等
傳統組織結構有兩個明顯差異： 1.**醫院有更多水平或平行機構：**醫院更
像一把梳子，其他企業更像一棵樹； 2.**醫院命令是間接的：**軍隊領導通
常是直接或間接將命令傳達給下級，但醫院命令是間接的，尤其是不與
病患接觸的部門。醫院領導與下級無直接接觸，各分支僅與醫院部門有
直接關係。在非醫院領導部門裡，領導者只與各部門負責人有關係，但
對其下屬則無直接關係（孫牧虹等譯，1999: 468-471）。

　　醫院的醫療主管與行政管理高層對醫院管理負有直接責任，但他們
之間只是間接的責任關係。此種組織類型代表醫院的權威體系是一種雙
軌或雙元權威體系，而它又是醫療專業管理與行政管理間之組織衝突的
產物 (Alexander and Fennell, 1986)。至少，在醫院裡，多重領導是一種雙
元權威體系；一個是行政管理，一個是醫療專業領導。醫院極可能形成
此種體系，是因為組織目標常是多重的；董事會、行政管理、醫療同仁
的目標各不相同，達成目標的標準不一，每個利益群體維護自身權益也
相當可觀 (Perrow, 1963)。醫院領導方式可分四個階段：董事會領導、醫

療領導、管理挑戰與多重領導。其實，專業組織的雙元權威特性尚可再區分以專業至上的**自主模式** (autonomy) 與以管理為主的**他主模式** (heteronomy)；醫院與大學屬於前者，而會計師或工程師則屬於後者。在醫院科層制之下，儘管醫生有去專業化與普羅化的說法，但似乎與專業組織的研究不符。因為在醫院科層制之下，管理者依然是以強化醫生為主的位階體系進行工作配置。此外，醫院雙元權威體系也明顯削減護士、醫檢師與營養師等副專業的自主性與權力地位。雖然醫院人力配置眾多副專業人力參與，但人們在醫院服務過程中，幾乎只關注醫生與病人關係，其他醫療人員、護理人員與病患互動關係似乎都成了隱形或消音現象（胡幼慧，2001: 188–190；楊輝等譯，2000: 232–237）。

㈡協議秩序

一般而言，護士與其他和病房照護有關的護理人員是受雙元權威結構影響最深的職業團體。護士不僅要對醫生負責、實施醫生指示，也要對護理督導與行政管理高層負責。於是，處於較低位階的護士常會發現：由於工作受到雙元權威結構的控制而顯得益加困難。譬如說，管理者可能向護士施壓以求準時完成工作，但還需避免另外支付加班費給護士，而醫生則可能要求她們留守到特殊醫療程序滿意完成為止。然而，當此制度引起人際壓力、不一致或重複責任，以及不適當協議時，

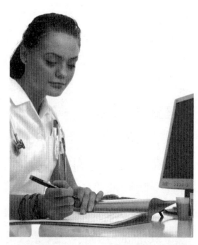

圖 11–2　護士是受雙元權威結構影響最深的一群。

也會使病房人員以某一權威來抵制另一種權威，也減少組織彈性與權威性。除了這種雙元權威結構外，韋伯學派的典範也並未釐清病患角色、地位與責任。病患只是組織中暫時的一部分，因為他們既未獲取薪資，也少有固定責任 (Haralambos et al., 1996: 166)。

史特勞斯及其協同研究人員 (Strauss et al., 1978) 指出：醫院可視為一種「**協議秩序**」(negotiated order)。醫生往往可依循自己的工作路徑，也較能認同護理人員或其他醫院同事。這是因為醫院已有效率與標準化的行為準則，不必為了某些例外而依賴其他指示。由此觀之，協議過程不僅創造新意義，也凸顯遊戲規則訂定的重要性。史特勞斯等人 (Strauss et al., 1978) 認為：規則可能不曾精確的包含各種意外事故。譬如說，什麼才是真正的緊急事件或「**急診**」(emergency)？結果，職員與病患可能必須不斷努力解決權威與責任的限制問題，以及生活上允許與禁止的行為。在解釋醫院生活的某些層面上，雖然這種觀點是有用的，但也遭到批評。批評者認為：它並未考慮不同層次的權力與權威，而它們又是人們在醫院位階上可能碰到的部分 (Day and Day, 1977)。他們強調：較諸較無權力地位者，愈有權力者愈可能擁有更多資源進行協議。

❖ 三、人際關係結構：專業、年資與性別糾結 ❖

前面提到，醫院護士因具雙重從屬性格而常引起緊張與衝突。首先，護士是醫生的延伸，但在醫療位階中則處於第二位，其工作是盡量輔助醫生。其次，護士要遵守醫院管理條例以有效工作，也從屬於醫院行政管理人員。顯然的，護士同時從屬於兩個老闆：醫生與醫院行政管理人員。儘管許多人可能同時直接或間接從屬於幾個人或數個機構，但當這些老闆要下屬在規定時間內該做何事，以及該如何做的問題上發生爭執時，緊張與衝突即可能產生。有兩個原因會使這種衝突持續擴大：㈠醫生愈來愈常宣布出現「醫療緊急狀況」，以作為應付壓力的方法；㈡醫院行政管理人員愈來愈關心醫院節約開支，以及財政責任問題。衝突勢將形成壓力，並迫使護士對雙元權威做出選擇。若選擇服從醫生，可能失去工作。如果選擇服從行政管理人員，結果可能是病患死去。然而，更多情況是：護士面臨的處境既非涇渭分明，也不矛盾重重 (孫牧虹等譯，1999: 472–473)。

在醫院中，醫療位階係以醫生為主，其他醫療人員從屬的分層地位。專業照護職業常有性別隔離現象，護理人員往往是女性行業。醫療專業中，醫生以男性居多，女性少數。在醫療專業的科別裡，男性為主的科別包括內科、外科、婦產科與小兒科等大科，而女性大多屬於小科。其他醫療技術人員，也有性別隔離現象。在醫院裡，醫療階級結構不僅存在於專業人員內、不同專業人員間，也存在於專業人員與病患和病患家屬間的互動關係。醫療專業權威的建立與組織位階的權力，是劃分醫療成員位階的兩個主要面向。在醫院裡，不同類別醫療人員間的人際互動可視為社會的縮影。醫療服務是醫生主導的工作團隊，人際層級關係不僅源自各類醫療人員的工作職責與領域，也涉及組織成員年資的人際關係法則，以及醫療護理職業的性別刻板印象（張苙雲，1998: 249-251）。

第三節
當代醫院批判

當代醫院不僅是社會治療疾病的地點，也是社區內執行工作的場所。當代醫院除了代表專業服務組織外，也有一般開放體系所面臨的各種問題（胡幼慧，2001: 178）許多社會學批判是針對醫院及其生活的批判，當中，又以傅科 (Foucault) 與高夫曼 (Goffman) 的批判為代表，他們關注的是醫院在鞏固或結合權力關係上的角色。然而，誠如透納 (Turner, 1995) 所指出：醫院也受到政治、通俗與醫療批判。

❖ 一、醫院社會學批判 ❖

無論左派或右派的政治人物均認為：醫院經營需要資金，因此，經費最好用在預防醫學或社區醫療。消費者與社會行動團體認為：對病患而言，醫院是異化或疏離的，因為它涉及不必要的貶低身分與瑣碎規則。在此領域中，高夫曼的《收容所》(Asylums) 一書之社會學批判具有相當

影響力。不同臨床研究也顯示：在醫院裡，醫源病的層次是非常高的。醫源病是一種患病或其他負面結果的過程，它們是因醫療處置結果而引起。不同範例可能包括藥物副作用，或在醫院中發生的手術後感染。研究顯示：把病患共同聚集在一個地方，可能並不是幫助他們復原或痊癒的最佳方法 (Haralambos et al., 1996: 166–167)。

　　從醫院社會學的批判角度來看，一般人是從六種主要視野來看待當代醫院的功能（胡幼慧，2001: 176–178）：

㈠醫療人員的工作場所

　　醫院是醫生、護士與其他醫療專業人員執行其教學研究、專業活動、醫療服務，以及行政管理的工作場所。

㈡服務病患的主要場所

　　在醫院組織規則與安排下，醫院是提供醫生、護士與其他醫療專業人員服務病患的主要場所。同時，病患也體驗到與傳統醫生到病患家中和病患到診所或醫院看病的不同，以及醫病互動關係的差異。

㈢現代社會的重要產業

　　醫院不僅占有醫療服務市場，並主動創造新商機、擴展新市場，變成現代社會的重要產業。藉由資本主義市場邏輯與商品廣告的拓展，使健康企業經營快速變成醫療產業的新寵，並壟斷醫院財務與組織管理的運作。

㈣特殊的「大型組織」

　　與其他大型組織一樣的，醫院也由許多互賴部門或群體所組成。它不僅擁有特殊規則與固定科層制程序，也具有特定的資源與便利性。當代醫院除了有其他大型組織的需求與問題外，也面臨其特有的組織需求與問題。

㈤複雜的「開放體系」

醫院有自我調整的體系，可與外在組織與環境做經常性互動或交替。這種輸入、改變與輸出的循環包含許多細小而重疊的次循環體系。為了使體系持續不斷運作，體系必須找出各種解決問題的方法與策略。其中，也包括醫院間的網絡化策略聯盟。

㈥國家介入的醫療領域

國家除了透過第三方付費方式支付病患的醫療費用外，也常藉由各種策略進行監控。更重要的是：國家透過醫療預算的編列與執行，來補助一般醫院的設立、運作與發展。

❖ 二、新管理策略與開放體系批判 ❖

當代組織的複雜性不僅受專業與技術發展之影響，也受公共政策與市場競爭等外在環境改變之衝擊。隨著環境複雜性與不確定性的增加，組織也開始以**跨組織聯盟 (interorganizational alliance)** 方式以擴展其適應或調控環境的能力。1960 年代以來，組織研究已轉移至技術與環境的影響力與機制之探討。隨著**網絡 (network)** 概念的盛行，組織網絡化與政治經濟形塑間的關聯與批判乃成為當代組織的新觀點。其中，裴羅 (Perrow, 1963) 的醫院網絡研究是重要的範例。組織網絡研究是在分析跨組織間的關係與組織體系等面向，而組織分析層次也可針對產業區域、國家，甚至世界為分析單位 (Perrow, 1979)。1980 年代，醫療企業面臨節約開支與財政責任的重大壓力。於是，多重領導讓位給醫院管理人員領導。雖然醫院領導與網絡結構改變是以提升公共服務為宣稱，但其實是在因應政治經濟環境轉型而推展新管理策略（孫牧虹等譯，1999: 473–475）。

當外在環境影響增加時，幾乎所有醫院管理者均開始依循開放體系

模式以因應組織變遷的適應問題。根據開放體系觀點的說法，醫院不僅具有維護結構與不確定性的專業服務組織，也是一個動態、彈性、非固定與開放的體系。由於醫院體系已納入經濟市場與政府政策中，因此，它也成為醫療服務輸送的組織。此種組織常受制於外在壓力與刺激，也會隨著環境變遷而調適與整合。要言之，透過不斷的訊息交換與協議，醫院組織的適應不僅受到外在環境影響，回過頭來，也形塑其外在環境。是故，有關醫療網絡分析與新管理策略批判需以更多元政策、市場與專業角度切入其政治經濟運作脈絡，方能更清楚洞察組織網絡與管理策略的實際運作（胡幼慧，2001: 193–211）。

❖ 三、臺灣醫院發展困境及其批判 ❖

在臺灣，無論國家介入或健康政策規劃，概以資本主義邏輯或市場路線為依歸。因此，根據學者的說法，臺灣醫院發展有四大困境（胡幼慧，2001: 230–234；莊素玉，2005: 94–122；楊志良，1990）：

㈠醫療品質

由於臺灣用藥過度、濫用抗生素與濫施注射非常明顯，因此，對病患可能產生藥物傷害不容忽視。自 2004 年起，健保局推出總額管理與卓越計畫，迫使業績超出額度的醫院需自行吸收成本。當病人看得愈多時，醫院也可能賠得愈多。目前，醫界有如遭到洪水侵襲。醫療人員無奈表示：醫療變得很糟，某些醫院還在守最後一道防線：醫療良心。雖然醫療品質還在撐，但能撐多久不知道。當醫院無法繼續經營、醫生薪資被迫降低時，病人醫療品質不佳是想像得到的事。

㈡對醫生的信任

在各大學醫學中心的白色巨塔裡，工作愈辛苦的醫生教授們，感覺愈不好受。他們表示：醫療服務業是一種高需求的行業，但白色巨塔的

最高一道信任防線也受到拉扯，甚至撕裂。尤其是：健保局計費方式全然看不到有經驗醫生的內隱價值。譬如說，產科醫生接生一個嬰兒的給付都是 1 萬 5 千至 1 萬 8 千元。明顯的，有經驗醫生的無形價值是健保局看不到或不加考量的。於是，當醫療工作壓力愈大、病人愈會死亡時，愈沒有人想當醫生。當整個健保制度將醫生變成醫療體系的薪資受雇者，而且收入完全以量取勝時，傳統醫生的行業即會被無情的、活生生的剝奪。

(三)醫療資源分配

臺灣醫療資源分配不均的問題，也相當嚴重。以每萬人病床數來計算，縣市間的高低情況相差近十倍。這不僅與醫療品質下降及醫療資源分配不均有關，也與臺灣政治、經濟組織發展和重大醫療網設計與健康政策規劃相關。醫院的大型化、商業化與昂貴化對臺灣病患的醫療品質與權益保障不僅沒有改善，甚至形成重大威脅。全民健保自 1995 年實施以來，醫療開支逐年增加，遠超過原核定保費所能負擔的範圍。如果健保制度的現狀不變，隨著高齡化社會的到來，入不敷出的情形勢必陷入無底的深淵。

(四)醫療人力階層化

以醫生薪資為例，一般專任醫生的年薪平均約 100–130 萬元。雖然醫院間的醫生差距不大，但卻是藥師、護士、檢驗師與行政人員等薪資的四～七倍。在臺灣，醫生收入比一般經濟合作暨發展組織 (OECD) 國家高出許多。經濟合作暨發展組織國家的醫生收入通常是一般薪資收入的二～三倍，但臺灣醫生的薪資收入卻是一般薪資階級的十倍左右。在經濟合作暨發展組織國家中，以美國為最高，也只有三點五倍。在日本，醫生薪資是一般受雇者的二點六倍，為護士的三倍。臺灣醫生費用偏高使醫療費用增加，也造成醫院人事費用的居高不下。當醫院無從調整其他醫療人員的待遇時，只會升高醫生與非醫生間的衝突與對立。

由於最基層的診所掛號費只有 50 元，生小病的民眾會到鄰近診所看

病。醫學中心容易獲得病人信任，病人至最高一級的醫學中心或次高一級的大型縣市區域醫院看病，自然較安心。在缺乏醫療品質保證與使用者**充權** (empowerment) 的醫病關係與醫院管理制度下，臺灣醫療消費者向來缺乏參與和制衡醫院市場宰制與醫生專業掌控的空間。連帶的，醫療糾紛的境遇也常讓病患與家屬覺得無力感。直到 1998 年，臺灣才有第一個醫療糾紛受害者所組成的病患權益組織。2000 年，該組織提出第一份《臺灣病患人權報告書》。這份報告書明確指出臺灣病患權益的困境在缺乏立法保障、醫療管制鬆綁、醫療產業市場化，更加深病患權益的困境。

小　結

　　當代醫院的外觀是現代化大型建築，內部則充滿複雜科技設備與各種醫療人員的專業組織。它們是大多數人出生與死亡的地方，也是醫生獲取醫療地位與社會聲望最強而有力的處所。在西方歷史上，當代醫院確實有相當程度的轉變。從醫院社會學批判角度來審視當代醫院，可讓我們跳脫醫院行政管理者的立場。因為醫院社會學批判關注的不限於醫院組織、內部運作與環境適應問題，而是整體醫院運作與環境適應的策略，以及可能面臨的社會體系問題。醫療組織運作本身不僅反映社會存在的重大制度困境，也強化社會不義的醫療制度與結構。顯然的，醫療專業組織所面臨的三大困境是：醫療專業組織的科層制、醫療產業組織的剝削，以及專業服務組織的雙元權威問題。臺灣的醫院發展也循著資本主義邏輯或市場路線運作，而相對嚴重的問題則包括：醫療品質、對醫生的信任、醫療資源分配，以及醫療人力階層化問題。

問題與討論

1. 請從人類歷史發展角度來看，並試概述醫院作為社會醫療服務機構而先後經歷的四個不同發展階段。

2. 在宗教的影響之下，中世紀醫院的哪三個基本特性至今依然成為現代醫院的普遍原則？

3. 請從精神疾病的歷史發展來看，並概述人類處置精神疾病的場所或醫院概可分成的四種主要階段之類型轉變。

4. 就你所知道的，從醫院社會學的批判角度來看，一般人是從哪些主要視野來看待當代醫院的功能？

5. 根據你的觀察與瞭解，臺灣的醫院發展可能面臨哪些困境？

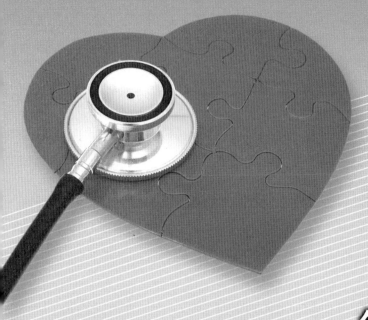

第五篇

醫療權力關係：
結構與互動

第十二章
醫療職業：權力結構與位階變遷

變成一位醫生或醫療從業人員，需要長期的醫學訓練。醫學生的家庭社會階層、性別與族群背景具有高同質性。這種背景同質性所隱含的問題不僅涉及弱勢團體社會流動機會是否平等的議題，也牽涉到整體社會有關政治權力與文化價值的面向。從誰進了醫學院、醫生養成教育開始，醫學生的社會背景即有明顯差異，也反映出社會地位取得的階層、性別與族群結構限制。

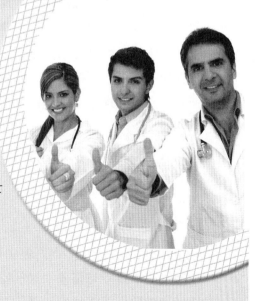

　　隨著醫療技術的進步、科學醫療的成長，以及日常問題與社會情境的醫療化，醫療已變成一種日益大型且複雜的制度。就醫療臨床經驗而言，醫學不確定性源自兩種特性：醫學知識的限制性與個人能力的有限性。在健康、疾病與醫療社會學裡，醫療職業探究是相當重要的一環。探究醫療職業的社會學者常強調權力角色與結構之形成、醫療權力與職業文化之鬥爭，以及瞭解不同醫療從業人員與專業團體之活動與工作經驗的重要性。因此，要探究醫生作為一種職業團體，應先瞭解醫學生如何被選擇與培訓成醫療專業人員的方式與過程。透過護士捲入病患照護決策過程的特性與程度之探究，波爾特 (Porter, 1991) 確認出醫護權力關係有四種主要類型：無疑的服從、非正式的暗示決策、非正式的明示決策，以及正式的明示決策。

第一節
醫學訓練

　　如果要變成一位醫生或醫療從業人員，則需要長期醫學訓練過程。儘管傳授醫療技能與知識是醫學訓練的明顯目的，但社會學者認為：醫學訓練作為醫療社會化角色的一種工具或手段，具有無意或隱藏的影響。這些包括：醫療專業價值的傳授、醫療從業人員集體認同的創造，以及使醫療人員處理外傷情境而不會引起過度焦慮的反應。

❖ 一、學習當醫生：不確定性的訓練 ❖

　　福克斯 (Fox, 1957) 的研究發現：康乃爾醫學院學生在醫學培訓後有兩種明顯的能力：情感上與病患保持距離，以及容忍**不確定性** (uncertainty) 的能力。面對醫生實習工作，醫學生常經歷三種不確定性：㈠因無法掌握所有醫學知識而知覺到醫學學習的不確定性；㈡因當前醫學知識與技術侷限性而認識到醫學不確定性；㈢醫學生在區分個人疏忽

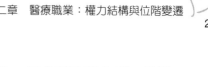
與知識限制上遭遇問題而體認到醫學不確定性。福克斯也觀察到：當醫學生掌握知識與獲得經驗時，會伴隨產生個人的醫學滿足感。因此，他們不僅要學習如何應付不確定性，也要瞭解該怎樣客觀衡量矛盾診斷所需的證據。他們也知道其他醫學生，甚至教師，都可能面臨同樣問題，而這有助於醫學生面對醫學不確定性（楊輝等譯，2000: 187）。

就醫療臨床經驗而言，醫學不確定性源自兩種特性：㈠**醫學知識的限制性**：它讓我們認識到現代醫學發展的極限性。醫學訓練的目的在教導醫學生分辨與認識醫學知識的不確定性，使醫學生瞭解：現今醫學領域還有哪些有待解決或「未知的」部分？無論醫生如何訓練有素，仍會有無法回答的問題；㈡**個人能力的有限性**：這使醫學生瞭解到自己能力的不完全性。藉由醫學教育訓練，不僅可使醫學生與醫療從業人員瞭解醫學知識的特性，也能認識醫學知識的本質與極限性。在醫學領域裡，許多實驗階段的知識固然可激發求知慾，但也因知識體系仍處於嘗試錯誤階段。此種試驗性質使醫學生瞭解到：並非所有知識缺陷均源於個人能力的不足。醫療不確定性似乎是固有的，醫療知識最終也需不斷試驗與調查。在醫學訓練過程裡，醫學生強調的正是此種不確定性。醫學生必須承認（甚至忍受）此種不確定性，進而體認到：處於不確定性情況下，醫療行動依然是可能的（張苙雲，1998: 186–187）。

醫生教育的社會學研究進一步顯示：醫學訓練的考試體系常偏好或促成背誦或記憶的發展 (Davis and George, 1993)。這種訓練常造成醫學生理想主義的喪失與實用主義的增加，隨之而來的是醫療保健改革的保守態度發展。造成這種情況的一個主要理由是：醫學訓練的過度負荷與考試體系的過於嚴格。在醫學訓練初期，要求學生剖開人類屍體的解剖學課程即已被傳授。醫學知識的傳授往往在教導學生客觀與冷靜看待人體，這是一種與常識不同的觀點。其後，與病患接觸的反覆互動也強化這種行為。當實習醫生跟隨較資深醫生巡視病房後，也開始學習以客觀方式看待與醫治病患。對實習醫生的學習而言，病患有趣之處不在於將他看作個人，而是把他視為症狀與疾病的搜集。

對於醫學生在醫學院期間的態度改變已有許多討論，但他們的態度是否持續至畢業，則有待探究。澳洲調查研究顯示：醫學院養成態度會持續表現在職場上。進入醫學院，醫生評定地位與財務報酬的等級似乎較不重要。畢業後，這種態度變成較物質主義取向，並持續展現在職場上。在醫學院期間與職場上，醫療專業保守主義的層次被強化，而關懷病患照護的程度則縮減。譬如說，初進醫學院時，約有 47% 的受訪者高度關心病患照護問題，但在職場工作 11 年後，只有 30% 的受訪者有此看法。相反的，對地位報酬感興趣的醫生與日俱增。雖然只有 40% 的醫學院學生說他們在進入醫學院時對地位報酬有高度興趣，但等到在職場工作 11 年後，此一數據已增加至 81% (Shapiro, 1995)。

❖ 二、醫生背景：誰進了醫學院？ ❖

自醫學院招生開始，醫學生背景即構成醫療職業基礎。1960 年代以來，有關美國醫學生的研究即發現：醫學生的家庭社會階層、性別與族群背景具有高同質性。從誰進了醫學院、醫生養成教育開始，醫學生的社會背景即有明顯差異，也反映出社會地位取得的階層、性別與族群結構限制。同時，醫學生的保守社會價值與政治理念又進一步加深醫療職業階層、性別與族群的權力落差與文化鴻溝（胡幼慧，2001：115–116）。1994 年，全美 126個醫學院 45,365 名申請人，計錄取 17,121 名新生。在醫學院新生中，57.8% 為男性，其餘為女性。1970 年代，醫學院女性新生僅占一成。在醫學生中，少數民族的學生比例明顯增加。人數從 1969 年的

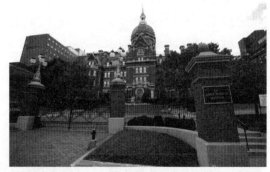

圖 12–1　醫學院的高牆僅有少數人能越過。圖為美國約翰霍普金斯大學醫學院附設醫院。

3% 增加到 1990 年代晚期的 32%。醫學院新生年齡在 21–23 歲之間，至少有學士學位。大多數醫學生的大學本科主修生物學、化學、動物學、醫學預修或心理學。由於學校教育鼓勵學生選擇明確的終生職業為目標，因此，一旦被醫學院錄取，醫學生常會設法順利完成醫學院學業（楊輝等譯，2000: 185–186）。

研究發現：美國的醫學生大多來自上層與中上層家庭。近年來，儘管有更多中下與較低社會階層出身的學生進入醫學院，但醫學生的同質性相當高。譬如說，一項針對堪薩斯州大學醫學院學生的研究發現：較低社會階層出身的醫學生因接受大學本科教育和企求成為成功醫生的信念，均明顯的被中產階層規範與價值同化 (Becker et al., 1961)。研究也指出：醫學生的學醫決定常與社會特徵相符 (Hall, 1948)。在鼓勵與增強醫學生加入醫療行業的志向上，家庭影響是相當重要的因素。倘若父母、親戚或朋友中有人當醫生，則會更明顯促進醫學生當醫生的願望 (Bloom, 1973)。

在臺灣，醫生的出身背景也有類似情況。根據國內學者針對臺大與高雄醫學院醫學系 639 位醫學生的調查顯示：88.4% 為男性，且以本省籍為主。其出身背景大多來自高都市化地區、富裕且有較佳社經地位的家庭；家庭中，至少有一位醫生者達 46.7%。1993 年，針對 7 所醫學院學生所做調查也發現：35.2% 的醫學生報考醫學系是父母意見，62% 是自己決定。研究進一步指出：在選擇就讀醫學系的原因中，隨著社會變遷與醫學生年級的升高，「經濟富足」、「穩定生活」與「受人尊敬」逐漸上升，而「學術成就」、「救人、服務與其他」日益下降（季瑋珠、楊志良，1985）。相關文獻也顯示：醫學生的鄉村經驗是選擇執業地點的要素之一。這又涉及醫學生的出身背景、醫學訓練、實習，以及住院醫生訓練的地點等。尤其在習醫過程中，學校與實習場域所提供的知識內容不同於一般庶民的生活語言。在微觀層面上，這多少會影響醫病溝通。在宏觀層面上，它也可能造成醫療人力資源分布的不均衡（張苙雲，1998: 197–205）。

第二節
醫生與醫療職業

　　醫療職業不僅有自治、自理與自控的權力，也藉由醫療學會的組織來管理與訓練未來的醫生。實質上，醫療職業與醫療學會往往享有其他職業所沒有的優勢地位或特殊權力。醫生控制自己的工作條件，也控制其他大多數醫療人員的工作條件。社會大眾賦與醫生地位與聲望，是承認或肯定醫生的專門知識對社會具有界定與疾病治療的基本功能（楊輝等譯，2000: 179）。

❖ 一、醫生職業化 ❖

　　社會大眾一直將醫生看作有教養、可信賴與有責任的人。然而，什麼因素使社會大眾認為醫生行業不同於其他行業？學者指出：當行業的組織協會與政府對組織干預時，會使行業轉向職業，並使此行業的人享有一定的壟斷權。在此過程，不僅醫生行業開始轉向高級職業化，從事該職業者也被視為醫療專家。從歷史發展角度來看，行業轉向職業化大抵經過五個階段：㈠行業變成非業餘性；㈡行業中的人員培訓進入專門化訓練機構；㈢組織協會；㈣壟斷此行業；㈤建立約束行業行為的倫理守則。醫學功能的社會重要性與醫生培訓人數的有限性，並非解釋醫生職業化的唯一判準。其中，特別重要的因素是：醫療職業本身的組織、醫學教育標準的控制，以及醫生職業化自治權的取得（朱巧豔、蕭佳華譯，2002: 257–264；孫牧虹等譯，1999: 337–354；楊輝等譯，2000: 179–185）：

㈠醫療學會創立

　　1847 年，美國醫療學會 (the American Medical Association, AMA) 即

已在賓州成立，但直到 1910 年，《費萊克斯納報告書》(*Flexner Report*) 發表後，才成為有影響力的學會。此後，它更成為全美最有影響力的醫學組織。若要考察美國醫療學會的權力及其運作，需進一步探究其組織規模與正式和非正式結構。1983 年，全美有 482,635 名醫生行醫。其中，231,665 名醫生（約占總醫生的 48%）是美國醫療學會成員，其他非會員則分屬各專業組織。1999 年，美國醫療學會有 292,700 名醫生會員（約占總醫生的 45%）。其他非會員包括退休、不滿地區公會、受雇於政府、軍隊、研究機構或大學、自認不需要者，以及資格不符無法加入或不想加入者。約有四分之一女醫生加入美國醫療學會，可能是因缺乏吸引女醫生加入的誘因，另一個原因則是女醫生也可選擇加入屬於自己的專業組織：美國婦女醫療學會 (the American Medical Women's Association)。

美國醫療學會的正式結構包括 7 個主要組織：市鎮分會、州學會與專業組織、代表大會、科學大會、秘書與財務、總部，以及理事會。直到 1981 年，美國醫療學會仍規定：只有市鎮分會與州學會會員，才能進入全國學會。理論上，所有持有執照的醫生都可成為會員，但市或鎮分會可能因種族、行醫地點，以及申請入會對所在地區造成經濟威脅而拒絕某些合格醫生入會。成為醫療學會會員有兩個重要意義：1.美國醫療學會「只此一家，別無分號」；2.能否成為學會會員是雇主或醫療機構衡量醫生能力的標準，也是病人選擇醫生或衡量醫生是否合格的判準。入會不僅成為醫生事業成功的要件，也使美國醫療學會成為一個由下而上的、強有力的權力組織。自 1960 年代中期以來，美國醫療學會即開始走下坡。這有三個要因：1.聯邦職業委員會已調查美國醫療學會對醫學教育的傳統式控制，或許會使它在未來放棄此種控制；2.醫療保健事業出現危機，批評者抨擊美國醫療學會是危機根源，也使社會大眾對醫療學會失去信心；3.美國醫療學會會員比例仍在下降，影響力在擁擠的政策環境中已明顯式微。

㈡醫學教育控制

　　19 世紀初期，美國出現許多私立醫學院。在缺乏教育控制的情況下，這些醫學院會將醫學學位當作獲利的商機。當時，全美國約有 400 家私立醫學院，但設備陳舊且建築標準低，往往接受任何付得起學費的學生。尤其在當時發展中的美國西部，只要任何人有財源即可獲得醫學學位與開業行醫。為了提出改善醫學教育的建議，美國醫療學會成立醫學教育委員會，成為實施醫學教育改革的機構。其後，醫學教育委員會能發揮作用需歸諸醫學教育史上的《費萊克斯納報告書》之發表。《費萊克斯納報告書》強烈建議：醫學院應配置全職教師，並為醫學生配備實驗室與教學醫院；醫學教育應由大學進行，位階則在研究生水準，發揮教學與研究結合的功能。由於美國醫學教育委員會是唯一提供醫學院排名的機構，因此，醫療業能有效維持教育調控的地位（楊輝等譯，2000：184–185）。

　　1920 年代中期，醫療業已鞏固醫生職業化的地位。醫療業不僅符合一般服務業的標準，也形成自己的特色。這些包括：確定自己的教育與培訓標準、成功要求高水準的醫學生素質、自行設置執照資格認證委員會、根據自身利益影響立法過程、制定嚴格的職業制裁制度、將醫生變成終身職業，以及不接受正式的外行評估與控制。在醫療保健改革中，醫生也面臨社會立法的衝擊，但無疑的，醫生已匯集成一股強大社會力，並在醫療保健供給中居於宰制地位的職業團體。

㈢職業取得自治

　　職業的兩個重要意涵是：代表一種特殊行業、象徵一種聲明與保證。與其他大多數行業不同的，醫療職業是自治的與自行指導的。因此，取得自治領導權行業者會被社會大眾認為履行某職業責任，並與此職業聲明和保證一致的人。自治權是授與的一種法律程序，並非任何人都能自行取得的權力。在醫療職業中，自治權授與醫生與醫療協會，是因為醫

生與醫療協會能提供高質量的醫療服務與解決各種醫療問題。這種保證
包括：透過專業訓練使醫生獲得可勝任工作的知識與能力、頒發醫師執
照、建立醫生職業道德觀、控制醫療同行以保證職業質量、發展醫療職
業協會，以及不斷提升醫療水準。這些條件是醫生職業化的第一個階段，
也是醫療職業有別於其他行業的關鍵。

　　雖然正式的自我管理可提高醫生素質，但在較大規模的組織裡，自
我管理與檢查醫生水準的程序通常是非正式的。大多數醫生只有在非正
式獲得某位醫生的不稱職消息時，才會進行自行管理。當獲得此類消息
後，自行管理的處罰形式幾乎是非正式的「談話」。這是針對醫生的不稱
職問題進行非正式討論，意圖使該問題擺在其他醫生而非他人面前。此
種談話並無正式利害關係，也不寫入該醫生的檔案裡。倘若這些努力對
被指控的醫生起不了作用，則可採取抵制的懲罰。抵制可以是個人間的，
也可以是集體的。由於無正式法案可剝奪不稱職醫生的執照或取消其醫
院職務，因此，同行可自發或集體的對他進行抵制。抵制方法是：其他
同行拒絕將病患介紹給該醫生，使他不得不改變行為或修正其錯誤。

❖二、醫生社會化❖

　　在醫生社會化過程中，醫學生常經歷專業選擇與行醫地點的兩難。
最理想的情況是：醫生選擇社會的醫療需求，但它可能與專科有很大落
差。因此，雖然目前的醫生可能是史上最多的時期，但民眾卻常抱怨：
需要醫生卻找不到醫生。此種醫生「短缺」現象，涉及醫生社會化的三
種問題（孫牧虹等譯，1999: 370–375）：

㈠醫生分布不均

　　醫生願意留在都市執業的好處之一是：易於參加文化、教育與娛樂
活動，但醫生的地理分布明顯不均，都市人擁有醫生數是非都市地區的
三倍。這不僅是都市與非都市的區別，也由於平均每百萬人擁有醫生數

與都市居民的比例直接相關。這顯示：醫生不願留在偏遠地區、非都市地區工作與生活；醫生數量與都市化程度有關，都市化程度愈高，每人平均擁有醫生數就愈多。表面上看來，醫生愈多會有愈多人想到這些地區工作，問題也跟著解決。然而，事實不然。因為醫生的增多並不能保證：這就能使醫生的地理分布更加合理。

㈡「專科過剩」現象

除地區分布不均外，「專科過剩」現象也是造成醫生短缺的要因。在某些醫療專科內，尤其是內科與外科的一些專業，常有醫生供大於求，而其他專業卻出現求大於供的現象。雖然「專科過剩」現象早已被認知，但社會對此的努力卻明顯不夠。譬如說，1970 年代初期，美國曾試圖增加家庭醫師人數，但至 1985 年，內科依然居首位，醫生與社會的供求比例為 99%；家庭醫師的需求量為 7,513 人，占醫生需求的 97%；精神科的醫生需求量為 5,077 人，僅占醫生需求的 95%。顯然的，因「專科過剩」現象引起的短缺問題仍然存在。

㈢專業選擇與行醫地點

如果執業選擇是醫生社會化的結果，則要改變其專業選擇，就要改變此社會化過程。倘若醫學生進入醫學院即知道應學什麼專業、該選擇怎樣的行醫地點，則其選擇理應符合社會需求。然而，我們並不清楚：什麼原因使他們做出那樣的選擇。對於此一問題，傳統解釋與現代研究只匯集專業選擇與行醫地點的醫學生背景因素，並未探究一開始即做出選擇的過程。其實，要瞭解醫生專業與行醫地點的選擇過程，除需考慮使醫學生進入醫學院的各種因素與過程外，也應考量醫學院類型與醫學院內部的人員接觸模式。換言之，醫學生的不同背景會影響其性格與能力，這又形塑他進入何所醫學院、將來可能遇到的院系老師與其關係和接觸，最終也導致他做出怎樣的選擇。

❖ 三、醫療與性別：女醫生的加入 ❖

與護士一樣的，女醫生常因性別關係而使她們處於較次等或從屬地位。資料顯示：美國有 44% 的醫學院畢業生是女性，但在所有醫學院教職員中，卻有 73% 為男性 (Association of American Medical Colleges, 2000)。1994 年，全美國醫學院僅有 4 位女性院長。然而，研究也顯示：若將專長、工作時數與執業背景列入考量，則男女醫生所賺金錢數額幾乎相等。男醫生所以賺較多錢，部分是因為女醫生大多執業於一般小兒科或內科等較低收入的專科 (Barker, 1995)。

晚近，一份有關男女住院醫生的研究報告顯示：日益增多的女醫生可能改變傳統的醫病關係。男住院醫生通常較關注醫學方面的智能挑戰與醫學專科相關的名聲，而女住院醫生則較可能表現出關懷病患與願意為病患付出時間的承諾。當女性持續進入且往醫療專業的較高位階移動時，社會學研究需進一步瞭解：這些明顯的性別差異是否持續的影響 (劉鶴群、房智慧譯，2005: 400–401；Geckler, 1995; Schaefer, 2003: 486–487)？

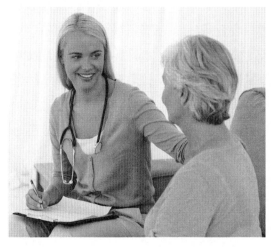

🔵 圖 12-2　女住院醫生較可能表現出關懷病患與願意為病患付出時間的承諾。

第三節
護士與護理工作

　　護士與醫療輔助人員的共同點是：對醫生的依附關係、在醫學界的地位與社會地位，以及將醫生作為標準的自我比較。醫療職場上，圍繞醫生並與其互動的醫療從業人員包括：護士、醫生助理、藥劑師、護士助理與其他醫療工作人員。雖然護士與醫療輔助人員的責任逐漸擴大，但醫生在醫療保健工作中仍居於主導地位。進一步探究醫生與醫療輔助人員的關係，可幫助我們瞭解她（他）們在護理工作上的角色（孫牧虹等譯，1999: 406–408）。

❖ 一、護士地位與角色變遷 ❖

　　基於依附與受醫生控制的事實，護士與醫療輔助人員的社會地位明顯比醫生低。護士與醫療輔助人員的限制，往往和她（他）們在醫療保健體系的位階與社會制度中的特殊地位有關。在醫療體系中，醫護人員的社會地位等級分布情形與兩個因素有關：㈠**外部特權等級與醫療保健職業：**所有具有醫生頭銜的內科、外科、骨科、牙科與獸醫醫生均有很高的社會地位，但其他醫療保健職業中的輔助人員則無此種地位；㈡**醫療保健體系內部位階：**醫療保健內部位階像金字塔一樣，醫生明顯是領導者，其他醫護人員需對醫生負責。然而，在沒有醫生的情況下，職業護士變成領導者，並擔負管理、配合與監督工作（參見圖 12–3）。

　　護理業有特殊的職業地位，護士也有獨特的專業知識與技巧，包括關心、安慰、協助與幫助病患及其家屬進行治療。傳統上，以醫生與護士各有不同職責的說法易使人們將護士與母親的化身連結，但這不是護士所希望的。為了更適切瞭解護士地位與角色變遷，需進一步探究阻礙與促進她（他）們在醫療保健體系中取得職業地位的要因。一般而言，

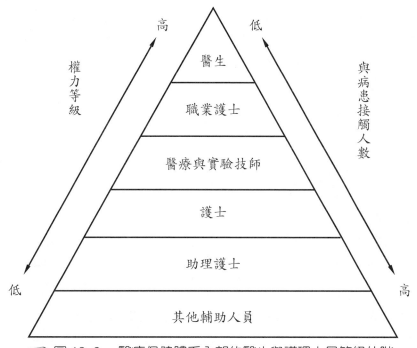

圖 12-3　醫療保健體系內部的醫生與護理人員等級位階

資料來源：孫牧虹等譯，1999，頁 410。

阻礙護士爭取職業地位的因素包括：㈠護士社會化過程在於使她們如何配合醫生的工作；㈡護士的正式教育與培訓不同；㈢護校內部對職業性與技術性護士的問題爭論不休；㈣護士工作在大眾心目中缺乏成為職業的條件；㈤性別不平等現象阻礙護理業成為獨立職業；㈥經濟衰退與財政困難促使醫院極力減少開支，也使護士處於不利境遇。

　　相反的，促進護理業朝向獨立職業發展的因素包括：㈠**護理教育改革**：護理教育愈來愈與大學關聯，也愈來愈朝向正規化發展；㈡**護理學的科學研究**：護理學不斷調整其護理知識，並進一步將護理學作為一門科學發展；㈢**男性加入護理業**：護理業的一種內部變化是愈來愈多男性加入；㈣**社會大眾承認護理業**：部分原因是有些護士離開醫院，自行開設護理中心，提供醫療護理服務；㈤**立法對護理業的保障**：護理法規形

成法律保障，使護士爭取職業地位的努力合法化；㈥**女權運動的影響：**女權運動的成功是促進護理業發展的有利因素，並強調婦女有能力成為獨立的決策者（孫牧虹等譯，1999: 426–432）。

❖ 二、護理與性別：男護士的出現 ❖

在瞭解醫護權力關係上，性別扮演重要角色。作為職業活動的護理工作，幾乎是女人的領域，也因為它被認為主要是「**女人的工作**」(women's work) 而常被貶低價值 (Abbott and Wallace, 1990)。波爾特 (Porter, 1992) 認為：在護士的日常工作生活裡，性別是一項重要因素。雖然男性醫生對待一般護士的行為有很大的差異，但並無證據顯示：男護士與女護士的對待有任何差異。波爾特強調：就職場權力關係的性別特性而言，男護士所以未能取得勝過女護士的優勢，主要是因為醫護關係存在社會距離，以及護理是女性服從為特色的一種職業。儘管護士性別對醫護互動的特質少有影響，但醫生的性別則具有某種重要意義。事實發現：較諸許多男醫生，大多數女醫生是更平等主義的 (Porter, 1992: 517)。然而，是否增加女醫生比例將帶來醫療保健分工更大的兩性平等，以及明顯降低性別角色在醫護權力關係中的重要性，仍有待觀察。

愈偏向男性、愈有聲望與愈高待遇的職業，女性大多只能望之興歎。然而，象徵性男性在女性主宰的職業中，是否也受害於同樣後果？事實不然。因為女性主宰的職業往往較不具聲望，有男性加入反而可能提升工作地位。研究 (Williams, 1992) 顯示：男性從事傳統上屬於女性的護理工作，雇用與晉升均受到公平待遇。其實，他們是處於「**玻璃自動扶梯**」(glass escalator) 上：一種看不見的快速軌道上，出乎意料的送他們往上爬升。另一項護理專業研究 (Heikes, 1991) 也發現：男護士覺得有額外工作壓力與來自主宰團體的孤立，但他們經歷的這些影響方式又與女性的經驗不盡相同。在美國，男性被期望表現優越，是故，男護士不覺得有特別工作壓力，甚至歡迎這些壓力。至於孤立，通常是自己造成的，因

為他們想與女護士作區分以改善自己的地位（林瑞穗譯，2002: 295-296）。在技術協助或醫療協助上，醫生與病患較喜歡找男護士而非女護士。醫療督導通常也較不會批評他們，會給他們更多自由以規劃行程，更可能向他們推薦新技術，並拔擢他們至較高薪資的職位 (Ott, 1989)。

❖三、護理與階級：護士、醫生助理與助產士❖

與醫病關係一樣的，目前的醫護關係也有逐漸朝向減少依賴與增加平等的趨勢。這種發展不僅帶給護士工作更大的自主性，也提高她（他）們與醫生維持醫護夥伴關係 (Porter, 1992)。傳統上，低下階級的護理工作者，例如護士助理，常在合格護理人員監督下，提供主要的病床護理工作。至於合格護士，尤其是具學士學位者，工作範圍則已擴展到包括：醫療行政管理、初級醫療保健、護理麻醉師、心血管專科護士，以及其他專科護士服務等護理領域。目前，美國新一代的護士是透過醫療行政管理者或執業護士人員的角色來增加決策參與機會，並擴大在醫療中的職能。然而，在整體醫療實踐中，她們的位置依然從屬於醫生（朱巧豔、蕭佳華譯，2002: 297-311）。

儘管執業護士人員的概念已從傳統職業中產生，但醫生助理也代表一種新型態的準醫務人員。理想的醫生助理應能處理許多日常醫療問題、更充分接觸病患，並更加關注複雜與疑難的病例。醫生助理的一般工作是：提供一種類似或高於執業護士人員初級保健的病患照護。醫生助理出現的關鍵在於：當這些保健供給者與醫生一起工作時，他們不僅在醫療診斷與管理上提供技能，也關照生活實踐領域的保健與預防服務 (Cawley, 1985: 79)。2000 年，美國約有 38,000 名醫生助理，其中，約有一半為女性。醫生助理對病患照護最重要的是：藉由與護理人員的接軌，可解決醫療輸送系統中需要更多基礎照護人員的難題。未來，只要醫生助理能延伸醫生的醫療功能，而非競爭或挑戰其權威與自主性，則會有

更多利用執業護士人員與醫生助理的機會（朱巧豔、蕭佳華譯，2002：311–312）。

助產士有兩種：一種是在醫生督導下協助產婦生產的護理助產士，另一種是直接接生的非專業助產士。18 世紀，美國男醫生為孕婦提供保健與接生服務還被認為是不光彩或有傷尊嚴的事，因為此一功能向來被視為「女人的工作」。隨著社會大眾對科學進步的認識與婦產科作為一門新專業學科的發展，此種情況才有所改變。由於醫生開始負責接生，助產士接生的情況迅速減少。研究發現：1900 年，美國約有半數嬰兒是由助產士接生；1950 年，除偏遠地區外，助產士已停止接生 (Weitz and Sullivan, 1986)。1990 年，全美約有 24 州（4 千名護理助產士）獲得在醫生監督下的接生資格，而在其他州，助產士接生是非法或無明確法律規定的。其實，讓醫生接受助產士的轉變過程充滿問題、衝突與權力鬥爭。然而，助產士也將發現：她們的服務不僅受到醫生限制，職業也被降至醫療邊緣位置（朱巧豔、蕭佳華譯，2002：313–315；楊輝等譯，2000：223–224）。

第四節
醫護關係

要瞭解醫護關係的特色，應先認知性別角色在醫療保健分工中所扮演的角色。基本上，性別在兩方面是重要的。第一，**結構層次**：醫療與護理職業內與彼此間的性別隔離事實。第二，**社會互動**：性別在日常醫療保健供給上可能影響醫護權力關係與專業互動。

❖ 一、醫療性別分工 ❖

就性別分工而言，醫療保健是明顯的性別不平等。晚近數十年來，雖然女性醫學院的新生比率明顯增加，但醫療仍然是男性支配的專業。

女醫生只有 25%，而男護士卻低於 15% (Elston, 1993)。誠如波爾特 (Porter, 1991: 512) 所指出：少數成功進入護理界的男性，並非沖淡性別，而是加重它成為職業差異的主要原因。護理正逐漸變成由男性所支配，因為他們在護理管理上開始占有不成比例的高階職位 (Hearn, 1987)。在醫界裡，女性於各專科醫師領域是呈不均衡分布。女性高度集中於：一般科、學校健康服務、放射線科與兒童治療科。另一方面，女性位居高階醫療職位的比率也偏低。1990 年，在英格蘭與威爾斯，只有 15% 的高級醫療主管職位是由女性擔任 (Elston, 1993)。女性不僅被導向某些醫療領域，並可能碰到期望她們處理特殊類型病患或醫療問題的男同事。許多女性醫生選擇一般科工作而非醫院的醫療工作，是因她們不想專攻某一科。然而，當她們進入團體工作時，則會發現：男同事常會掌控她們去處理「女人的問題」。

在理解醫療情境的醫護互動與醫病關係上，性別也是相當重要的視野。西方學者將南丁格爾時代的醫生一護士一病患三位一體之特徵，描繪成極類似於維多利亞時期父權制家庭的丈夫一妻一子女權力關係。醫生是可施展權威，並控制護士與病患的人。護士有協助醫生，並為病患提供舒適環境的職責。在女性主義者看來，父權制意識形態與家庭生活的女性服從特徵是在醫院背景的醫療分工中再製。從權力關係的角度來看，醫護角色的形構類似丈夫與妻子的形構。醫生支配與護士服從的觀點變成醫護關係的傳統模型，而男性優越的思潮也強化護士對醫生的順從態度一直深入至 20 世紀 (Gamarnikow, 1978: 107)。強調性別角色分化是生物決定的學者認為：女人具有天生的特徵，這使她們成為病人的自然照顧者。男人與女人所扮演的社會角色是生物決定的說法，受到許多女性主義社會學者的挑戰；她們主張：性別分工沒有所謂自然或必然之事 (Gamarnikow, 1978; Oakley, 1972)。女性主義者認為：性別角色是社會建構，並非生活決定。為了探究當代醫護關係是否有任何性別權力平衡的轉移，實有必要再評論傳統醫護互動的支配一服從模型。

❖ 二、醫護遊戲模型 ❖

1960 年代，史坦 (Stein, 1978) 針對醫護溝通與決策所做的小型研究發現：醫護關係多少像是一場「醫護遊戲」(doctor-nurse game)。在醫療專業位階裡，雖然護士要服從醫生，但當她們決定病患應接受什麼類型的醫治時，也能發揮某種程度的非正式影響。遊戲採取的是言辭與非言辭溝通的揣摩慣例形式，基本規則是：無論如何要避免遊戲者間的公然意見相左 (Stein, 1978: 110)。護士必須看來不像做堅決建議般的將其看法傳達給醫生，醫生則必須看來不像徵求護士意見一般的邀請她提供意見。遊戲雙方都有好處：醫生受益於護士帶入情境中的知識，護士則藉由擴展其角色的機會而獲得更大的工作滿意度。雖然醫護遊戲的理念挑戰傳統支配─服從模型的無疑服從之基本假設，但它仍然描繪護士處於服從職位上需在巧飾外觀的建構中與醫生合作，其作用是為了隱藏她們所具有的技能、知識與資訊程度。

晚近的研究發現闡明：護士並不像醫護遊戲模型所顯現那樣依賴職業間的互動服從方式。一項醫院意外災難收容部門的醫護互動參與觀察研究顯示：重要的是考慮到醫療宰制與護士順從的處境特性。在某些情況下，雖然護士會使用某些「玩遊戲」(game-playing) 的精巧策略，但護士通常是更公然的介入決策。最明顯的例子是病患分類與醫治過程，護理長在控制病患從住院許可到醫治變動上扮演著重要角色。在搜集病患資訊與進行初步生理檢查上，護士極常擔任臨時診斷工作。儘管護士從事診斷工作，但她們並不認為這是診斷，因為她們並未告知病患有關情況的特性。雖然護士承認醫生的臨床權威，有時也用精巧的非言辭與隱秘的言辭線索傳達建議，但她們並不像醫護遊戲模型所顯示的那樣全然在「玩遊戲」。她們並非總是試圖掩飾意見的提供，而是常以一種公開與直接方式提出意見 (Hugh, 1988: 8–18)。

❖ 三、醫護互動類型 ❖

為了探討醫護互動模式，波爾特 (Porter, 1991) 在愛爾蘭的一個大都會醫院的加護病房進行參與觀察研究。透過護士捲入病患照護決策過程的特性與程度之探究，他確認醫護權力關係有四種主要類型（參見表 12-1）：

表 12-1　醫護互動關係的四種類型

類　型	特　徵	範　例
無疑的服從	護士未捲入病患照護的決策過程，順從醫生指示，不質疑醫生決定。	傳統醫護權力關係：支配一服從模型
非正式的暗示決策	假裝無疑的服從，護士遵從醫護遊戲規則，不會公然與醫生意見相左。即使向醫生建議，也要不露痕跡。	醫護遊戲模型
非正式的明示決策	護士明言且自由表達對病患照護的看法，但醫護遊戲規則並不適用。	普遍使用的護理策略
正式的明示決策	理論上，護士以護理過程形式參與決策是正式認可的，且有助於護士做出照護決策。病患護理照護計畫是根據詳細診斷與醫治資訊而來，而且可每天修訂。	該階段尚未達成

資料來源：Porter, 1991: 732-735.

(一)無疑的服從

這是傳統醫護權力關係：支配一服從模型；護士只服從醫生規定，對決策過程並無影響。表面上，護士服從似乎是許多醫護互動的特色，但進一步的資料分析顯示：無疑的服從概念忽略職業互動的某些重要層面。譬如說，醫生並非只發出規定，也會向護士解說其決定的背後理由。其實，醫護關係比傳統模型更複雜，不能單從無疑的服從概念來瞭解。然而，研究也顯示：只有在高級醫療主管與護士間的溝通，無疑的服從才會經常出現 (Porter, 1991: 732)。

㈡非正式的暗示決策

對於非正式的暗示決策，史坦的醫護遊戲模型提供一個很好的範例。但是，在許多醫護溝通情境下，遊戲規則似乎不適用。在所有醫護互動中，護士並非表現順從，也不會總是抑制明示有關病患照護的看法。高級醫療主管與護士互動的醫療情境是不同的，因為護士只有在高級醫療主管的要求下才會提供實際資訊。

㈢非正式的明示決策

波爾特的資料顯示：護士往往熱中於非正式的明示決策，並非單純無意見的遵循指示。這種非正式的明示決策是一般普遍使用的護理策略，其使用性質與程度又因特殊情境脈絡與護士捲入程度不同而有差異。

㈣正式的明示決策

就護理過程形式而言，正式的明示決策只稍微增加護士的決策參與。波爾特指出：相較於護士採取的非正式策略，正式決策是微不足道的。總之，這些策略使用只是想達到某種程度的降低，而非消除醫護間的權力差異。

整體而言，這四種醫護互動關係可看作護士逐漸捲入決策過程的不同階段。從最初的服從，護士已由非正式的暗示決策為主到現今認為有效護理策略的非正式的明示決策。至於第四階段正式的明示決策，目前尚未達成。

❖ 四、醫護關係晚近變遷 ❖

晚近幾年，專業醫生與服從護士的職業結構已開始轉變。這種醫療專業合法性擁有醫療知識的壟斷權受到挑戰，至少表現在四個層面上：
㈠消費者運動走向另類治療 (alternative therapies)：這造成醫療專業內

部的衝擊與回應，許多醫生也開始嘗試另類治療，作為醫療宰制支柱的醫療生物知識基礎之權威也受到威脅。㈡**醫療論題的辯論變成更公共性的議題：** 對於健康相關論題，例如墮胎與安樂死等爭論性議題的普遍討論，使它清楚的顯示：並非單純的「醫療」即可回答。㈢**其他醫療專業者共同努力的結果：** 其他醫療從業人員與另類治療者專業化的持續努力，也縮減醫生與其他醫療從業人員間的位階。㈣**醫療專業內部異議的出現：** 對於醫療專業走向位階、科層制與現代醫療保健的非個人特性，也出現不同意見。

　　就某種程度而言，雖然醫生的權力已受威脅，但護士的地位則被改善。護理工作開始去除女性意象，取而代之的是較性別中立的名稱。護理工作開始變成一種專業化過程，不僅提供護理學位，也界定護理角色並非單純看護或醫生助理。隨著護士地位與自我界定的變遷，薪資已上升，而男性進入護理工作的人數也開始增加 (Haralambos, 1996: 179)。然而，護理界對於護理工作的變遷與專業化過程的支持並非一致的。澳洲的護士研究顯示：護士間存有一種世代落差。年輕護士較可能是有幹勁且支持專業化的，而年老護士則傾向較被動的，並把罷工與創新看作對其工作安全的一種威脅。此外，在護理職業上，還有一小群資深護理人員 (例如護理界學者) 是最致力追求更高層次專業化的人 (Millen, 1989)。對護理工作來說，這些變遷的直接衝擊仍有待觀察。因為我們還不知道：醫護關係將如何再協議？晚近護士地位的變遷是否會加速男性進入護理工作？

小　結

　　如果醫療職業不是全國最有權威的職業，也是最具權威的社會影響力之一。美國醫療學會的組織規模，反映出它所代表的醫生職業。若無醫學教育標準的控制，醫生職業化是不可能的。自治權是檢證醫療業轉

向職業化的標準，而授與醫療業自治權是社會對其成就與進步的承認與肯定。進一步探究醫生與醫療輔助人員的關係，可瞭解：她（他）們為何會成為醫療輔助人員或半專業人員，以及她（他）們在醫療職場或護理工作上所扮演的角色。醫生在醫病關係中維持宰制地位，並控制醫護互動關係。姑且不論醫生的訓練與專業地位如何，護士通常是接受醫生的指示。傳統上，醫護關係類似父權制或男性宰制的社會：大多數醫生是男性，而護士幾乎是女性。明顯的一個可能性是：護理內部存有一種性別位階的再製現象，男人似乎占有較重要的位置。

問題與討論

1. 面對醫生實習工作，醫學生常經歷哪三種不確定性？

2. 就醫療臨床經驗而言，醫學不確定性源自哪兩種特性？

3. 雖然目前的醫生可能是史上最多的時期，但民眾卻常抱怨：需要醫生卻找不到醫生。通常，此種醫生「短缺」現象可能涉及醫生社會化的哪些問題？

4. 一般而言，阻礙護士爭取職業地位的因素有哪些？相反的，促進護理業朝向獨立職業發展的因素又包括哪些？

5. 透過護士捲入病患照護決策過程的特性與程度之探究，波爾特確認出醫護權力關係存有哪四種主要類型？請分別舉例說明。

第十三章
醫病關係

功能論者將病患視為被動與順從的，但衝突論者則把他們看作主動且批判的。醫病互動的醫療協議可以是醫生中心的或病患導向的，而醫療環境組織與結構即反映出醫病關係的不對等特性。當審視醫療人員與病患互動關係時，需考慮社會階級、性別與族群的可能影響。

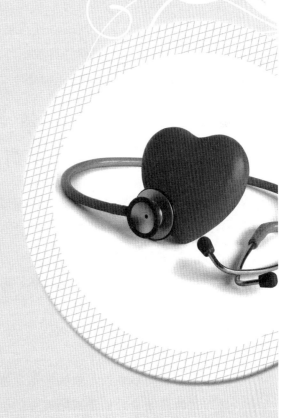

自 1970 年代中期以來，個人逐漸被認為對自我健康具有道德責任。在創造與維持健康上，個人應扮演主動而非被動角色。健康促進活動不僅強調病患參與醫療保健過程的可能性，也常鼓勵護士與其他醫療人員在病患保健過程中能促使病患自我照顧與參與。這種積極的健康可透過病患與護士間的合作關係來達成，在此過程，病患又被認為是醫療保健的主動參與者而非被動接受者 (McCarthy et al., 1985; Robertson, 1989: 304)。這些變遷結果，讓我們逐漸關注醫療保健供給中的病患與醫療專業者間的關係。在本章中，我們討論的大多是醫生與病患的互動關係，但基於廣義的醫病關係，病患與護士和其他醫療人員的互動關係也是我們探討的旨趣。第一，醫生與其他醫療人員所做的某些工作具有類似性。譬如說，護士會面病患與搜集個人健康資料等，讓她（他）們與病患有更密切的接觸。第二，醫生認知病患的知識與病患對醫生的期望，可提供護士對病患行為有更好的瞭解。第三，社會階級背景、族群與性別可能影響醫病關係的洞察，也鼓勵護士進一步反省其護理實務 (Clarke, 2001: 216–217)。

第一節

當代醫病關係觀點

長久以來，醫生與病患的互動關係是社會學者感興趣的主題，因為它是最錯綜複雜的社會互動形式之一。然而，由於醫療與庶民次文化的不同，要達到共識可能相當困難。尤其當醫病關係的社會、經濟與教育背景存有重大落差時，情況更是如此。

❖ 一、共識或衝突？❖

就宏觀角度來看，醫病關係可從共識觀或衝突論加以檢證。共識觀是以社會系統為分析架構所建立的醫病關係模式，也是傳統醫病關係模

式的擴展。著名的學者包括派深思 (Talcott Parsons, 1951)、史拉薩與霍倫德 (Thomas S. Szasz and Martin H. Hollender, 1956)，以及布洛姆 (Samuel W. Bloom, 1963) 等人。其中，又以派深思的「生病角色」(sick role) 理論最富盛名，也最具影響力。在他看來，社會是由履行社會角色的行動者所組成，而這些角色又促進社會的順利運作。在醫病關係上，醫生與病患均有某些權利與義務：醫生醫治病患，而病患則扮演生病角色，並想辦法痊癒。醫生需要病患，病患也需要醫生，醫病關係是一種互惠關係 (Nettleton, 1995: 133)。

派深思 (1951, 1958, 1975) 指出：每個社會都有生病角色，它是社會對病人行為模式的規範與期待。當個人生病時，其角色必須由他人承擔或留置不履行，結果會造成整體社會緊張。因此，社會不僅關心健康維持與疾病治癒，也決定誰是病人（楊輝、張拓紅等譯，2000: 174）。在現代社會裡，生病角色常涉及將疾病醫治的控制轉讓給社會認可的醫療專家，並尋求其治療。當個人覺得真的生病或非常不舒服時，行為表現大可不必正常。反之，個人可改變其社會行為，例如宣稱自己的症狀、明顯表現不舒服、疲憊的就寢，以及尋求專業協助等。派深思強調：這種角色的存在與決定誰可合法或正當扮演該角色，是維持社會正常運作的關鍵。大體上來說，派深思的生病角色概念之重點包括（張笠雲，1998: 84–86；Robertson, 1989: 305–306）：

㈠**生病是一種偏差形式**：病人是偏差的，因為其行為表現違反健康的行為規範，是社會不愉快的方式。

㈡**病人可要求免除社會責任**：社會認可病人不用扮演其角色，並允許他們放棄某些責任。

㈢**病人應想辦法痊癒**：社會對享有生病優勢者是不能接受的，只有病人試圖康復才能逃避偏差烙印。未能做出這樣的試圖即暗含：此人是為了逃避社會責任而利用患病或假裝生病。

㈣**病人應尋求適當協助**：只有病人在康復過程中表現合作，尋求社會認可的醫治者給予適當技術協助，生病角色才是合法的。

雖然醫病關係是互惠的，但卻不是平等的。因為醫療人員被賦與權力、地位與聲望，但病患並沒有。針對這一點，弗瑞德森 (Freidson, 1970) 強調：更精確的醫病關係之基本特徵或許是「衝突」而非共識。在他看來，「由於庶民與醫療人員的經驗與參考世界是分開的，因此，彼此衝突總是可能的。」(Freidson, 1975: 286) 醫病關係所以衝突的一個要因是：醫療患病模型與庶民患病解釋間存有一道鴻溝；醫生使用專業語言，病患總是無法理解。這就形成所謂「職能鴻溝」(competence gap)，並嵌入專業化醫療結構中。理論

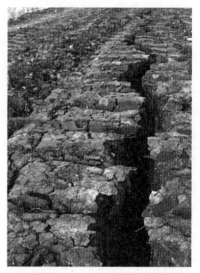

圖 13–1　醫生與病患間存在一道深深的鴻溝。

上，病患陳述疾病症狀，醫生據此診斷與醫治，而病患通常會接受醫生診治。但大多數病患偶爾才會進入醫療環境裡，他們對醫療理論與實務常是模糊理解的外行人。病患可能想知道有關自己的診斷，但醫生卻常不情願提供太多資訊，因為他們認為：某些病患根本不能瞭解其醫療問題的細節 (Freidson, 1970)。

其實，職能鴻溝有部分是因醫生對專業技能與知識具有一種社會壟斷力，這也是醫生在社會中具有優勢地位的基礎。正是這種知識壟斷使醫生具有支配病患的權威，並解說醫病關係的不平等特性 (Clarke, 2001: 219–220; Nettleton, 1995: 133; Turner, 1995: 50)。與傳統共識觀不同的，弗瑞德森 (Freidson, 1970) 把病患視為主動與批判的。共識觀所說的合作與互惠等於假設醫生與病患的利益一致，但它並未受到醫病關係衝突論的實證研究之支持。

❖ 二、醫生中心或病患導向？ ❖

　　醫生的專業宰制不僅在醫病互動中被維持，也在某些情況下被提升。證據顯示：醫生通常是緊密的控制診斷過程。其目的是要從病患陳述中獲取必要資訊，設法做出最精確的醫療診斷。研究發現：大部分的醫病會面是醫生中心的模式，而非病患導向的形式 (Byrne and Long, 1976)。醫生中心的模式強調搜集資料，因此，病患並無機會表達想說的話。醫生傾向回應的資訊，只是與做成診斷相關的看法。然而，並非所有醫生都以這種方式體驗其角色。在約四分之一的診斷中，醫生所用是病患導向的會面，醫生表現願意傾聽病患的擔憂，並回應其關心的事 (Clarke, 2001: 220; Nettleton, 1995: 138)。然而，研究也指出：當醫生面對愈來愈要求增加看診時間的情況下，採取醫生中心的會面模式似乎是一種趨勢。在其他醫療環境裡，觀察研究也有類似的研究發現。在美國與蘇格蘭的小兒科醫師診所的診斷研究也發現：科層制或醫生中心的會面方式是最普遍的方式 (Strong, 1979)。

　　當我們把協議當作醫病關係的一個層面來考慮時，必須注意醫療問題的特性，以及醫療互動的情境。大多數醫病互動關係並未涉及嚴重疾病，更不用說是生死宣判與號啕大哭的場面。在典型的醫病互動中，病患看醫生是因為他們覺得不舒服。但醫生可能發現：病人中有一半以上根本沒問題。因此，決定病患是否生病，醫病雙方都進入一種協議過程。在此過程，為達到彼此接受的決定，雙方需彼此妥協。認為根本沒問題或不知哪裡有問題的醫生，可能會對那樣的感覺或結果給予示意。某些病患會感謝醫生的坦率，但其他病患則可能認為醫生承認自己無能。在此情況下，為符合可能的病狀，醫生與病患協議的診斷很可能標示為：身體衰弱、過度緊張、背部扭傷、看來像菌狀腫、可能感染某種病原體或只是火氣大。倘若病患拒絕所有診斷，協議便會破裂。病患可能轉而尋求其他醫療諮詢，醫生則失去一名病患。即使診斷被接受，但也必須

透過處方藥來強化，或病患可能覺得：他們並未獲得與其時間和金錢花費相等的醫療照顧。有時，在無法發現或確定疾病，但病患又堅稱自己有病的情況下，醫生只好開寬心劑給病患 (Robertson, 1989: 304)。

❖ 三、女性主義觀點 ❖

女性主義觀點強調：醫療情境與醫病互動內的權力存有性別特性，而性別歧視的意識形態又支撐醫療科學與醫療實務。譬如說，某些實習醫生認為醫療教育文化是性別歧視的、醫學院教師在教學中使用性別歧視的性隱喻與負面的女性意象、某些醫療人員認為「女人問題」(women's problems) 是特別麻煩的，以及醫學教科書中將女人描繪成比男人下屬或劣等的。其實，女人比男人更常使用醫療保健服務的理由是：壽命較男人長、婦女的生育能力，以及更可能成為他人醫療保健的提供者或協議者。研究顯示：女人評價其醫生強調的是技能：親切、傾聽、時間、照護連續性，以及得知病患復原的機會，而一般醫生對病患的看法幾乎都是醫療會面時對男女差異所抱持的刻板印象：社會角色、關心與擔憂的內容，以及經驗的患病類型 (Elston and Doyal, 1983; Martin, 1989; Roberts, 1985; Scully and Bart, 1978)。

針對上述事實，女性主義者對醫病關係的主題提出四項批判：㈠醫生對女人問題的診斷或界定是基於對女人而非客觀「事實」的主觀認定。㈡醫生在醫療診斷中強化社會的女人角色。㈢醫生不僅強化傳統男性價值，也施展對女性病患的影響。㈣意圖抗拒醫療控制的女人會發現：她們需與辯護的、經常敵意的回應展開論戰 (Foster, 1989)。女性主義者對這些論題的回應可概分成兩大探究取向：改革主義者觀點與基進女性主義者觀點。改革主義者認為：必須從醫療內部改變現有體系，這些包括徵補更多女人成為醫生與醫療管理者、使醫療專業者對病患更具責任，以及使他們更瞭解權力與結構不利的論題。基進女性主義者把現代醫學看作先天父權制的與壓迫的，這可從男人掌控女人身體的事實得到印證。

此一觀點強調：只有在醫療保健由女人為女人提供，且此環境內部是無性別歧視、無種族主義與無異性戀性別歧視時，滿意的醫病關係才可能達成 (Nettleton, 1995: 141)。

第二節
醫病與護病互動模式

　　早期有關醫病關係的討論，大多以派深思的病人角色理論為基礎。在他看來，當醫生與病人會面時，雖然雙方關係是期望的，但根本是不對等的，因為醫生擔負讓病人恢復正常機能的責任。在此關係中，醫生的權力分配具有明顯的優勢。因為醫生受過專業訓練，有較多實務經驗，有特別權力指導病人，可讓病人免除日常責任與正常社會角色。醫生的有利地位取決於醫病關係中彼此交織的三個支點：醫生的專業威信、職業權威，以及病人在醫療情境中的依賴性(孫牧虹等譯，1999: 227–228)。

❖ 一、醫病互動基本模式 ❖

㈠傳統醫病關係模式

　　對派深思而言，醫病關係的不對等是必要的。這是因為醫生的權力與義務是由四個社會規範或價值所支撐，它們是社會期待醫生行為模式的基本特質（孫牧虹等譯，1999: 227–228；張苙雲，1998: 220–221）：

　　1.普遍性：醫生治療病人應本著科學標準與醫學法則，而非醫生的社會背景或個人特質。要言之，醫生對每個病人（無關乎年齡、性別、種族或階級）都應一視同仁的賦與生病角色的合法性，並提供病人特殊疾病所需的治療與照顧。

　　2.特殊性：醫生應具備醫療知識、技術與職能，給予病人幫助、支持與醫治，也對病人的疾病與生命負責。因此，醫生有權力詢問病人私

生活、相關健康資料，以及檢查病人身體。

3.集體取向：醫生應以病人需要或社區健康標準為醫務取向，而非追求個人偏好或權力。簡言之，病人的集體利益比醫生的私人利益更重要。

4.情感中立：醫生的情感中立意味著與社會保持距離，可避免醫生在客觀治療過程中將主觀情緒投射在病人身上，造成專業關係以外的情感關係。換言之，醫生必須從客觀、中立、理性與科學的角度處理病人問題，不可根據自己的價值判斷而扭曲病人的臨床決定。

派深思的傳統醫病關係模式強調醫生的控制功能與病人的順從特性，這就構成「控制—順從」的醫病關係模式。然而，該模式也引起三方面的爭論或批判（孫牧虹等譯，1999: 230–234；林綺雲，1999: 22–25）：

1.醫生特質：由於社會變遷、醫生增加，可選擇的醫療服務供給者變多，傳統醫病關係的不對等特性已減弱，其適用性能否持續便成問題。再者，病人並非只與一位開業醫生，而是與多位醫生互動，接觸的人也包括其他相關人員。於是，醫療保健的連續性與權力分配的不對等關係逐漸減少。

2.病人特性：病人是否依社會期望扮演生病角色，會受心理、經濟、個人經驗與社會看待特殊疾病的觀點等因素影響。影響醫病關係的兩個障礙是：病人的社經地位障礙與文化障礙。其次，在整個醫治過程中，病患家屬的捲入程度也會影響醫病關係，並持續降低醫病關係的權力分配不對等。

3.疾病類型：對急性病與慢性病患者而言，醫病關係的適用性是有差別的。在急性病的情況下，病人期望康復而依賴醫生，這使醫病關係非常順利的發展。但在慢性病的情況下，病人不再為恢復健康而依靠醫生。這對尋求治療者與預防者而言，醫病關係的適用性明顯有別。對尋求治療者來說，醫病關係是適用的，因為醫療維持對病人的社會控制。但在預防照顧的情況下，醫生只能靠說服引導病人服從。

㈡理想醫病關係模式

　　前面提到：派深思的生病角色理論無法說明疾病類型如何影響醫病關係的發展，特別是無法充分說明現代社會日益增加的慢性病。史拉薩與霍倫德 (Szasz and Hollender, 1956) 的醫病關係模式即企圖補充派深思模式的缺點。派深思的醫病關係模式強調疾病的社會性質與人際互動，並將生理症狀歸結為次要的作用。但史拉薩與霍倫德認為：醫病關係的性質與病人看醫生時的生理症狀直接相關。在症狀嚴重的情況下，適用派深思的不對等模式，但在症狀不嚴重時，則需用另一種模式。作為醫生的史拉薩與霍倫德根據症狀嚴重度與可治癒性提出三種醫病關係模式 (Szasz and Hollender, 1956: 585–592)：1.「醫生主動而病患被動模式」(activity-passivity model)、2.「醫生主導而病患配合模式」(guidance-cooperation model)、3.「共同參與模式」(mutual participation model)。它的共同主題是對派深思模式的調整，其重新闡述的目的不在超越而在擴展派深思的模式。這三種醫病關係模式，可摘要如表 13–1。

表 13–1　史拉薩與霍倫德的醫病關係模式

模　式	（醫）主動—（病）被動	（醫）主導—（病）配合	（醫病）共同參與
原　型	父母—嬰兒	父母—青少年	成人—成人
互動過程	1.醫生為中心 2.醫生對病患單向影響 3.病患完全無助 4.滿足病患基本需要	1.醫生為中心 2.醫生要求病患合作 3.病患自認無助並被要求遵從醫囑	1.醫病互為中心 2.病患積極參與決策 3.醫生提供計畫而病患負責執行
臨床應用	1.緊急病症 2.昏迷 3.麻醉 4.精神錯亂	1.急性感染 2.流行感冒 3.痲疹 4.傳染病	1.慢性病 2.心理治療 3.糖尿病 4.多發性硬化症

資料來源：Szasz and Hollender, 1956: 585–592; 林綺雲，1999: 27。

　　後來，許華茲 (Howard D. Schwartz) 與卡特 (Cary S. Kart) 在其著作

(1978) 中，又進一步針對這三個因病情不同而提出較理想的醫病角色扮演模式（參見表 13-2）。在主動一被動模式中，醫生與病患並非互動關係，而是基於個人（醫生）與個人（病患）的單向影響。在某些情境下，病患是無力參與、互動，甚至無生命力的。醫生使用麻醉、外科手術與抗生素等動作對病患提供治療；此時，醫生是積極主動的，病患則是消極被動的（張苙雲，1998: 223）。這種關係源自「父母與嬰兒」關係，也反映出醫生單方的權力、決策與行動，病患的分量在此過程中並無關係（林綺雲，1998: 25）。

表 13-2　理想醫病角色扮演模式

模　式	醫生角色	病患角色
主動一被動	直接對病患作用	接受者無法有反應與無活動力
指導一合作	告訴病患該如何處理	合作者、遵從者
共同參與	幫助病患使其協助自己	參與、合作，利用專家協助

資料來源：Schwartz and Kart, 1978: 100–107; 張苙雲，1998: 223。

指導一合作模式通常出現在非危急，或非嚴重的情境下。雖然病患不舒服，但意識清楚、有感覺且有希望，知道疾病狀況且能評斷治療過程。這類似於第一個模式，但兩者的最大差異在於權力與實際、潛在的使用。較有權力的一方會對另一方要求監督權與領導權，並使其合作（張苙雲，1998: 223）。這種關係源於「父母與青少年」關係，最接近派深思的理論模式。然而，此模式仍以醫生為中心，由醫生主導治療計畫而病患遵照醫囑，較適用於急性病症，如流行感冒、痲疹與傳染病等（林綺雲，1998: 25-26）。

共同參與模式源自「成人與成人」(adult-adult) 的關係，是一種「互為主體」(inter-subjectivity)，具有平等地位關係的特色。醫生提供病患有關疾病與治療的解說和引導，使其清楚自己的狀況，產生接受治療的動機與主動參與，並監控自己的治療。教育程度高者，以及病患與醫生

有較相似生活經驗者，較會接受這種治療模式。此模式適用於糖尿病或心臟病等慢性病，也適用於病患向醫生諮詢相關醫學知識以防患未然的預防醫學（林綺雲，1998: 26；張苙雲，1998: 224）。

(三)患病社會過程模式

　　一般而言，罹病率數據要視病患決定看醫生的情形而定。在病患向醫生陳述症狀後，醫生需決定是否將其陳述界定為患病。然而，變成一種罹病率統計或生病數據是一種複雜過程，它通常牽涉六種主要階段 (Senior and Viveash, 1998: 36–47)：

　　1.使人患病的社會過程： 許多因素造成患病，貧窮、飲食不當、住宅不佳、污染、緊張與職業危險等均是患病社會病因。其實，社會與基因的患病因素都應考慮，而且患病症狀並非任意顯現，而是因患病的不同而有差異。

　　2.症狀出現： 包括生理症狀（例如頭痛或肌肉酸痛）、心理症狀（覺得沮喪或體重過重）與社會症狀（感覺孤獨或覺得人際關係失敗）。

　　3.症狀被詮釋為一種患病： 當人們出現症狀時，會自動去看醫生，但健康、疾病與醫療社會學研究者卻不以為然。他們認為：人們在看醫生前，先要將生理、心理與社會狀態詮釋成一種健康問題。

　　4.決定看醫生： 人們決定對症狀採取行動，稱為「患病行為」(illness behavior)。患病行為並非直接反應，因為不是每個人都會決定看醫生。人們先前看醫生的經驗會鼓勵或阻礙他們看醫生，而不曾看醫生者會預想可能發生的事。

　　5.醫病互動的標籤： 患病醫療模型尋求可確認的病因，並賦與醫生權威將症狀標籤為合法的患病。社會學研究顯示：醫生與病患進入一種協議過程，在此過程，病患接受或拒絕醫生診斷的鬥爭可能產生。

　　6.罹病率統計形塑患病知識： 並非所有向醫生陳述的症狀都被認定患病，罹病率統計或生病數據只反映一小部分的患病。其實，罹病率統計或生病數據只是「臨床冰山一角」(clinical iceberg)。

這六種連續階段界定出罹病率的程度與模式，但此模式不能以罹病率或生病的表面數值來看待。因為它們並非自然數據，而是一種社會建構的統計。換言之，這些數據是由醫生、病患與家屬等不同社會行動者一連串決定之結果。罹病率或生病數據是社會創造，而非單純的一組客觀數據。當症狀出現時，必須透過個人詮釋。詮釋依靠許多因素，包括患病的過去經驗與大眾媒體傳遞的患病資訊。倘若個人決定不看醫生，或希望透過另類醫療者或家屬來醫治，則患病就不會有官方的正式記錄。當個人決定看醫生時，醫病協議因而產生。在此過程，醫生握有權力將病患標誌為患病。

❖ 二、護病互動模式 ❖

直到晚近，護理文獻依然如此描繪護士與病患關係：「病患需順從與表現尊敬，護士則需遵守護理長教導，走路要威嚴高貴。」(Armstrong, 1983: 458) 顯然的，病患被視為被動的對象，是被觀察、監督與照顧的身體。有關病患的心理與情緒需求，似乎沒有考慮的必要。然而，1960 年代至 1970 年代，護士角色受到基進的挑戰。隨著「護理過程」(nursing process) 概念的引進與個人化照護意識形態的日益被接受，護士也被鼓勵要採取主動而非被動角色。新近出現的護理過程尤其關注護病互動關係的需求，其理念認為：只有護士更清楚洞察病患的個人經驗與社會世界，她們才能更適切的決定病患健康需求與執行適當照護計畫 (Kratz, 1979)。

「護理新模型」(new models of nursing) 的主要特色是：強調護病關係的變遷特性與品質。許多護理新模型挑戰護士的傳統任務取向角色，並主張：個人化的照護將使病患受益。於是，護士被鼓勵將病患看作一個需要與其建立關係的主體。護士的角色不再單純透過治療環境的建立與維持而把病患重新定位為人類，而是在護病關係中盡可能變成病患的支持者。醫療模型總是強調醫療技術、使病患去個人化，並將病患看作

客體而否定其人性尊嚴。因此，護士的更捲入是對這種傳統模型的一種根本回應 (Salvage and Kershaw, 1990; Watson, 1988)。

護士與病患間的關係可看作:「隱密的互動協議或默許的相互作用之結果」(Morse, 1991: 456)。莫爾斯 (Morse, 1991) 以加拿大的研究結果為基礎，依捲入程度與強烈層次的不同而將護病互動關係分成四種基本類型:

㈠**臨床關係**: 捲入程度與強烈層次是最低關係，它最常發生在病患因小毛病而接受醫治的情境。此種關係概要的賦與護士以效率但表面的方式來執行必要程序，特別是門診病人診療中的護病關係特徵。

㈡**治療關係**: 最普遍的一種護病關係，適用於短期病例。此種關係中的病患有明確需求，但並非太大需求，且可迅速滿足。護士與病患的角色期待是清楚明白的，護士先從病患角色看待病患，再把他當作生病的個人。

㈢**關連關係**: 當護士與病患有延伸的接觸出現時，關連關係因而形成。於是，護士先把病患看作個人，再視之為病患。如果這被視為病患的最佳利益，則護士在此關係中的更加捲入會導致規則扭曲。當這種關係建立時，病患信任護士，護士也可能以醫療人員身分扮演病患擁護者的角色。

㈣**過度捲入關係**: 在上述三種關係中，護士依然維持專業觀點。然而，在過度捲入關係中，護士與病患形成一種親密的個人關係。於是，護士對病患的許諾是優先將他當作個人，但這也輕忽護士對醫療制度、醫生、醫療機構及其需求，以及她／他對待其他病患的護理責任之許諾。

研究顯示: 在許多醫療環境裡，醫療人員會把病患分成好病患與壞病患。護病關係研究也確認許多與正面或負面評定病患相關的主題，包括患病特性、病患行為的面向，以及病患的社會特徵 (Kelly and May, 1982)。如果病患提供醫療人員施展其臨床或護理技能的機會，則他們可能較正面的看待病患。倘若病患未能遵從醫療團隊規定或不斷抱怨，則會被歸類為壞病患。證據顯示: 護士對待病患的態度可能受年齡、性別、社會階級與族群等非臨床因素的影響。就某種意義而言，病患被標誌為

好病患是因他們傾向遵從醫療專業者認定的「理想病患」(ideal patient)
意象。在護士看來，理想病患是在醫治過程中能欣然合作、願意遵從醫
院規定、不會破壞病房慣例，以及可與醫療人員做良好溝通的人
(Armitage, 1980; Simpson et al., 1979; Stockwell, 1972)。

　　壞病患也是問題病患，因為這種病患的態度與行為讓護士難以執行
護理工作。然而，並非所有問題病患都被看作壞病患。護士還會把問題
病患分成：可原諒的病患與任性的病患。前者可能因病重不用為患病負
責而被原諒，所以，還不算壞病患。只有不被醫療人員認定患重病，但
卻要求極度關注的病患，才會被標誌為壞病患。一項針對英國三家醫院
的意外事件與急診室醫療人員的研究顯示：醫療人員把病患分成好病患
與「垃圾病患」(rubbish patients)。好病患或有趣的病患 (interesting
patients) 之特色是符合醫療標準的病患，他們是根據其醫療狀況或傷害
原因來描繪。本質上，好病患是被醫療人員界定為適合於其工作的病患。
醫療人員把災難病患界定為壞病患或垃圾病患的參考因素，與個人的醫
療狀況無關。垃圾病患被視為偏差者，並被概括成四種類型：拘泥瑣事
的病例、酒鬼、藥物濫用者與流浪漢。垃圾病患多半被看作需為其醫療
狀況負責、在醫治中未與醫療人員合作，而且未表現想要痊癒的願望。
對於這些病患，醫療人員懲罰他們的方式是增加他們等待醫治的時間
(Jeffery, 1979: 94–104; Rosenthal et al., 1980)。

❖ 三、未來的醫病關係 ❖

　　近年來，社會大眾對醫學似乎變得更有見解。而且，當他們不相信
醫生真的是醫生時，他們可能認為自己或許可像醫生一樣，將瞭解的醫
療知識應用至自己的健康狀況上。在美國，當事關醫療保健時，我們可
看出：消費主義是許多人所採行的一種模式。換言之，消費者要對服務
供給做出明智的選擇，而不願意被醫師以次等的方式來對待。顯然地，
健康照護轉向消費主義模式的發展，即代表病患在醫病關係中的地位提

升。然而，此種關係亦受外部的影響，亦即第三方支付者的介入。此種外部的影響不免讓人質疑：21 世紀的醫病關係是否真的是一種新關係 (Potter and McKinley, 2005)？研究發現：當病患需要醫師有效率且有效果地利用自己的時間，而醫生需要提高與病患的溝通技巧時，最需要改變醫病互動的組織環境。長期以來，理想的醫病關係是醫師知道病患、病患家庭與社區生活，然而，對於許多病患來說，此種關係似乎是超乎尋常的事 (Potter and McKinley, 2005)。

在美國，傳統醫病關係之所以發生問題的關鍵在於：第三方支付者的介入，亦即政府的醫療保險與醫療補助、私人醫療保險公司，以及管理式照護方案。當然，第三方支付單位監控醫師看診的病患人數與時間，多少影響到醫師臨床的決定。正因為第三方支付者決定是否償付醫師的服務費，以及該支付多少金額，那麼，他們對醫病關係必然也有相當的影響力。其實，影響未來醫病關係的相關因素還包括：㈠**降低醫療組織的權力**：為了降低成本，國家角色從保障醫學界的利益轉向保障法人健康照護的利益，這樣的舉措也降低醫療組織的權力；㈡**病患自行使用養生產品**：即使不經過醫師，病患也可讓自行使用的養生商業產品大行其道；㈢**促進醫病聯盟需求**：隨著慢性病的增加，醫病關係的力量也被鼓舞，進而促進一種長期的醫病聯盟需求。顯然地，外來的力量將衝擊著未來的醫病關係，而且可能進一步地引發其變遷（何斐瓊，2013：264–265）。

第三節
醫療騷擾與醫療糾紛

在醫療環境裡，尤其是診療過程與手術室等密閉工作場所，護理人員容易遭遇來自求診病患、家屬或醫院內其他醫療人員與行政人員的「性騷擾」。對於護理人員而言，醫療職場性騷擾的發生，不僅嚴重侵犯女性人格與就業尊嚴，也對其工作權維護構成重大威脅。許多年輕護理人員

在遭受騷擾後，為保有工作或顧及顏面，往往一再隱忍，也不敢揭露事實真相或與男性主管抗衡。於是，在醫療主管息事寧人的心態下，常造成其身心創傷。間接的，也對護理服務品質、工作效率，甚至家庭生活造成負面影響（李選，2002）。

❖ 一、常見的醫療騷擾 ❖

國內醫療「性騷擾」(sexual harassment) 的相關研究顯示：在醫療行為中，凡肢體動作帶有性意涵的碰觸，普遍被認定「性騷擾」。然而，在語言或非語言項目上，則有較大的歧見。女性對自己的身體被碰觸普遍覺得反感，但男性則認為：除胸部與臀部的碰觸較不妥外，其餘部位的接觸

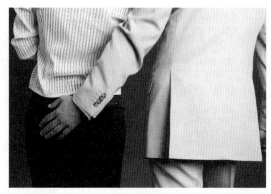

圖 13-2　性騷擾隱含性別上的權力差距。

較無所謂。由此看來，性別是影響性騷擾認知差異的要因，而性騷擾隱含的權力差距與身體自主理念，尚未完全被國人（特別是男人）理解與接受，也未融入其生活經驗中。對於容易產生性騷擾的醫病關係或醫療情境，特別是對其中的男性或男醫生而言，性騷擾作為規範或懲處法條，自然產生較多緊張與對立氣氛。因為相對於女性與病患，男性與男醫生通常是較具權勢的一方。

什麼是醫療騷擾？日本土屋繁裕醫生在他 2002 年 9 月出版的《不可原諒！醫生讓病人傷心的一句話》(*Doctor Harassment*) 一書中指出：醫生或醫療人員的言詞、態度、氣氛或行為「會在病人內心留下心理創傷」，即構成所謂「醫療騷擾」(doctor harassment)。當社會高談醫療倫理，並要求一切醫療符合專業水準與社會期望時，就更難容忍這種醫療騷擾

的存在。典型的醫療騷擾範例所反映的傷害包括（轉引自孫曉萍，2003；顧景怡，2001）：

　　㈠**把病人當作「物品」：**譬如說，「對你來說，這抗癌劑是最後的手段，但對我們而言，你已不是我們的『樣本』。」不少醫生似乎感覺痲痺，在無意識中不把病人當人看，而是待之如「物品」。

　　㈡**把病人嬰兒化成無自主權者：**病人一旦生病，似乎就被嬰兒化成需依賴父母的小孩。什麼都不會，什麼都不懂。不僅醫生如此，有時，連家屬都會替病人做決定。其實，這是在剝奪病人權利，使其失去自主權。

　　㈢**自以為幽默的傷害病人：**譬如說，醫生試打數次點滴都未成功，病患說：「打這裡較好打」，但醫生卻說：「你很囉嗦，打在你的舌頭上好了！」當醫生使用語言失當時，即是對病人的二度傷害。在大多數情況下，由於病患無法選擇醫生，甚或對治療自己的醫生一無所知，因此，醫院有責任提供優良醫療服務與管理執業醫生素質。

　　㈣**醫生自我中心使醫病關係保持距離：**不少醫生忙著自我標榜與陶醉，似乎未考慮病人的心理感受。當醫生以自我為中心，誤以為自己最偉大時，是引發醫療騷擾的最大原因，也是導致醫療糾紛的重要關鍵。醫生愈感激生命與感受病人的問題與痛苦，就愈能與病人站在一起、共同面對疾病，而非使醫病關係的距離越拉越遠。

　　㈤**將病患看作外行人而剝奪知的權利：**凡事都得聽醫生的話，完全忽視病患知道自己病情的權利。然而，病人有知的權利，醫生有告知的責任。醫病互動關係直接影響告知品質，而好的告知與醫病關係本身，可能就是一種治癒與穩定的力量。

❖ 二、醫療過失與醫療糾紛 ❖

　　在求醫過程中，病患可能因為醫生的「**醫療過失**」(medical error) 而受到實際傷害，甚至造成死亡。根據美國最近的估計：每年約有數 10 萬人因醫療過失致死，受傷害或造成身心障礙者在 100 萬人左右。這不僅

引起醫界與政界的關注，也激起「病患權益促進者」的覺醒。其實，醫療專業受到挑戰不僅是醫病關係的權力不平等問題，也是病患的信心喪失、不確定的醫療增加、高科技的風險浮現、醫療過失的定義模糊、消費者導向的文化形成，以及醫療專業的知識與自律本身被質疑的一種反映。

在醫學界，有關醫療過失的議題不斷出現。然而，由於醫療專業自主性過大，致使大多數過失都被認為「無過失」。過失常被視為一種醫學教育機會來矯正，只有在太顯眼或過大情況下，才不被容忍。正因為醫療專業認定的過失標準很高，所以，被認定的過失比率極少。值得注意的是：年齡、名聲與等級在醫學界均成了資深醫生的多層保護，使其免於過失的控訴。為了維持醫療專業的自主性，醫生也需執行某種「內在規訓」的社會控制，而不會受政府與民間的干預與監督。只有在醫生治病無效、診斷不確定或醫療過失時，醫療專業的權威與聲望才會遭到質疑與挑戰（胡幼慧，2001: 143）。因此，有關醫療過失的新醫療社會學研究，必須進一步檢視醫療糾紛的處理模式。

晚近幾年，病患控告醫生的人數有增加趨勢。醫生的回應方式是：增加其醫療失當保險以保障自己。過去 10 年來，醫生每年的保險費已上升十倍，幅度從一般家庭醫生的每年 5,000 美元上升到專科（放射線科、麻醉學科與手術外科）醫生的每年 15 萬美元以上。這些極高額的保險費會轉嫁到病患身上，也助長整體醫療保健費用的上升。傳統上，美國社會大眾一向給與醫生高社會地位與高收入。但是，晚近醫療糾紛控告的盛行則顯示：社會大眾開始質疑醫生的特權地位。整體而言，病患控告醫療專業有許多特殊理由 (Weitz, 2001; Bosk, 1979)：

㈠**醫療品質下降：**醫療糾紛難題的主要原因是醫療保健水準的下降與醫療疏忽發生的增加。

㈡**專門化的結果：**現在的醫生未能與病患建立過去的融洽關係，致使病患較不信任醫生，反而較可能是敵視的情況。

㈢**插曲事件引發：**醫療保健的高費用與醫生優渥收入的憤慨，讓病患迅速的表現不滿，尤其當醫療插曲事件造成不幸結果時，情況更是如此。

㈣**醫療專業的不信任：**助長社會大眾日益不信任醫療專業的原因是：醫療過失的發生，以及醫療專業者對他們的回應。當有醫療過失的病例被質疑時，醫院會召開職員會議，但許多研究者卻指出：這類會議似乎較傾向設法輕視或掩飾醫療過失，而非對它們提出解說或預防進一步的過失。

㈤**醫療糾紛訴訟增加：**律師熱心承辦醫療糾紛訴訟案件，也增加醫療糾紛的危險。這有部分是因為非常多律師，特別是美國東海岸與西海岸，部分則是因為從成功案件裡可獲得巨額利潤。晚近，大額判決或和解金變成普遍趨勢，這使金額大到足可讓激怒的病患與熱心的律師向法院提出控告的人數明顯增加。

從全球醫療觀點來看，不同的社會有不同的醫療糾紛處理取向。根據學者針對美國與瑞典醫療糾紛處理的分析顯示：美國屬於「**侵權制**」(tort system)，而瑞典則為「無過失保險制」。美國的侵權制係以個別消費者對個別醫生侵害健康權的法律訴訟，達到「懲戒有過失的醫生」與「賠償受害者」的一種醫療糾紛處理機制。這種制度使醫生團體採取自我捍衛的行動，反而讓他們集體強調「醫學不確定性」，甚至形成不利病患的防衛醫學。1974 年，瑞典創立「國家病患保險系統」，它是一項從消費者觀點出發，透過公共稅收而發展出來的無過失保險賠償制。這套不屬於醫療過失受害者舉證過失的賠償制度，對促進病患權益有突破性的貢獻。瑞典這套制度的實施，降低醫生被過失烙印的威脅，反而更願意協助病患獲得賠償。然而，這套制度僅靠消費者運動還是不夠的。尤其在臺灣，醫療專業霸權不減、公民社會力量剛起步，病患權益保障還有一段漫長的路要走（胡幼慧，2001: 144–145）。

小　結

　　醫療自主與醫療宰制的事實使醫病關係成為一種不平等關係，但醫生與病患間也有一種共同的價值體系，並扮演著互補角色。醫病關係的特性，會因患病類型與醫療情境的不同而有差異。衝突論拒絕共識觀或功能論醫病互動關係模型的某些基本假設，並提出基進的醫療專業權力之批判。正式的醫療專業患病模型與非正式的庶民患病解釋間的落差，可能是一種衝突來源。功能論者往往把病患視為被動與順從的，但衝突論者則將他們看作主動且批判的。醫療協議可以是醫生中心或病患導向的，而醫療環境的組織與結構即反映出醫病關係的不對等特性。當評估醫療人員與病患互動關係時，需考慮社會階級、性別與族群的可能影響。在醫療診斷裡，醫生不僅強化傳統的男性價值，也施展他們對女性病患的影響。護病關係有四種基本類型：臨床、治療、關連與過度捲入的互惠關係，類型關係的不同是因捲入程度與強烈層次的不同而有差異。

　　典型醫療騷擾範例所反映的傷害包括：將病人當作「物品」或「嬰兒」看待、自以為幽默的傷害病人、自我中心使醫病關係保持距離，以及醫生把病患看作外行人而剝奪知的權利。在求醫過程中，病患可能因醫生的醫療過失而受到傷害或造成死亡。醫療過失往往涉及法律訴訟賠償的醫療糾紛，也成為醫療社會學者探究的論題。醫療專業受到挑戰不僅是醫病互動關係的權力不平等問題，也是病患的信心喪失、不確定的醫療增加、高科技的風險浮現、醫療過失的定義模糊、消費者導向的文化形成，以及醫療專業知識與自律本身被質疑的一種反映。

問題與討論

1. 大體上來說，派深思的生病角色概念包括哪些重點？

2. 對派深思而言，醫病關係的不對等是必要的，這是因為社會期待醫生行為模式具有哪些基本特性？派深思的「控制－順從」之醫病關係模式又引起哪三方面的爭論或批判？

3. 通常，變成一種罹病率統計或生病數據是一種複雜過程，而它又牽涉到哪些主要階段？

4. 根據莫爾斯的說法，護病互動關係若依捲入程度與強烈層次的不同可分成哪四種基本類型？試概述之。

5. 21 世紀的醫病關係是否真的是一種新關係？試問影響未來醫病關係的相關因素還包括哪些？

6. 在你看來，典型的醫療騷擾範例所反映的傷害應包括哪些？

第十四章
老化照顧服務：安寧照護

安寧照護是臨終關懷的一環，也是生命教育所強調的尊重生命、肯定自我與學會愛自己的體現。透過它，我們學習從人性化照護、靈性提升至善終理念的達成，進而追求個人優質生活的積極目標。易言之，安寧照護係指針對末期病患（尤其是已被放棄治療的病患）及其家屬所提供的照護服務。

本章重點

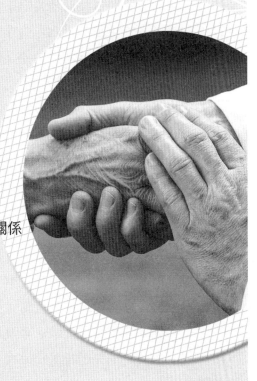

安寧照護期間，不僅要將病患的疼痛等症狀妥善控制，維護其身、心、靈的尊嚴，也需把握有限時間，完成人生的最後心願。此種在家人陪伴下安詳離開人世的方式，應可讓病患及其家屬均了無遺憾。研究顯示：安寧照護可有效緩解癌症疼痛與其他症狀，減少對病患無益的侵入性治療與痛苦，並能減少家屬的遺憾與悔恨，最終達到提高病患的生活與生命品質。2011 年 1 月 26 日，行政院衛生署公告三讀通過之《安寧緩和醫療條例》修正條文，明訂原施予心肺復甦術之末期病人，在之前無簽署意願書的情況下，可由最近親屬（包括配偶、成人子女、孫子女及父母）一致共同簽署終止或撤除心肺復甦術同意書，並經該醫療機構之醫學倫理委員會審查通過後，予以終止或撤除心肺復甦術。此法修訂後，在臨床執行上因有法令規範，醫療人員需更審慎檢視撤除維生治療是否符合病患利益。在相當程度上，這反映出對病患自主意願不瞭解的情形下，將決定權交予家屬與醫療團隊，可能造成不安與困擾。因此，為了減少撤除維生治療系統所帶來的爭議，及早與病患、家屬溝通討論「預立醫療自主計畫」益加重要（國民健康局癌症防治組，2010；癌症專家，2011）。

本章的目的在探討安寧照護團隊，特別是健康照護社工員在安寧照護服務中的角色與功能。因此，我們將關注焦點擺在與安寧照護服務相關的四個核心議題上。首先，在瞭解安寧照護服務前，實有必要先揭露安寧照護的迷思與釐清安寧照護的實質意義。其次，我們進一步探究安寧照護服務的發展與問題，涉及安寧照護的發展與功能、類型與特色，以及服務內容與相關問題之討論。第三，我們探究健康照護社工員在安寧照護服務的角色與功能，逐一探討安寧照護團隊專業者間的合作關係、需要健康照護社工員加入醫療團體的原因，以及在安寧照護服務中，健康照護社工員所扮演的重要角色與功能。最後，則扣緊安寧照護的兩個重要議題進行討論：醫療照護是特權或人權？安寧照護是一種選擇死亡的權利嗎？

第一節
什麼是安寧照護？

　　基本上，安寧照護只靠醫療團隊的幫助與麻醉藥來減輕痛苦，期使病患可好好善用所剩的時間。雖然安寧照護服務已發展一段時間，但一般人對於它的實質意涵仍然有所混淆並存有迷思。因此，在我們釐清安寧照護的定義之前，實有必要先揭露某些安寧照護的迷思（李佳倫等，2009: 11；葛謹，2009: 35-36；趙可式，2011；American Cancer Society, 2011: 2-4; Andersen and Taylor, 2006: 383）。

❖ 一、安寧照護的迷思 ❖

　　晚近，雖然安寧照護覺醒、取得機會與使用情形已有所增進，但有關安寧照護的迷思卻依然盛行。通常，一般人對於安寧照護至少存有五種迷思（趙可式，2011；Morrow, 2010）：

㈠「允許死亡」形同於「殺害生命」

　　《安寧緩和醫療條例》的適用對象是罹患不可治癒疾病的末期病患、近期內可能死亡者，所以生命跡象穩定的植物人是不適用的。「殺害生命」是剝奪一個近期內不會死亡者的生命，而「允許死亡」則是不拖延近期內一定會死亡者的死期。因此，「殺害生命」不符合尊重生命原則，「允許死亡」則符合生命醫學倫理。如果連醫療工作者都對這兩個概念產生混淆，則表示他們還需再接受生命教育與學習的必要。

㈡「最大的治療」即是「最理想的照護」

　　其實，「最大的治療」並不等同於「最理想的照護」。因為「最大的治療」是指：有管子就插、有洞就開、有肉就割、有機器就上、有藥就

給。然而，倘若只是增加病患痛苦，卻無法挽救病患生命，則不符合生命醫學倫理。「最理想的照護」則指涉：以人性化照護，滿足病患身、心、靈的需要。換言之，只有提升病患生活品質與維護病患人性尊嚴，才是符合生命醫學倫理的醫療。

㈢「延長生命」等同於「延長臨終期」

「延長臨終期」並不符合尊重生命原則，而「延長生命」卻符合生命醫學倫理。「延長生命」是指：只要給予生命的基本需要即可生存者。譬如說，植物人王曉民女士只需照護即存活了 50 多年，當然不能將她殺害。然而，「延長臨終期」卻不然，因為即使給予所有的高科技治療，病人也一定會死亡，此時則不需要再拖延死期。

㈣「不予」心肺復甦術即是「撤除」醫療

2000 年，「不予心肺復甦術」立法通過，亦即每一個成人均可在健康時「未雨綢繆」地簽署意願書。當意願人被兩位醫師診斷為末期疾病時，即可合法地不予急救，例如插管、開洞與電擊等。然而，「撤除」卻是醫護人員給了藥、插了管後可撤除。這是進可攻退可守的方法，也是全世界的「自然死法案」都將「不予」和「撤除」視為配套措施的道理。在生命醫學倫理中，「不予」和「撤除」是配套措施，兩者需有配套，方可讓醫護人員放膽地救病患。然而，在救了病患之後，若是發現醫療無效，則可再撤除。如此，病患的生命才有最大的保障。

㈤「安寧照護」形同於「安樂死」

安樂死 (Euthanasia) 是指：殺死重症病患或容許當事人死亡，以作為一種仁慈的舉動。譬如說，醫生協助自殺即是如此。有時，這項運動也被指涉為**請求的死亡運動** (requested death movement)，是一種抗拒醫院與政府控制死亡的方式。安寧照護則指涉一種由安寧病房工作者(有些是志工) 提供臨終者及其家屬的照護，也是一種不同於醫院導向、科

技控制死亡的另類選擇。安寧病房運動初始，是基於對較機構化背景下所產生的非個人或與個人無關的死亡方式之反動。不同於讓專業人員控制死亡的方式，安寧病房的工作者認為：將此種掌控權交在臨終者及其家屬與友人的手中，似乎是更適當的作法。

❖ 二、安寧照護的意義 ❖

安寧照護的現代定義是：它是一種有組織的醫護方案，不僅強調團隊精神的照顧，也為臨終病患及其家屬提供支持性與紓解性的照顧。換言之，它不僅提供臨終病患一個充滿愛與祥和的環境，也由一群專業的醫療團隊成員提供病患全面性的照護活動，以協助病患滿足其身體、心理與靈性層面的需求。重要的是：它需顧及病患及其家屬的需求，而病患接受照顧的場所可以是在醫療機構或病患家中。美國國家安寧組織 (National Hospice Organization) 將安寧照護定義為：「針對無法治癒之疾病的最後階段提供支持與照護，期使病患盡可能地獲得充足與舒適的生活。」（行政院衛生署中央健康保險局，2011；李佳倫等，2009: 8；徐震等，2014: 242–243）

根據聯合國世界衛生組織 (WHO, 1990) 的定義，安寧照護意指照護罹患威脅生命疾病的病患 (with life threatening illness)，目的是為了提升病患及其家屬的生活品質 (improves the quality of life of patients and their families)。而且，並不限於只有「癌症末期病患」才能接受安寧照護的服務。其實，「非癌症重症末期病患」也有相同的需求。據此，為了維持個人尊嚴，並尊重每個人均有權利根據自己的意願與需求，而於生命末期選擇在安寧緩和醫療之照護下，安然地走完人生（姚建安，2008；癌症專家，2011）。

根據我國的《安寧緩和醫療條例》之說法，安寧照護是指：為了減輕或免除末期病患之痛苦，而施予緩解性、支持性之醫療照護，或「不施行心肺復甦術」(Do Not Resuscitate, DNR)。為了將安寧照護理念延伸

到更廣泛的非癌症病患，讓更多醫護等相關人員、病患及其家屬對於安寧照護具有正確的認知，進而促進醫護人員的照護技能，擴大安寧照護服務的效益，全民健康保險除了照護一般癌症病人之外，更將收案對象擴大，讓有意願接受安寧緩和醫療服務之重症末期病患，能夠依其需要，接受健保安寧照護共同照護。如此的安寧照護發展，不僅讓臺灣與國際潮流同步、與聯合國世界衛生組織的理念一致，也使國家的安寧照護服務邁入另一個新里程（葉肅科，2011: 184）。

❖ 三、安寧照護的目的與原則 ❖

1996 年 12 月，行政院衛生署邀集安寧照護領域的臨床工作者與學者專家，共同組成「安寧療護推動小組」，其主要目的在於：㈠增加安寧療護服務的供給量；㈡保障安寧療護的品質；㈢建立安寧療護制度化的財源；㈣修訂相關的法律。對於安寧照護醫療團隊成員而言，其服務的終極目標是讓病患生死兩相安。基本上，安寧照護服務有四個主要目的：㈠適當地緩解病患的身、心、靈症狀；㈡在可能的狀況之下，盡可能地促進病患最佳的生活功能程度；㈢透過各種方法，盡可能地促進病患完成其生命中未完成的任務與心願；㈣增加病患對於生活周遭人事物的控制。

一般而言，安寧照護有四個基本原則：㈠醫療團隊人員應具有道德責任以提供合適的照護並緩解病患的痛苦；㈡末期病患不應再承受因無效、積極的抗癌治療而導致的痛苦；㈢所有的病患均有適度緩解其身體、心理與社會症狀並接受社會支持的權利；㈣所有的病患皆具有最佳生活品質的照護權利，其基礎即基於倫理原則中的自主原則、利他原則與公平原則。1990 年，世界衛生組織更進一步揭示**安寧照護**或**緩和醫療** **(palliative care)** 的六大基本原則：㈠重視生命並將死亡視為一種正常過程，亦即生命與死亡並非對立的而是連續的；㈡既不加速也不延後病患的臨終過程；㈢透過專業醫療團隊的合作關係，緩解病患的痛苦與不適

症狀；㈣以多元的專業醫療團隊整合病患心理與靈性層面之照護；㈤是提供必要醫療資源的一種支持系統，以協助病患盡可能地積極生活直至死亡；㈥是提供並協助家屬在病患照護與死亡哀慟期間調適的一種支持系統。

❖ 四、臨終與死亡的論述與處理 ❖

在前工業社會中，死亡常發生在家庭脈絡裡，年輕人也是在對死亡經驗有密切理解的情況下長大。正因為我們具有一種自我，並能抽象推理，所以，我們可預期或冥想死亡。最初，死亡是含糊的概念、遙遠的可能性。但是，當人們看到其親友臨終與自己的身體機能不再像先前一樣時，死亡似乎變得更具體而非抽象的。逐漸地，人們也開始覺得：死亡的「時間正迫近」(time is closing in) (Henslin, 2000: 75)。然而，在現代工業社會中，死亡是極為禁忌的一種主題。當我們談及它時，往往是以禁聲的音調呈現，並使用類似「離去」(passed away) 的隱喻辭句。童年時，我們害怕這樣的主題；成年時，我們避免談論它；甚至有時，特別是當我們處於某人臨終情況下，更是如此 (Robertson, 1989: 91)。

然而，心理學者庫伯樂‧羅斯 (Elisabeth Kübler-Ross, 1966)，透過她的先驅著作《論死亡與臨終》(On Death and Dying)，大大鼓勵臨終過程的公開討論。靠著她訪談 200 位癌症病患的研究著作之出版，庫伯樂‧羅斯確認出臨終與死亡的五個階段：否認、憤怒、討價還價、憂鬱，以及最後的接受 (Schaefer, 2008: 280)。姑且不論其通俗訴求如何，但臨終的五個階段理論確實已受到挑戰。重要的是：觀察者常無法證實這些階段。再者，研究也顯示：每一個人均以其方式在度過他的晚年。因此，我們不應期望某個人是以任何特殊方式來面對死亡 (Epstein, 2005; Fitchett, 1980)。此種獨特的現代禁忌理由似乎是：死亡幾乎是一種自然過程，而且依然超越先進科技之控制。生命歷程的終點——自我絕滅、終極面對的未知數誘發我們聲稱：這是人類對世界的控制。因此，透過

將死亡從我們的討論與思想中排除，我們也試圖否認死亡的神秘與力量（葉肅科，2011: 75–76）。

隨著此安寧病房運動的發展，許多安寧照護工作者已開始被界定為死亡處理專家。而且，安寧病房運動本身也變成一個龐大的、組織完善的產業。這意味著，從事與死亡有關的工作者：醫院工作者、社工員與其他人，均需要發展處理死亡的更為多元之方式。隨著醫療科技的發展，並交予醫療當局更多對死亡的掌控權後，臨終過程可能拖得相當長。為了面對這些新挑戰，美國的國民醫療決策者與保健供給者也逐漸提出疑問：經歷**善終 (good death)** 的意思是什麼？善終乃被定義為：個人在具有生理舒適、社會支持、接受個人命運，以及適當醫療保健下死亡。對生者來說，善終可緩和經歷喪失所愛者後的憤怒與焦慮。對社會政策該怎樣幫助人們處理死亡與臨終來說，此一發現具有重要的意涵 (Andersen and Taylor, 2006: 383)。

第二節
安寧照護的發展與問題

從歷史發展的源由來看，**安寧照護 (hospice care)** 可說是臨終關懷與**安寧病房運動 (hospice movement)** 下的一種直接產物。臺灣的安寧療護觀念始於 1982 年，1988 年臺北馬偕紀念醫院成立「安寧照顧小組」，1990 年 2 月設立 18 個病床的「安寧病房」與「安寧療護基金會」。2009 年，根據財團法人中華民國（臺灣）安寧照顧基金會的統計，已與安寧照顧基金會簽約的醫療院所共 62 家，提供安寧緩和醫療住院病床之醫院有 34 家，提供居家安寧療護服務有 43 家，安寧緩和醫療住院病床則為 557 床（行政院衛生署中央健康保險局，2011；陳榮基，2011；姚建安，2008；趙可式，2011）。

2009 年，臺灣有 40 家醫院提供健保安寧住院療護服務，共有 585 張安寧照護病床，申報人數有 5,039 人，健保支出 5.96 億元，平均每件住

院天數約為 12 天。2011 年，則有 88 家院所提供安寧居家照護服務，服務人數達 3,944 人，健保支出約 0.43 億元。從國人安寧照護利用概況得知，從 2009 年至 2011 年以來，每年約有近 3,000 人在死亡前曾使用過安寧居家照護，使用人數占死亡人數比率，由 1996 年的 0.18% 成長至 2008 年的 2.09%；安寧住院照護方面，於往生前曾使用過安寧病床的人數，由 2000 年的 871 人上升至 2008 年的 6,848 人；而使用人數占死亡人數比率亦自 2000 年 0.70% 成長至 2008 年 4.81%（行政院衛生署中央健康保險局，2011）。

❖ 一、安寧照護的發展與功能 ❖

㈠國際發展趨勢

在人類歷史上，最早的臨終關懷與安寧照護係源於 4 世紀時的拜占庭帝國，主要是基督徒為旅行者所設的招待機構。剛開始時，這些機構也被希臘人稱為異鄉人之家或陌生客避難所。遠在 14 世紀之前，這些招待所、避難所或庇護所均稱為**安寧病房 (hospices) 或醫院 (hospitals)**；其實，這兩個字眼的意義相同之時間長達數世紀之久。當時，安寧病房一字是指宗教組織的收容所，類似中國古代的「普濟堂」設施。它們不僅成為朝聖者或長程旅行者休養體力的中途站，也提供孤兒、貧窮者、病患、即將臨盆之婦女與臨終者等的照護服務。此種收容所安置與照護提供之精神反映，即是透過對貧窮者與病患的照護服務來表示對上帝的遵從。至中世紀時，隨著十字軍的東征，安寧病房迅速地蔓延。同時，巴勒斯坦聖地也隨著朝聖者的足跡，激增許多類似的機構。

17 世紀時，法國愛爾蘭慈善修女會成立，才有照顧貧民、孤兒與臨終者的設施出現。18 世紀時，第一所新教安寧院創立，開始有了專業護士。19 世紀時，愛爾蘭的都柏林與法國的里昂出現真正針對臨終者設立的照護機構。其後，不同教派的基督徒很快地在全球各地設置類似臨終

關懷與安寧照護的收容機構。此後，生命與死亡均被看作**生命歷程 (life course)** 的一環。無論是旅行者、朝聖者或臨終者，均同樣享有舒適與受照護的需求及其個人價值（姚建安，2008；葛謹，2009: 32）。

　　然而，全球第一個現代化的安寧機構源於英國，而它又與安寧照護之母桑德斯 (Dame Cicely Saunders) 女士有關。1918 年，桑德斯出生於英國；1940 年，她成為護士。後來，她因為患背痛而無法繼續擔任護士工作。由於她熱愛照顧病患，所以便轉修社工學分。1947 年，她成為社工員，繼續在醫院中服務病患。1958 年至 1965 年期間，她與幾位醫師同事研究出許多能減輕癌症病患痛苦的新藥。1963 年，她開始於英國倫敦辛得翰創立第一所現代化安寧機構——聖克里斯多福安寧院。1967 年，醫院落成並取名為 Hospice，原意為接待收容旅人之處，引申為照顧癌症末期病患的地方。至此，安寧照護不僅成為文明社會與人道醫療的驕傲，也在歐、美各國蓬勃地發展。到了 21 世紀，英國已有一百多家安寧照護機構，全球也有十多個國家前往觀摩與學習，臺灣則是第 18 個建立安寧照護服務的地方（趙可式，1999，2000）。

㈡國內歷史發展

　　1983 年，臺灣的天主教康泰醫療教育基金會已實施癌症末期病患的居家護顧服務。然而，由於缺乏媒體宣導與系統性報導，臺北馬偕醫院在 1987 年舉辦一系列「臨終關懷」的講座後，安寧緩和醫療照護理念才在國內逐漸發展。1988 年 9 月，安寧照護計畫首次獲得支持。1990 年 2 月，馬偕的淡水分院正式成立臺灣第一個安寧病房，共計 18 床病床，且有居家照護服務。同年 12 月，在財團法人台灣基督教長老教會與馬偕紀念社會事業基金會的主導下，創立「財團法人安寧照顧基金會」。此後，正式展開國內民間的安寧療護宣導、教育訓練、學術研究與經濟補助等業務。1994 年 3 月，天主教耕莘醫院設立安寧病房，佛教蓮花臨終關懷基金會也在該年成立。1995 年 6 月，國立大學醫院臺大醫院成立緩和醫療病房，帶動國內醫學中心成立安寧緩和醫療病房的風氣之先。1998 年

4 月，淡水馬偕分院成立安寧療護教育示範中心，加強且落實了國內安寧緩和醫療教育的根基。

　　2000 年，臺灣通過《安寧緩和醫療條例》，賦予我國國民臨終時有選擇「拒絕心肺復甦術」的權利，以保障國民可安詳往生、獲得善終。2002 年修法時，在第 7 條第 6 項中加入：「末期病人符合第 1 項、第 2 項規定不施行心肺復甦術之情形時，原施予之心肺復甦術，得予終

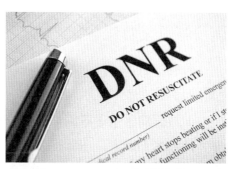

圖 14–1　2000 年通過的《安寧緩和醫療條例》，賦予人們在臨終時有選擇「拒絕心肺復甦術」(Do Not Resuscitate, DNR) 的權利。

止或撤除。」根據 2002 年修訂的《安寧緩和醫療條例》之規定，倘若病患沒有簽署 DNR 意願書，只有家屬簽具的 DNR 同意書，恐將陷醫師於違法縱容家屬違反醫囑出院 (Against Advice Discharge, AAD) 和家屬違法拔管之嫌。為了免除病患需要隨身攜帶意願書的麻煩與尷尬，自 2006 年起衛生署與健保局乃同意將該意願書之意願，登錄於健保卡上。這讓國民到任何醫院，醫療人員皆可從健保卡資料中讀出病人的 DNR 意願，算是便民措施。然而，二度完成修法的《安寧緩和醫療條例》依然有些執行上的困境需要突破。

　　在歷經專業醫療團體與社會輿論多年的討論後，立法院終於在 2011 年 1 月 10 日三讀通過《安寧緩和醫療條例》修正案，明訂末期病患經最親近親屬一致簽署「撤除心肺復甦術同意書」，再由醫學倫理委員會通過後，醫師即可撤除維生醫療設備。顯然地，這讓臨終病患免受許多無意義的痛苦。然而，儘管醫師對末期疾病的認定、清楚簽字、醫學倫理委員會的認可有了法源依據，但依然有許多人質疑：該如何明確規範，方能符合「生命醫學倫理」？有些醫療工作者甚至誤認為這條法律是要他們當劊子手，以為這與醫生的救命天職有所衝突，因而大力反對（葉肅科，2011: 188）。

(三)安寧照護功能

從醫療照護的角度來看，安寧照護有兩個主要功能（徐震等，2014: 244-245）：

1.**減輕病患生理疼痛**：對於生命末期的病患及其家屬來說，安寧照護並非放棄不理會，也非侵入性與增加痛苦的治療。反之，它是給予尊重、提供照顧與減輕痛苦，讓病患擁有生命尊嚴且完成心願，並能安然地離開人世間。2013 年 1 月 12 日，《安寧緩和醫療條例》修正通過第 1 條、第 3 至 5 條、第 6 條之 1 至第 9 條。這不僅讓「放棄急救同意書」的簽署具備法源基礎，也讓生命末期的病患及其家屬對急救處置有更多瞭解。因為即使放棄急救同意書簽署後，醫療人員還是會盡力使用各種方法，期使病患感到舒適且免除痛苦的折磨，達到減輕病患生理疼痛之目的。

2.**降低醫療資源浪費**：安寧照護並不採取激烈的醫治與救護方式，而是讓病患享有「無痛」的緩和療護，也兼顧到應有的生活品質。在全方位的安寧照護下，醫療團隊期使病患能減少生命末期不必要的檢查與治療，也讓他們在世時更有尊嚴地活下去。更重要的是，它也能避免或降低醫療資源的浪費。事實上，透過全人照顧方式照顧癌症末期病患的安寧照護，不僅可提供較人性化的醫療服務，也能降低或避免非必要的醫療介入。

❖二、安寧照護的類型與特色❖

就當前臺灣的安寧照護服務模式來看，主要有三種類型（行政院衛生署中央健康保險局，2011；李佳倫等，2009: 9）：

(一)安寧病房

是指在醫療機構中設置一個提供緩和照護的專屬病房，以處理病患

生命末期的急性症狀，例如疼痛控制、呼吸喘與出血等。醫院安寧病房的好處是由醫護人員全天 24 小時監控，有緊急情況時可馬上處理；缺點是醫院太過吵雜，人員進進出出，加上不時傳來救護車的警笛聲、急救聲，讓人聽了很不舒服。偶爾，還有家屬的悲痛哭泣聲，不免影響心理。有些醫院會另外特別設置「安寧病房」，環境比一般病房好，有心理諮詢師進行心理輔導，收費比照一般病床，但要簽署一份「不施行心肺復甦術親屬同意書」，目的是要讓病患臨終時走得安穩。

(二)安寧居家照護

　　許多處於疾病末期的病患在居家照護上可能面臨許多問題，例如管路更換與照護、疾病症狀控制，以及家屬照顧壓力等，因而需要安寧居家照護。基本上，它是由安寧居家護理師到家中服務，免除病患及其家屬往返醫院的次數，以及減輕家屬居家照顧的壓力，以達到病患善終之目的。自 2009 年 9 月起，接受安寧病房與安寧居家照護服務病患的疾病種類已不限於癌症患者，其他如在醫師診斷下為疾病末期且符合各疾病至少兩項收案標準者，皆可接受安寧病房與居家照護服務。要言之，居家安寧病患可回自家休養，有親人陪伴在身邊，面對比較熟悉的環境，病患心情會較穩定；醫院也會指定居家附近的醫護人員定時訪視，不過這可能有一點緩不濟急，病患得忍受較多痛苦，且每一趟訪視都要收取車馬費。

(三)安寧共同照護

　　安寧共同照護的意涵是：由於各醫療團隊照護面向的不同，因此，有不少癌症末期病患在非安寧病房接受醫療照護。然而，為了使所有癌症末期病患皆有機會接受安寧照護面向的服務，因而建立由原診療團隊與安寧照護團隊依癌症末期病患病況需求共同照護病患的制度。要言之，安寧共同照護是指由醫院的安寧照護團隊與原治療團隊，共同照護居住於非安寧病房且有安寧緩和照護需求的癌症患者，例如疼痛控制、心理、社會與靈性照護。一般而言，安寧共同照護團隊成員主要包括：安寧緩

和專科醫師、安寧共同照護護理師、心理師、社工師、靈性關懷師，以及安寧志工等。

與傳統醫療不同的是，安寧照護是針對癌症末期臨終病患及其家屬所提供的特別照護服務。據此，安寧照護不同於其他健康照護的主要特色在於（莫藜藜，1995: 429；American Cancer Society, 2011）：

1. **是由醫療團隊提供服務**：在大多數的情況下，安寧照護是由跨科際或跨專業的健康照護團隊負責。這也意味著，它是由許多學科彼此互動、一起運作或共同合作的服務供給。通常，安寧照護醫療團隊是由醫師、護理師、營養師、藥師、物理治療師、社工員與志工等專業人力所組成，並提供最完整的醫療照護。

2. **緩和疼痛並且控制症狀**：緩和疼痛與症狀控制的目標在於幫助安寧病患可以是舒適的，不僅可控制症狀，也能享有自己的生活。易言之，不舒適、疼痛與負面影響是能被管控的。病患不僅能盡可能地免於疼痛與症狀威脅，還能與周遭的親友互動，並做出重要的決定。

3. **可選擇居家或住院照護**：雖然安寧照護可採取居家照護方式，但病患也可經過許可而住在醫院、擴大照護機構或安寧病房中心裡。基本上，安寧照護可安排為入院照護，並提供病患及其家屬必要的安寧照護服務。當然，只要病患及其家屬已做好準備，安寧病房病患也可回到自己的家中，改採居家照護方式。

4. **隨時提供安寧照護服務**：當病患接受安寧照護後，會有專業健康照護者定期進行居家照護與安寧病房照護。而且，安寧照護往往會提供臨終病患及其家屬每天 24 小時的專人與專線服務。

5. **協助親友學習照護技巧**：可讓病患家屬甚至其親友知道該如何給予病患服藥，幫助病患活動、傾聽、回應，以及應付各種可能發生的突發或特殊狀況。

6. **提供家屬哀慟相關輔導**：可協助病患家屬面對即將失去親人的哀慟，提供諮商輔導、志工探訪、假日活動，以及喪禮協助等服務。

❖三、安寧照護的服務內容與相關問題❖

既然安寧照護是由專業醫療團隊提供病患及其家屬的服務，因此，它的服務內容涉及三種服務對象（徐震等，2014: 246–247）：

㈠**病患個人**：照顧工作者可提供正確與完整的病情資訊給病患，並陪伴其接受臨終之事實，以及減輕或消除身體的疼痛與不適應症狀。其次，安寧照護也可緩和病患的心理壓力，並試圖發展出支持網絡。此外，照顧工作者也可支持重視靈性的病患尋求生命的最終意義與尊嚴，甚或協助安排適當的安葬服務等。

㈡**家屬與親友**：主要包括提供家屬與親友的臨終照護指導、協助情緒處理與澄清期待等。倘若照顧工作者能做好與臨終者有效的溝通，以及病患死後的諮詢，則可讓病患家屬勇敢地面對病患的往生。

㈢**照顧工作者**：在安寧照護環境中，為了避免照顧工作者產生專業倦怠，安寧照護機構也需建構專業醫療團隊成員的支持系統。

在國內外推展安寧照護服務多年後，依然存在一些值得我們檢討的重要課題或相關問題（王鼎鈞，2011；林歐貴英、郭鐘隆譯，2003: 666）：

㈠**適當時機的安排難以判斷**：病患難以達到善終的一個要因在於，醫生往往太晚將病患轉到安寧病房。當醫生在與病患及其家屬討論病情時，多半傾向轉達樂觀訊息，進而可能高估病患的存活率與未來生活品質。是故，如何正確判斷入住安寧照護機構的適當時機，是值得我們重視的課題。

㈡**安寧照護的床數明顯不足**：自 2009 年 9 月「健保西醫支付標準：安寧療護住院通則」公布以來，新增了八類非癌末期疾病的病患。顯然地，當入住安寧照護機構的條件放寬後，享有健保給付的民眾勢必增加。然而，在全國安寧病房機構只有 46 家、683 床的情況下，服務需求量可說明顯不足。

㈢**民眾對安寧照護認識不夠**：雖然國內的安寧病房成立已近 30 年，

但因宣導不足，國人的刻板印象傾向將它看作等待死亡與被放棄治療的地方。研究結果顯示，有高達二至三成的家屬 (24.4%) 與病患 (31.5%) 認為安寧照護是一個等死的地方，這也表示民眾對安寧照護的認識依然不夠（徐震等，2014: 248）。

㈣**社區型安寧照護有待開發**：儘管國內的安寧照護服務已實施多年，其努力與貢獻均有目共睹，但還有許多發展空間。其中，又以社區型安寧照護最有待開發。今後，政府應正視當前安寧照護無法在社區中接受連續性照顧之困境。其具體作法包括，要求長期照護機構提升安寧照護能力、鼓勵基層醫療參與安寧照護服務，以及設立專門照顧末期病患的示範機構等，讓社區安寧照護網絡更趨完整。

第三節
安寧照護團隊：專業成員與合作關係

對健康照護專業者或健康照護社工員而言，他們都可能成為**安寧照護團隊 (hospice care team)** 的一員。此種健康照護專業者與健康照護社工員間的合作關係，將形塑並影響病患生理、心理與社會的完全照護 (holistic care) 供給之品質（行政院衛生署國民健康局，2007；江亮演等，2005: 256–258；秦燕，1992: 16–20；莫藜藜，2002: 117–118）。

❖ 一、專業醫療團隊 ❖

安寧照護團隊是由一群健康專業成員，透過共同合作關係而組成的健康專業醫療團隊，其成員主要包括：醫師、護理師、營養師、復健師、心理師與社工師等專業人員。安寧照護團隊成員可能來自不同專業背景、各有獨特的工作傾向、專業知識與技術。在臺灣，安寧共同照護專業醫療團隊成員的角色大抵如下（行政院衛生署國民健康局，2007）：

㈠**共同照護護理師**：最主要的成員是由專職護理師擔任，負責協調

與整合共同照護工作。一般而言，熟悉心理會談與支持技巧的安寧病房資深護理師最適合擔任。這主要是因其對末期病患常見的生理與心理問題，具有獨立評估和協調其他專業參與照護的能力，也較有餘力指導病房的護理人員。因此，倘若無法由安寧病房的護理師調任，也應先至安寧病房接受訓練較佳。

㈡**專責醫師**：在共同照護團隊中，專責醫師是不可或缺的角色。其角色與功能主要有：擬定症狀控制計畫、協助醫療處置倫理與合適性問題之判斷與溝通、教導醫學生與住院醫師，以及激勵醫療團隊臨床研究的動機與靈感等。

㈢**社工師**：專門負責心理、情緒與社會問題的評估與建議，也是共同照護中經常倚重的角色。對於穩定運作中的醫療團隊來說，對外公共關係的建立、志工的招募與培訓，以及病患家屬的哀傷輔導等，均是社工師的重要工作。

㈣**志工**：在安寧共同照護中，志工也往往發揮重要功能，例如：生活陪伴、交通協助，以及協助哀傷輔導之追蹤等。然而，在醫療團隊建立之初，常無餘力去大規模培訓志工。所以，可行的作法是，在服務病患及其家屬的過程中，可考慮吸收條件適合的家屬作為志工種子，再視醫療團隊能量以決定如何招募與培訓。

❖ 二、為何需要健康照護社工員？ ❖

在醫療團隊中，為什麼需要健康照護社工員的加入？這主要是因為健康照護社工員可在醫療團隊中發揮其角色與功能。一般而言，安寧照護團隊之所以需要社工員的主要理由在於（秦燕，1992: 18；莫藜藜，2002: 117–118）：

(一)社工員可有效掌握病患的社會與心理狀態

在醫療團隊中，健康照護社工員可發揮的角色與功能在於，以其獨特專長有效掌握病患的社會與心理狀態，進而提供醫療團隊成員作為診斷與治療計畫之參考。在醫療團隊中，健康照護專業者應增強病患或案主的動機，盡可能去除病患的社會與心理因素之障礙，進而協助醫療團隊成員執行治療或安寧照護計畫，以達成醫療團隊治療或照護病患的目的。

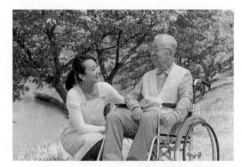

圖 14-2　　社工員負責病患心理、情緒與社會問題的評估與建議，在安寧照護團隊中扮演非常重要的角色。

(二)社工服務是治療過程中不可或缺的一環

疾病可能帶來個人恐懼、憂鬱，甚或家庭與人際關係的崩解，以及個人經濟的困難。在此情況下，病患及其家屬的心理、家庭和社會環境等方面的調適，確實需要健康照護專業者（尤其是醫務社工員）所提供的協助與服務。雖然醫護人員可盡全力提供病患完整的照護，但難免限於醫療專業領域中，較少顧及病患及其家屬的社會與心理需要。因此，在整個安寧照護過程中，健康照護社會工作似乎已變成醫療團隊服務不可或缺的一環。

(三)社會學或社會工作是達成公共衛生的目標

從公共衛生的角度來看，在相當程度上，其目標的達成需醫學界引進醫療社會學或醫務社會工作理論與方法，並將其應用至公共衛生上。唯有如此，專業醫師與公共衛生人員方能更進一步瞭解病因學的社會過程與社會流行病間的關係，以有效應付人類與日俱增的疾病風險。其實，

早在 1910 年時，美國的公共衛生協會即已設立社會工作部門。當時的
Russell Sage 基金會理事長即表示，衛生官員與醫務社會工作者各有不同
的工作範圍。然而，倘若他們能更瞭解彼此的工作與目標，並密切聯繫
與互動，則可使每一部門的工作做得更徹底且有效率（莫藜藜，2002：
117-118）。

㈣社會學或社會工作作為一種預防醫學應用

就預防醫學的觀點來看，應用社會學與醫務社會工作的理論和方法
可用來預防疾病的發生。事實上，臨床醫學也證明，在健康照護社工員
的協助下，專業醫療團隊的成效確實大為增進。同樣地，在預防醫學方
面，健康照護社工員的確也發揮重要的功能。因此，在醫療團隊中，除
了有基本的治療模式外，預防照護也是另一個重要發展。尤其是在安寧
共同照護模式中，健康照護社工員儼然成為病患權益的倡議者。

㈤社工員是關注服務使用者需求的最佳人選

無論是在身心障礙者諮商、家庭計畫服務、安寧照護服務或遺傳諮
詢等服務方案中，醫務社工員常扮演重要的角色。同樣地，在專業醫療
團隊中，健康照護社工員也常提供有關病患社會、心理與醫療的資料，
以協助醫療團隊達成「全人」照護病患的目標。顯然地，疾病對病患及
其家庭的社會功能均可能帶來重大影響，因此在醫療團隊中，健康照護
社工員可說是受過專業訓練，並能適切關注服務使用者照護需求的最佳
人選。

❖ 三、安寧照護社工員的角色與功能 ❖

安寧照護社工員是檢定合格的、經過安寧照護專門訓練的健康照護
人員，也是分派給病患以提供持續照護的服務人員。因此，他們不僅需
與安寧病患及其支持體系建立關係，也要在其確認的需求領域中一起協

助病患。通常，在安寧照護服務中，社工員扮演的角色與發揮的功能如下 (American Cancer Society, 2011: 2–4; Csikai, 2002, 2004; Hector, 2011; Morrow, 2010)：

㈠參與病患倫理難題的解決

在安寧照護倫理上，社工員可協助病患及其家屬基於個人照護目標之考量而做出健康照護的決定。美國的研究發現，約75%的醫院倫理委員會有社工成員，但只有53%的安寧照護倫理委員會有社工員參與。在醫院與安寧照護委員會的審議中，社工參與是適度的，但最大的介入則在提供社區資源的知識，以及負責病患、家屬與服務供給者間的聯絡事宜等傳統社工活動。顯然地，有關安寧照護團隊共同面臨的議題，以及團隊成員教育政策的提出，均可讓他們在回應病患倫理難題時，能將困難降至最低。在支持安寧照護哲學的基本層面上，社工員確實可透過其訓練有素的溝通技巧、自決和尊重個人價值與尊嚴的專業核心價值之促進，以及幫助他人認知到人類行為與社會環境間的互動與互賴關係，而履行這些任務的某些功能。

㈡定期安排病患的家庭會議

通常，多半是由社工員與護士負責主導定期的安寧病患家庭會議。安排定期家庭會議的主要目的在於，讓病患家屬能獲悉病患的安寧照護情況，以及他們可能有哪些想法或期待？家庭會議也提供病患及其家屬一種分享感情、說出有何期望與需求，以及學習死亡和臨終過程的機會。藉由家庭會議，可讓所有家庭成員獲得很大的支持，並找到減輕壓力的可能管道。當然，在社工員、護士或照護助理的例行訪視期間，也可召開非正式的日常會議，讓他們與病患及其家屬進行會談。

㈢處理多重任務的行政功能

在安寧照護環境中，社工員除了需具有高度組織、但又有彈性地處

理事務之能力，也要發揮處理多重任務的行政功能。通常，社工員會與新病患及其家屬進行訪談，以獲取其接受社會服務的歷史資料；其次，社工員也需檢閱或解讀圖表，這些都是其工作職務上需要處理的行政面向，也因為如此，這些行政職員多半都擁有出色的筆記能力。

㈣提供臨終議題的諮商功能

社工員需充分瞭解：安寧病患的社會心理議題與家屬所面臨的臨終關懷議題之相互關聯。社工員與病患及其家屬的互動，不僅可讓他們的喪失感降至最低，也能減輕其哀慟的情緒與感傷。社工員的重要功能之一，即是提供富有同理心的情緒與生理支持給安寧病患。在某些情況下，靈性支持也是需要的。因為所有的安寧病患均可能面臨危及生命的疾病，所以，透過病患及其家屬所需不同層次的支持協調，社工員也扮演著重要角色。在協助病患接受其生命將盡的必然結果上，社工員可提供專門化的照護服務。對於病患及其家屬，社工員也可發揮作為臨終議題諮商者的功能。特別是當安寧病患接近死亡時，社工員需執行社會心理評估，以及適當的介入方法。

㈤需具有人際與溝通的技能

無論是在安寧病房或在居家照護環境中，社工員均需具有人際協調與溝通的技能，方能有效發揮照護服務的功能。社工員不僅要能與個別的病患正確溝通，也要在團體情境或照護團隊中擔負職責。重要的是，社工員需提供服務給不同族群與文化背景的病患。當病患及其家屬需要做出臨終關懷與安寧照護決定時，社工員在與病患及其家屬進行情緒討論上常居於要角。因此，社工員不僅可透過其人際溝通技能和病患及其家屬建立關係，也能幫助他們一起解決生活上可能出現的社會心理問題。

㈥動員社區資源以協助病患

對於安寧照護的使用者來說，他們也可能面臨經濟財務的困難。此

時，參與安寧照護團隊的社工員即可發揮組織動員的功能。一方面，社工員可協助病患及其家屬使用安寧照護機構內或安寧居家照護中的照護資源。另一方面，則可聯繫地方社會福利機構、非營利組織與大型宗教團體，動員社會資源與整合社區資源，以協助安寧病患及其家屬。這些重要的社會或社區資源可能包括：地方安寧照護機構、送餐服務與生命警戒等。

㈦扮演安寧照護的協調角色

跨科際的安寧照護團隊主要負責協調與監督臨終病患每天 24 小時的照護服務，並確保所有介入服務皆能共享資訊。此項服務可能涉及安寧病房機構、居家照護單位、專責醫師，以及藥師、神職人員和殯儀業者等其他社區健康照護專業者。此時，社工員可扮演協調者的角色。他可告訴病患及其照護者：只要有問題，任何時候都可聯絡其安寧照護團隊；因為在安寧照護專線上，總是有人隨傳隨到地提供幫助；安寧照護服務要確保的是：讓病患及其家屬不覺得孤單，因為幫助是隨時都可能的。

第四節
安寧照護：特權或人權？

1995 年 5 月，行政院衛生署首度召開安寧照護業務的相關會議，促使安寧緩和醫療正式且有系統地由政府機構主導而朝制度化目標邁進。1996 年 12 月，衛生署再度邀集安寧照護領域的臨床工作者與學者專家，共同組成「安寧療護推動小組」，下分「資源分配」、「研究發展」、「服務品質與推廣」及「教育訓練」四組。1996 年，全民健保開始配合實施安寧居家照護試辦計畫。自 2000 年起，開始試辦安寧住院療護計畫，並配合衛生署政策於健保卡提供安寧意願之註記。2009 年 9 月，行政院衛生署除了將試辦計畫正式納入健保常態性支付外，也將八類經醫師專業診

斷符合入住安寧病房照護的重症末期病患納入服務對象範圍。顯然地，這不僅讓有意願接受安寧照護服務的重症末期病患得依需要獲得幫助，也有機會接受健保的安寧照護。然而，在此它也涉及兩個重要議題的討論：

❖ 一、醫療照護：特權或人權？ ❖

根據透納 (Turner, 1993, 1996) 的說法，現代社會的特徵在於強調民主原則與經濟組織間的衝突。雖然民主的核心價值在強調均等與普及性的人權，但牽涉到生產、交換，以及商品和服務消費的資本主義經濟制度則在製造不均。因此，當民主試圖解決此種對立，想要讓內在不均的經濟制度變得均等時，即可能帶來緊張或衝突。由此觀之，現代民主政治可理解成利益集團與社群為自身爭取政治需求與利益認同的一部鬥爭史。在美國，多年來所發生的醫療照護改革狀況正好論證了此一事實：不同利益團體為了保障自身利益而極力遊說，致使全民健保無法推展。近年來，這場角力遊戲似乎產生了變化，聯邦政府對特殊利益團體的態度也變得愈來愈強硬。最後，美國總統歐巴馬透過國會推行全民健保計畫。這樣的努力並不在改變醫療照護的輸送制度，而在提供民眾有能力擔負的健保。

在審視美國醫療改革時，我們不應忽視現實面的可能影響：資本家追求政治、經濟與專業利益更甚於病患與家屬的利益。美國醫療改革為沒有保險者爭取到可負擔的醫療保險是一項歷史性的改變，卻非改革的終結。其實，醫療改革涉及一個基本的重要議題：醫療照護到底是針對某特殊利益團體的特權或是全民性、普及性的人權問題？關於此一問題，有兩種不同的主張。強調醫療照護是特權而非人權的人認為：倘若人們需要醫療，那麼他們就該為此支付費用。此一主張並非意指窮人就不值得獲得醫療照護，而是說它反對福利國家；該主張強調：幫助窮人的最好辦法是提供其工作，讓他們也買得起醫療服務。如果不改善窮人的貧

窮處境，根本不可能有效提供高品質的醫療服務給窮人（何斐瓊譯，2013: 426）。

強調醫療照護是人權而非特權的人則表示：醫療照護並非一種商品，而是一種社會責任與機會。無論個人的生活條件或財務狀況如何，每個人都應有權利獲得高品質的醫療照護。畢竟，醫療權是國際法所認同的，也是許多國家憲法所保障的權利。在西方福利國家中，雖然有不少國家允許公民購買私人醫療保險以補充或提高政府的照護，但國家也保證所有公民均可獲得必要的醫療服務。對於一個社會來說，醫療照護投入的情況即反映出該社會是否重視其成員的基本人權。易言之，為了確保全民都有獲得平等醫療照護的機會，社會有責任讓照護成為一種基本的社會權利。在馬歇爾 (Marshall, 1964) 看來，一般民眾視為民主社會基礎的公民權勢，是與資本主義的社會階級體系相衝突的。因為在現代福利國家裡，個人的公民權才是享有政治代議與公共福利權的基礎。目前，美國醫療改革的努力可視為公民擁有健康照護權的延伸，因為加拿大與歐盟國家早已將醫療照護看作一種社會權（何斐瓊譯，2013: 426–428）。

❖ 二、安寧照護：選擇死亡的權利？ ❖

死亡是可選擇的嗎？此一議題已日益受到關注。目前，主張死亡權利的運動似乎有逐漸擴散的趨勢。然而，因為它涉及善終倫理與法律等問題，所以即使有數個國家已通過「安樂死」條例，但相關的生命自決爭議依然持續著。安樂死的價值在藉由人工控制，降低死亡過程中精神與肉體之痛苦與折磨，讓病患可安詳地離開人世。然而，以安樂死方式決定病患生死，無異在剝奪其生存權。其實，安樂死並非減輕重症病患痛苦的唯一方法，親情支持與完備的安寧照護制度也具有相同的效果（徐震等，2014: 252）。

目前，有關生命自決的議題，大抵有三種主要爭議（林歐貴英、郭鐘隆譯，2003: 667）：

㈠**誰可決定病患生命**：意識清楚的重症病患在瞭解接受治療的利弊得失後，有接受或拒絕治療的權利。然而，對於無法甦醒者，又有誰能為其下決定？此外，較諸急性病患，老年慢性病患者會做此決定而面臨的各種情況極不明確。況且，照顧者也往往較不同意病患擁有結束自我生命的權利。

㈡**何種條件下可決定**：對於治療的利弊得失，是否已做到**知情同意** (informed consent)？關於病患的治療，是否已充分掌握？其實，有關決定生命終止的相關調查結果是相當分歧的。因為有些調查發現：年長者希望活得愈長愈好，不管需承受如何的治療；其他的調查則顯示：隨著年齡的增長，老人更重視生命的品質勝過其長度。

㈢**自決存有文化差異**：無論事先指示或知情同意，均能清楚反映自決的價值。然而，這可能與重視團體甚過個人的文化相衝突。譬如說，在華人文化的孝道社會裡，要與父母討論死亡與臨終議題，似乎是不適當的。

小　結

對於健康照護的未來來說，去除臨終關懷的污名與重新界定安寧照護的意義是必要的。可預期的是，未來的 30 年裡，高齡人口將倍數增加。這也意味著：會有愈來愈多的人因為罹患慢性病、末期疾病而需要臨終關懷與安寧照護。揭露安寧照護的迷思可讓我們更進一步瞭解安寧照護的本質，並且提供優質的、高技能的照護服務給臨終病患。在安寧照護團隊中，我們之所以需要健康照護社工員的加入，主要是因為他們可在團隊中發揮一定的角色與功能。安寧照護社工員是安寧照護團隊中不可或缺的一員，他們所做的許多事務確實可提升病患及其家屬的生活品質。一般來說，安寧照護社工員可扮演的角色與發揮的功能主要包括：參與病患倫理難題的解決、定期安排病患的家庭會議、處理多重任務的行政

功能、提供臨終議題的諮商功能、需具有人際與溝通的技能、動員社區資源以協助病患，以及扮演安寧照護的協調角色等。

問題與討論

1. 一般人對於安寧照護通常至少有哪五種迷思？
2. 從醫療照護的角度來看，安寧照護有哪兩個主要功能？
3. 就你所知道的，安寧照護不同於其他健康照護的主要特色為何？
4. 一般而言，安寧照護團隊需要社工員的主要理由為何？試概述之。
5. 在安寧照護服務中，社工員扮演哪些角色、發揮哪些功能？
6. 在你看來，醫療照護是特權或人權？請說明其理由。
7. 有關生命自決的議題，大抵有哪三種主要爭議？

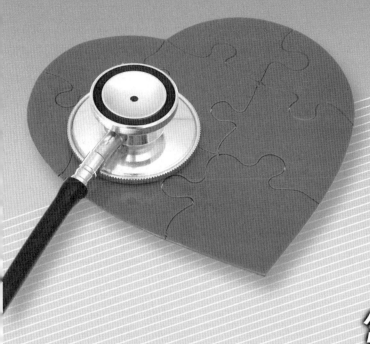

第六篇

國家健康：
醫療全球化

第十五章
醫療保健體系

醫療保健是一錯綜複雜的論題，但過去 10 年來，已變成所有已開發與開發中國家共同關注的焦點。從跨文化角度來看，國際醫療體系可分為：個人醫療保健體系、自然醫療保健體系、科學醫療保健體系、中國醫療，以及整體醫療。無論我們所用的分類架構為何，醫療保健體系似乎可從經費資助、服務供給與醫療治理等特定體系的角度來瞭解。

本章重點

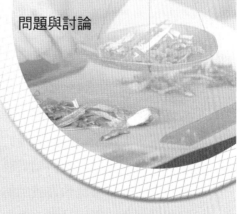

邁入 21 世紀的今天，雖然不同國家間的醫療保健資助、供給與支配存有明顯差異，但似乎沒有任何一個國家的政府能逃避伴隨醫療保健而來的爭論與問題。當代世界作為一個全球體系，主要受到跨國文化與經濟參與者的形塑與影響。無疑的，健康、疾病與醫療體系也存在全球化趨勢。當世界經濟生產與消費面向愈整合時，健康不平等的國際醫療體系也會變得更相似。當非西方社會愈受到西方文化（特別是美國文化）的支配時，健康、疾病與醫療全球化和健康不平等現象也變得愈相似。無論國家政治環境如何，不管先進國家或開發中國家，健康、疾病與醫療全球化正趨於聚合。值得注意的是：高度科層制的、現代理性的醫療保健體系也跨越或模糊原有國家界線。

第一節
國際醫療體系：跨文化觀點

就跨文化角度來看，國際醫療體系概可區分為：個人醫療保健體系、自然醫療保健體系、科學醫療保健體系、中國醫療，以及整體醫療等醫療保健信念與實務 (Sullivan, 1995: 282–286)。

❖ 一、個人醫療保健體系 ❖

小型、狩獵與採集社會常有萬物有靈論之宗教，這意味著：他們相信世界有靈魂或精神存在，並對人們施惠或使壞。狩獵者與採集者將萬物有靈概念應用至疾病上，並推論：疾病是一種不自然的條件。有時，它是靈魂侵入所造成，亦即像徘徊於世上的精神、自然力或祖先靈魂等外力侵害。現今，在許多地方的民俗治療裡，仍可發現某種個人醫療保健體系的信念。在這些個人醫療保健體系裡，醫治者是巫醫。他們既是醫生與宗教領袖或預言者的結合，也是對靈魂世界具有豐富知識的人。如果他們認定原因是靈魂侵入，則可能建議驅逐靈魂的治療法，例如進

行催吐或放血。倘若他們斷定原因是觸犯禁忌，則可能扮演顧問或指導者角色，以協助病患對自己的罪孽進行懺悔與贖罪。

❖ 二、自然醫療保健體系 ❖

自然醫療保健體系的醫治者是醫生或草本學者，他們是受過治療訓練的專家，且可幫助病患恢復身體的均衡狀態。在個人醫療保健體系中，醫治者通常也是宗教人物。然而，在自然醫療保健體系裡，醫治者往往透過訓練與學徒方式而學習技術，進而成為有專門技能的從業者。對於自然醫療保健體系的醫治者而言，疾病醫治的重點是：恢復適當的平衡或處於均衡狀態。這可藉由飲食習慣的改變、放血或心靈淨化來達成。有時，雖然它也會透過外科手術來恢復均衡狀態，但卻不是普遍的方式。

❖ 三、科學醫療保健體系 ❖

就科學醫療保健體系的角度看來，疾病是由自然、生物力量所造成，社會與情緒力量則被認為次要的或不重要的。一般而言，科學醫療保健體系的醫治者是受過廣泛訓練的醫生。因此，他們通常具有解剖學、生理學與生物學的詳盡知識。醫生負有診斷與治療的責任，病患則扮演著相對被動的角色。醫生將他們的醫治活動集中於醫院或醫學中心，在此，是病患上醫院或診所看醫生而非其他的方式。現今，儘管世界上所有國家幾乎都有科學醫療保健體系，但過去兩個世紀以來，科學醫療保健體系最顯著的則在歐洲與美國。

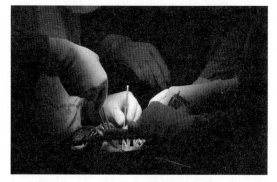

📍 圖 15-1　在科學醫療保健體系中，醫治者是受過廣泛訓練的醫生。

❖ 四、中國醫療 ❖

在醫療保健體系中，中國醫療是很好的一個範例。雖然它融入許多科學醫療保健體系的特色，卻也保有許多傳統中國的健康與疾病理念。傳統中國醫療體系是一種自然醫療保健體系，它與兩種基本要素或力量：陰陽調和或適當均衡有關。在中國哲學裡，陰與陽是宇宙萬物進化或發展的基本要素。所有自然現象的背後，包括人類身體在內，都存有這兩種要素或力量。它們被看作互補的雙元性，例如左右、天地、上下、好壞與男女等。陽是熱，可能造成發燒，而陰是冷，會導致寒冷。有些疾病是陽病，其他則是陰病，但陰與陽共同構成個人的一種實體，其適當平衡是健康的根本。因此，陰陽調和或適當均衡等同健康，而分裂或失衡則代表疾病。另一種重要概念是：氣，它是一種人體的重要能量，且會全身流動。在現代中國社會裡，科學醫療保健體系與傳統中國醫療體系常被合用以診斷與醫治疾病。這種結合也是許多華裔美國人所偏好的方式，其他許多人則採針灸與草本植物醫療，再加上科學醫療體系所提供的醫療與外科手術。在美國，中國醫療體系或可視為補充科學醫療體系的不同醫治事實之例證。

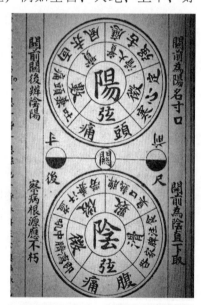

圖 15−2　傳統中國醫療體系與兩種基本要素或力量：陰陽調和或適當均衡有關。

❖ 五、整體醫療 ❖

廣義的**整體醫療** (holistic medicine)，又稱為「**身心靈醫學**」。非科

學治癒的醫療體系將個人當作整體對待，其關注焦點擺在個人心理、社會與靈魂的需求，以及生理不適或疾病。為了回應科學醫療體系的非個人性，許多醫生、護士與病患都被整體醫療所吸引。其中一種提供病人整體需求的努力是：不僅使用科學醫療體系，也尋求其他另類醫治體系，以滿足人們的身心靈需求。整體醫療的醫治假設：個人構成一種生物、心理與社會的個體；倘若這三個層面都考量到，則疾病可有效治療。在整體醫療裡，每個人的獨特需求均被凸顯出來。為了鼓勵人們的自我照顧，而非變成過度依賴科學醫治者的病患，整體醫療尤其強調病患的健康教育。當疾病是不可預期的、具有潛在生命威脅時，人們常會盡可能的使用任何可用的治療法，而非單純倚靠其中的一種醫治方法。

第二節
先進國家醫療體系

　　目前，世界各國都面臨不同程度要求提高醫療保健品質之呼聲，也需面臨因醫療成本與費用持續增加所帶來之壓力。近年來，此一壓力已促使先進國家與開發中國家重新尋求可能的解決方案。隨之而來的，它也助長各國對跨國醫療保健體系比較研究的興趣與經費資助的增加。在此，我們只能選擇性的探討歐、美、紐、澳與日本等先進國家的醫療保健體系（朱巧豔、蕭佳華譯，2002: 367–394；楊輝、張拓紅等譯，2000: 268–295；Farley, 1998: 405–413）。

❖ 一、美國醫療保健體系 ❖

　　在許多方面，美國醫療保健體系確實不同於其他國家。較諸其他工業化國家，美國醫療保健體系有四個不同的主要特色 (Farley, 1998: 405–408; Sullivan, 1995: 296–299)：

㈠有能力支付的照護

無疑的，美國的醫療制度係置基於資本主義經濟體系。這是醫病互動關係，也是需求照護者與提供照護者間的交易行為。即使個人有健康保險而可涵蓋部分或所有費用，但照護支付被認為是個人法定責任。此種體系的重要原則是：如果個人沒保險且無能力支付費用，就不能獲得醫療保健。過去某段時間，有許多人獲得免費的「**慈善照護**」(charity)，但現在，那種照護大多已消失。當醫生與醫院的成本猛漲，而保險公司更嚴格限制退款時，醫療供給者更難從支付費用的病患收回「慈善照護」的成本。結果，沒有保險的窮人更難獲得照護。因為當他們生病時，最終都會允許住入醫院，但沒有保險的醫院病患可能是有保險病患死亡的三倍。

㈡按服務收費的方式

美國醫療主要以按服務收費方式取得財政資源，其中，醫生或其他醫療供給者係對各種醫療服務，例如看診、照 X 光與扁桃腺切除術等，收取特定費用。除這種體系外，還有兩種另類方式。一種是領薪資的醫生：醫生領取年薪，而非針對各種服務收費。另一種是按人數支付：醫生與醫院針對每個病患而同意於一年內進行醫療與提供必要服務所獲得的固定費用。按服務收費方式的主要優點是：較諸另類體系，病患較可能獲得所需的照護，而缺點則是：費用極昂貴且可能帶來醫療危險，因為它可能製造出不必要的檢查、程序與手術誘因。

㈢第三方支付的費用

約有 82% 的美國民眾有某種形式的健康保險，至少他們的醫療費用是由政府、保險公司或雇主的第三方支付。現今，在美國與其他工業化國家，醫療費用大抵是以此種方式支付，但它是相當晚近的發展。譬如說，1929 年，全美國只有 12% 的所有醫療費用是由第三方支付，88% 是

由病患本身支付。隨著醫療技術的進步與重大疾病醫治費用的上升，各種保險計畫的醫療費用支出也迅速的增加。1983 年，全美國由第三方支付者已達 74%。此後，則呈現較緩慢的成長。到了 1994 年，由第三方支付者已達 79%。在世界各國由第三方支付者中，私人保險公司與政府的混合普遍存有差異。在美國，這種混合情形是相當均衡的。1994 年，政府支付 43.5% 的國民醫療費用，而私人保險業者則支付 32%。

㈣雙軌醫療保健體系

　　許多醫療分析者都指出：美國有一種雙軌醫療保健體系：提供大多數美國人的體系與服務窮人的不同體系（朱巧豔、蕭佳華譯，2002；楊輝、張拓紅等譯，2000）。基本上，非窮人選擇個人醫生，其費用是由私人保險公司或由醫療照護與私人保險共同支付。窮人極不可能有私人醫生，而且有賴公共經費與慈善機構提供給他們照護。他們較可能在擁擠的醫院、診所或公共衛生診療室中被醫治。較諸非窮人，窮人較不可能獲得預防照護。這也就是說：他們較常生病而進入醫療保健體系。造成此種情形的部分理由是：高藥物費用使然。

　　增加民眾取得醫療保健機會的一種方式是：透過公共經費而來的健康保險。在美國，對於醫療保健輸送最有影響力的兩個政府方案可能是同時創立於 1965 年的**醫療照護 (Medicare)** 與**醫療協助 (Medicaid)**。這兩個方案的基本假設是：所有公民都有醫治的權利，無關乎其財務情況。醫療照護是政府提供給 65 歲以上老人的健康保險，該方案主要在提供住院治療、療養院照護，以及一些居家照護的某些費用。醫療協助是一種聯邦與州政府聯合的方案，主要在提供任何年齡之低收入者的醫療照護。雖然大多數人是透過健康保險以支付其醫療保健，但另一種取得醫療保健的方法是：參加預付團體計畫或**健康維護組織 (health maintenance organization, HMO)**。健康維護組織的協定是：以某固定時期的保險費來提供所有個人醫療保健的需求。健康維護組織只涉及雙方：提供服務的健康維護組織與獲得服務的病患。健康維護組織假定：服務供給中會有

某種財政風險，因此，也創造一種抑制成本的動機。

❖ 二、全民健康保險：澳洲與加拿大 ❖

在工業化國家中，最普遍的醫療保健體系是**全民健康保險 (national health insurance)**。這種體系仍然保有私人部門的醫療保健供給者，但支付則透過全民保險體系的監控，並在不同程度上，是由政府資助。在這些工業化國家中，德國、法國、丹麥、挪威、澳洲與加拿大均具有此種形式的醫療保健體系。雖然有些人把全民健康保險看作「社會化醫療」(socialized medicine)，但其實，全民健康保險仍然保有基本的醫療資本主義特性。此一體系的兩個基本變異是：**公共健康保險 (public health insurance)** 與**私人但法定健康保險 (private but legally mandated health insurance)**。在公共健康保險體系之下的澳洲與加拿大，保險是透過稅收來資助，並由政府管理或透過政府雇用的私人組織來執行。在私人但法定健康保險之下，雇主需提供保險給所有雇員及其家屬。但是，它通常是針對自由業者或退休者與在校學生等非勞動力人口的公共健康保險而伴隨產生 (Farley, 1998: 410–411)。

任何全民健康保險體系都強調的兩個重要論題是：醫療保健對象與醫療照護成本。就醫療保健對象來說，它涉及對於失業者或非勞動力人口的照護。如果全民健康保險是由薪資總額的稅收或法定雇主支付的私人保險來資助，則對於未工作的非勞動力人口就必須給予特殊供給。就醫療照護成本而言，醫療照護經驗顯示：全民健康保險必然伴隨的是醫療費用的成本控制。倘若不加控制，則第三方支付與按服務收費方式的支付勢將導致醫療保健體系的成本持續高漲與醫療資源的過度使用。然而，澳洲與加拿大的經驗顯示：成本控制可能是有效的。在這兩個國家，費用管制、醫療使用檢討，以及昂貴醫療器材重複限制等之控制，均使每人的醫療支出遠低於美國的醫療費用。

❖ 三、全民健康服務：英國與紐西蘭 ❖

　　雖然有關美國醫療保健體系改革的提議常關注全民健康保險的概念，但在英國與紐西蘭等許多國家裡，卻有另一種不同的形式：**全民健康服務 (national health service)**。在全民服務體系下，醫生是公共雇員。他們所獲得的是薪資或按人數計費的支付，而非按服務收費的方式。支持此種體系的人認為，它有優於全民健康保險的兩個主要優點：㈠**同樣醫治每個人**：因為包含範圍或適用對象基本上與薪資總額的稅收或雇主支付的保險費用無關。因此，無論失業者、退休者與大專院校學生都可獲得與職場工作者相同的健康服務項目。㈡**費用是明顯較不昂貴的：**沒有按服務收費方式，亦即無非必要醫療程序與住院治療的誘因 (Farley, 1998: 411–412)。

　　支持與批評全民健康服務的看法，非常類似於支持與批評健康維護組織之說辭。就正面意義而言，它顯然比其他醫療保健體系類型較不昂貴，也較少因不必要的醫療程序而產生傷害風險。就負面功能來說，病患有時只能分派給某醫生而不允許病患選擇醫生，他們可能也會覺得：他們被剝奪其所需的照護。譬如說，在英國，心臟冠狀動脈繞道手術只有美國的六分之一，而電腦斷層掃描器則幾乎很少使用。此種趨勢究竟是好或壞，因個人觀點與病患情境特殊性的差異而有不同。就整體健康情形來看，雖然差異不大，但具有全民健康服務的英國與紐西蘭，似乎比美國擁有更佳的整體健康。英國與紐西蘭的全民健康服務之採行確實改善窮人與一般人的健康，但健康的社經地位不平等之續存原因，並不全然與醫療保健體系有關。

❖ 四、醫療體系個案研究：瑞典 ❖

　　瑞典有一種真正社會化的醫療保健體系，政府不僅全民化大多數醫

療保健設施，也雇用一大群醫療保健工作者。它是一種雇主支付的醫療保健體系，也是一種全民健康保險與全民健康服務的混合。在瑞典，任何需要醫療者都可免費取得健康服務，病患與醫療保健供給者間少有金錢交易。醫療保健是透過此一體系提供的福利給付之一，其他給付尚包括基本與補充老人年金與育嬰假。從社會保險支付中，所有瑞典人，無論雇員、退休者、兒童與失業者，當他們生病時，都可獲得許多福利給付。當人們生病或必須在家照顧生病子女時，也可獲得其失去收入的90% 之每日津貼。除小額費用外，全民健康保險方案也支付所有住院費用、處方藥成本，以及實驗與診斷的檢查費用。如果人們是從門診病人診所取得醫療保健，則所有其費用均由方案支付 (Farley, 1998: 411–412)。

　　瑞典的醫生通常是在這些醫療診所中工作，他們是市議會經營的這些醫療診所的雇員。醫療診所的經費是由社會保險支付來資助，醫生是採薪資制，而非按服務收費方式。就此方面看來，瑞典的醫療體系較類似英國的全民健康服務。然而，瑞典也有私人醫生，人們可選擇性的加以利用。醫生採取按服務收費方式，但費用則由中央政府規定。在這方面，瑞典的醫療體系又較類似加拿大的醫療體系。其實，瑞典的醫療消費者可在全民健康服務與全民健康保險體系間自由選擇。瑞典所以有高稅收，部分原因是為了支持醫療保健體系。然而，他們的壽命比美國人多 3 歲，嬰兒死亡率則只有美國的一半。在資本主義國家中，瑞典的社會化醫療保健體系之運作是相對有效的。瑞典經驗顯示：在某些方面，醫療保健可做到讓所有公民有更多使用機會。

❖ 五、分散化國家醫療計畫：日本 ❖

　　日本分散化國家醫療計畫的政府角色明顯的表現在：㈠資本主義經濟體系中間接控制醫療服務的組織與籌資；㈡調控醫療服務供給者的收入；㈢擁有部分醫療服務設施；㈣確保全民醫療的平等與可利用性；㈤

讓願意自費的病患獲得某些私人醫療保健。1997 年，日本的醫療支出占國內生產毛額的 7.3%，相當於美國同年醫療支出的一半。然而，1967 年，日本人的平均餘命已超過美國。2010 年，日本是全球平均餘命最高（合計 82.2 歲）的國家，男性 78.9 歲，女性 85.7 歲；2009 年，嬰兒死亡率(2.4‰)是全世界第四低的國家，僅次於新加坡、瑞典與芬蘭（內政部統計處，2011b）。1961 年，日本即有國家醫療計畫。然而，若依西方標準，其保險支付相對較低。在日本，病人可自由選擇醫生，並被鼓勵定期看診。醫生約有三分之一是自行開業者，且採按服務收費方式；其他醫生為醫院聘用的全職醫生，非醫院醫生不得替住院病人看病。

　　日本的國家醫療計畫並非全民共享，因此，政府鼓勵私人組織建立自己的福利計畫。雖然日本建立了世界最有效的醫療制度：公平、有效且成本相對較低，但它的醫療保健服務也存在某些問題：㈠**設備老舊、缺少空間：** 80% 的醫院是私人醫院，但多數都設備老舊、空間狹小；㈡**病人平均住院日較西方國家長：** 由於政府定有收費標準限制，醫院常需藉由增加收治病人數與住院日以平衡支出；㈢**候診時間很長：** 因為日本醫生並無所謂預約制，病人通常是先來先看；㈣**病人對醫生缺乏人情味態度日益不滿：** 醫療專業仍保有高自我規範且不願受公眾檢驗，病人很少被告知診斷、治療內容與藥物種類；㈤**其他問題與疾病型態有關：** 癌症、心臟病與抽煙死亡率增加，可能減緩日本平均壽命，人口快速老化則是日本未來醫療保健體系需面臨的重大壓力（朱巧豔、蕭佳華譯，2002: 383–386；楊輝、張拓紅等譯，2000: 285–288）。

第三節

開發中與社會主義國家醫療體系

　　為了更完整的審視世界不同醫療保健體系的運作，實有必要超越北美、歐洲與日本醫療體系的視野。然而，要全面的探討開發中國家或第三世界國家的醫療體系不但是成問題的也不切實際。是故，在本節裡，

我們只能選擇性的討論幾個典型的或代表性開發中與社會主義國家的醫療體系（朱巧豔、蕭佳華譯，2002: 397–417；楊輝、張拓紅等譯，2000: 296–316）。

❖ 一、服務收費醫療：南非 ❖

　　自 1994 年結束白人統治以來，南非持續經歷重大社會變遷。然而，政治的聯合體制並未帶來統一的醫療保健體系。反之，南非的醫療制度有如未統一的政權而被區分成三種對立方式：㈠**西方科學的都會區與偏重民俗療法的郊區：**前者服務白人與少數黑人，後者則以服務黑人為主；㈡**族群間的服務者涇渭分明：**黑人為黑人服務、白人為白人服務，其他族群者服務其他族群；㈢**按服務收費方式與公共救助方案：**前者以白人為服務對象，類似美國的按服務收費體制，而後者則服務黑人與其他弱勢族群，主要是政府提供給老人與窮人的公共投資或救助方案 (Pretorius et al., 1993)。

　　1998 年，南非人口與健康調查發現：黑人有較多嬰兒死亡、腹瀉與性病盛行率，白人男性則多為高血壓、心臟病、中風與糖尿病；白人男性與黑人女性大多屬於體重過重型；郊區黑人的健康狀況最差，通常無法活得過久至患有慢性病（朱巧豔、蕭佳華譯，2002: 414–416；楊輝、張拓紅等譯，2000: 297–299）。誠如學者所指出：當今，南非正面臨貧窮、失業、犯罪、政治暴力，以及黑人致富遷移以尋求更多教育與工作機會等社會問題。然而，南非健康政策「最令人激勵的是最近幾次，並似乎有更多妥協與整合的可能。在醫療保健體系中，也形成一種明顯的轉變，亦即從過去僵化的意識形態與政治極端中走向新的均衡狀態。」(Rensburg, 1996: 398–399)

❖ 二、社會化醫療：沙烏地阿拉伯與肯亞 ❖

社會化醫療是指國家負擔消費者服務形式的醫療保健供給體系，這意味著消費者在使用醫療服務時無需或僅支付極少的費用。開發中國家有許多國家實施社會化醫療體系，但在此，我們選擇相對富裕的沙烏地阿拉伯與相對貧窮的肯亞作為例證（朱巧豔、蕭佳華譯，2002: 410–412；楊輝、張拓紅等譯，2000: 299–302）。

㈠沙烏地阿拉伯

豐富的石油收入為沙烏地阿拉伯人的住宅、教育與醫療提供重要管道。1970 年，沙烏地阿拉伯只有 47 所醫院，7,165 張病床位，789 名醫生。1995 年，已擁有 175 所醫院，26,737 張病床位，15,476 名醫生。此外，還有 4 所醫學院，5 所護士學校，以及其他牙醫、藥劑師與臨床技師培訓機構。在沙烏地阿拉伯，也有公共與私人兩種醫療保健供給體系。沙烏地阿拉伯因富裕而不同於多數開發中國家的兩個明顯特徵是：1. 政府提供的公共醫療服務質量很高且遍及都市與廣大沙漠地區；2. 愈來愈多富裕家庭能利用得起私人醫療服務，也減少依賴公共醫療保健的人數。沙烏地阿拉伯公民於公立醫院看病是免費的，若因特殊治療需要到國外就醫，政府將支付病患與至少一名家屬的全部費用。

向需要者提供高質量醫療保健是沙烏地阿拉伯的政治文化與伊斯蘭教教義服務民眾的一種方式。其次，西方國家的醫療保健供給方式的引進沙烏地阿拉伯，並未造成沙烏地阿拉伯人的很大緊張。然而，在醫學現代化過程，沙烏地阿拉伯也遇到兩個特殊問題：1. **本地醫療人員比例偏低**：85% 的醫生是外國人，外籍護士的比例也偏高；2. **婦女醫療保健獨特**：由於缺乏本地醫生，婦女必須接受外國男性醫生診治。目前，為滿足女性醫療服務需要與避免過度依賴男性醫生，約有 50% 的醫學生是女性。如此一來，醫學也成為少數幾個向婦女開放的職業之一。總之，

沙烏地阿拉伯要擁有足夠數量的醫生與其他醫療人員，達到醫療資源自給自足程度，恐怕還要花若干年時間。1995 年，沙烏地阿拉伯的嬰兒死亡率依然偏高 (46‰)。雖然男性平均壽命已上升至 67 歲，女性 71 歲，但距離世界最健康的國家，則還有一段漫長的路。

(二)肯 亞

　　肯亞的國家醫療體系建立於殖民時期的 1950 年代早期，包括地區醫院、區域醫院與農村醫療網。與其他非洲國家一樣的，西式醫療保健主要由國家供給，且幾乎集中於大都市中心，並依循先前英國殖民地傳統。儘管肯亞的健康政策有許多好理念，但政府的多數醫療預算是花在首都奈羅比 (Nairobi)。平均而言，肯亞的都市醫療機構每年擁有 85% 左右的國家醫療預算。肯亞社會中受最好教育與最富有者大多住在都市，也有最好的醫療照護品質。儘管肯亞每 2 萬人中有一名醫生，但農村地區的醫生比例卻不及 10%。另一個問題是：農村居民必須花很長時間坐車到都市看病；雖然公共醫療是免費提供的，但交通費、交通便利性與看診時間都是肯亞農村居民決定是否看診的關鍵。在某些地區，由於專業醫療人員缺乏，根本無法獲得適當的醫療保健 (Mwabu, 1984)。

　　即使在大都市，也有許多人去找傳統民俗治療師。他們不僅為了治病，更想知道：為何與因誰使他們罹病？雖然傳統民俗治療師到處皆是且受歡迎程度不一，但他們依然是非洲居民最普遍使用的醫療保健來源之一。傳統民俗治療的費用並不算昂貴，也因其融入文化中而可有效降低壓力與焦慮 (Fosu, 1989; Good, 1987)。雖然肯亞的醫療保健供給是由國家負責財務，且公共服務都不收費，但有時也向病患收取少許診察費與藥費。然而，即使是少許費用，對農村貧民都是很大的負擔。在國家發展策略中，醫療保健供給一直是政府的優先政策。1998 年，肯亞的嬰兒死亡率降至 59‰，較非洲其他國家為低；平均壽命男性 46.6 歲，女性 47.5 歲，主要與愛滋病有關。邁入 21 世紀，肯亞的公共衛生問題愈來愈嚴重。譬如說，農村有許多人罹患瘧疾，但最大威脅還是愛滋病（朱巧

豔、蕭佳華譯，2002: 412)。

❖ 三、社會主義國家醫療：俄羅斯與波蘭 ❖

1989–1991 年間，前蘇聯與東歐民主改革波浪所形成的「蘇東波」效應不僅促使社會主義模式解體，也深刻影響到社會主義國家的醫療保建體系。當歐洲共產主義崩解，社會主義的國家醫療也產生重大轉變。在此，我們將選擇性的審視俄羅斯與波蘭的醫療轉變情況。

㈠俄羅斯

目前，醫療保健體系改革已開始，但俄羅斯仍保有前蘇聯全民免費的醫療服務體系。倘若能力許可，有錢人可自行選擇自費方式與醫生，並獲得較快速且優質的服務。1991–1993 年間，俄羅斯通過一項法案，旨在建立強制且自願的新健康保險體系。強制性健康保險方案係由中央政府負責財務，以提供給退休者與失業者經濟支持，雇主也負擔部分保費。所有勞工都必須參加健康保險，提供相同的基本健保受益，並由地方政府單位負責行政管理。屬於私人自費的自願性健康保險是補助性救助方案，也提供民眾補充受益。較諸其他國家，俄羅斯的醫生比率較高（約每千人 4.7 名醫生）。其中，76% 是女性，但男性仍掌有大部分學術地位。是故，俄羅斯女性較多成為醫生而非醫學教授、管理者與政策制定者。此外，病人為獲得醫生更好的醫療服務與照護，往往要向醫生送禮或賄賂，形成所謂「蘇聯醫療商業化」現象 (Field, 1993; Lassey et al., 1997)。

俄羅斯的醫療服務機構是科層制層級供給方式，從提供初級醫療保健的地區診所網到高層級住院服務的轉診皆有。一般民眾無權選擇醫生，但可以住民身分指定醫生。長久依賴中央政府的財務資源已嚴重腐蝕俄羅斯的醫療保健品質，也使國家經濟走下坡。1965 年，前蘇聯男性平均壽命 64 歲，女性平均壽命 72.1 歲。然而，1960 年代中期以後，平均壽

命開始下降。1997 年，俄羅斯男性平均壽命 60.7 歲，女性平均壽命 72.9 歲。在公共衛生領域裡，平均壽命向下縮短至少長達 30 年，是一驚人的下坡期發展。俄羅斯平均壽命的下降主要是因心臟病死亡率上升，部分則受到酒精濫用及其引起的意外事件使然。不健康的生活方式是引發心臟病與其他健康問題的要因，也是造成平均壽命下降的關鍵。雖然健康政策不是解釋俄羅斯心臟病增多與壓力上升的唯一要因，但不健康的生活方式卻是平均壽命下降的社會決定因素（朱巧豔、蕭佳華譯，2002: 402）。

(二)波　蘭

　　在前蘇聯國家中，波蘭是最早面臨社會、經濟與政治改革的前社會主義國家之一。過去，波蘭的平均壽命持續下降、心臟病與癌症死亡率上升、肺結核罹患率是歐洲的兩倍、肝炎與流行性感冒事件也增加。儘管波蘭進行民主化改革，但經濟問題也造成醫療保健體系的低效率與人民生活水準的普遍降低。顯然的，醫療體系改革確實遭遇障礙。與富裕國家一樣的，較低社會階層的健康不平等差距也最大。近年來，有進一步惡化的趨勢。1988 年，波蘭開始允許醫生私人開業，並設立私人診所與私立醫院。波蘭企圖建立一種多元形式的醫療體系，這包括國營、合作、個體、宗教組織與投資者所有的醫療機構。自 1998 年以來，波蘭已有全民健康保險制度，這主要是從薪資中扣除 7.1%。在市場經濟中，這對全民醫療保健供給的可利用性可說是一種重要發展（朱巧豔、蕭佳華譯，2002: 403-404；楊輝、張拓紅等譯，2000: 313-314）。

第四節
醫療保健體系類型：比較政策觀點

　　儘管在已開發國家中，醫療保健體系間存有普遍的差異，但根本上，它們代表一些有限類型的變異或結合。雖然它們代表某種宏觀制度特徵的理念型，但醫療保健體系的實際世界是更加錯綜複雜的 (Blank and

Burau, 2004: 15–19)。

❖ 一、醫療保健體系分類模型 ❖

在此，基於初步比較目的，我們引介許多醫療保健體系習慣分類的類型。第一種類型是：政府介入醫療保健經費資助與供給程度的層面。某個極端是完全自由市場體系而無政府介入的可能性，而另一個極端則是稅收支持的、政府壟斷的所有醫療保健服務經費的資助與供給。雖然實際上可能並不存在這些極端情形，公共介入的經費資助與供給者角色也可能不同，但循著連續體而來的三種模型卻代表著跨國醫療保健體系運作的主要類型（參見圖 15–3）。

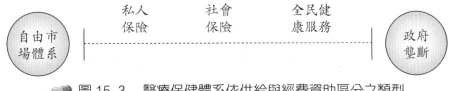

　　私人　　　　社會　　　　全民健
　　保險　　　　保險　　　　康服務

自由市　　|- - - - - - - - - - - - - - - - - - - -|　　政府
場體系　　|　　　　　　　　　　　　　　　　　　　|　　壟斷

💊 圖 15-3　醫療保健體系依供給與經費資助區分之類型

如圖 15-3 所示，**私人保險（或消費者主權）模型** (the private insurance or consumer sovereignty model) 是：最小限度的政府介入醫療保健服務的直接經費資助與供給。該類型特徵是：私人醫療保險的購買係由雇主與／或個人繳費來資助，且是風險取向的保險。雖然此種體系可能包括對於最弱勢團體，例如貧民、老人或年輕人等的公共經費資助之安全網，但它也大多置基於醫療保健供給者的私人所有權與生產因素。這種取向的基本假設是：醫療保健經費的資助與供給最好留給市場。雖然這種類型的最明顯代表是美國與晚近的澳洲，但許多體系仍然包括這種類型的某些要素。

就國家介入而論，醫療保健的第二種基本類型是**社會保險（或俾斯**

麥）模型 (the social insurance or Bismarck model)。就組織而論，這種類型有明顯的差異，但它是基於社會連帶概念，並在實際特徵上，是一般社會安全架構內普遍適用的醫療保險。一般而言，這種透過雇主繳費與個人藉由非營利保險基金或協會繳費之資助而來的強制性醫療保險，通常是由國家規範與補助。雖然生產與輸送方面可能也具有某些公共所有權成分，但服務供給通常也傾向私人、按服務收費方式。德國、日本與荷蘭被視為這種類型的範例。由於新加坡具有強制性醫療儲蓄體系，因此，可算是社會保險類型的另一種變異。

第三種類型是**全民健康服務（或貝佛里吉）模型** (the national health service or Beveridge model)，就純粹形式而言，它可能屬於政府壟斷的取向。這種模型的特徵是：普遍適用範圍的經費資助出自一般稅收。儘管此種模型的最佳範例是英國，但紐西蘭早在 1938 年時即以社會安全法案 (1938 Social Security Act) 創建全球第一個全民健康服務，它允諾讓所有公民在需要使用時，都有自由、免費取得所有醫療保健服務的機會。在此模型下，醫療保健服務供給，無論是生產與輸送因素的擁有或控制，完全由國家管理。

❖ 二、依政府介入方式區分 ❖

國家與國家間的醫療保健體系有很大的差別，國家介入程度與類型也是如此。根據政府介入的方式，學者指認出四種醫療保健體系 (Roemer, 1976)：

㈠**自由企業** (free enterprise)：醫療保健是由私人部門提供。可能購買醫療保險的消費者，對於醫療費用是完全的信賴。醫生索取他們的服務費。政府只對那些最嚴重弱勢者提供家計調查式的安全網；美國最符合這個模型。

㈡**社會保險** (social insurance)：這是一種由政府、雇主與雇員的保險分擔金所構成的混合體系。醫生通常是由醫院或其他醫療組織來支付

其薪給，並索取服務費用；多數的歐洲國家和日本是屬於這種體系。

㈢**公共援助 (public assistance)：**在這個模型裡，政府只提供非常基本的醫療保健，而醫生則是支領薪給的。有錢人通常要為私人保健的便利付錢，或是被排除在家計調查的免費醫療之外；這種體系普遍的存在於發展中國家。

㈣**普遍服務 (universal service)：**政府擔負醫療經費與服務的所有責任，醫療保健供給是透過稅收歲入來資助。醫生是國家的雇員，而且是支領薪給的人；英國最接近這個模型。

雖然援引韋伯的「*理念型*」(ideal type) 說法而有上述四種類型的發現，但在現實世界裡，則很難找到一個完全符合任何一種分類的實例。譬如說，澳洲就具有普遍服務、社會保險與自由企業模型的特色。

❖ 三、依經費資助方式區分 ❖

另一種用來區分醫療保健體系的架構是：基於財政資助方法與來源的層面。在某個極端面上，是完全依賴私人經費資助來源的體系。在另一個極端面上，則是完成由公共資源資助的體系。基於此一判準，有四種經費資助的主要類型：㈠直接稅收／一般稅收；㈡社會或國家保險；㈢私人保險；以及㈣使用者直接支出。

然而，在每一種類型裡，可能也存有許多差異性。譬如說，直接稅收可能由中央政府、州或省次級單位，或中央與地方政府結合方式來課徵。同樣的，社會保險體系可能置基於由政府多少嚴格規範或控管的單一全民計畫方案或多重保險方案。再者，這可能是兩種基本類型的結合及其在單一醫療保健體系內常存有的差異性。因此，有關醫療組織的財政方式，所有醫療保健體系都是多元的，只是它們傾向於某種方式而非另一種方式。

在每個國家裡，除了這些經費資助的各種結合外，不同國家也以不同方式應用這些經費。有些國家，像美國（與較低程度上的澳洲），使用

一般稅收以資助窮人與老人等特殊團體，但卻依賴私人保險或直接支付以資助其他人口群。其他國家，則在醫療保健的特殊形式間做出區分。譬如說，除了特殊病患類型之外，紐西蘭是透過一般稅收但依賴大多數初級照護的直接使用者之支付，而投入相當多經費於醫院照護上。因此，當我們檢證醫療保健政策時，重要的是：不僅要檢證這些類型的醫療保健如何受到資助，也要考慮在哪些情境下，它會從特殊資源的視野來思考標的對象。

小　結

無論我們所使用的分類架構是什麼，但醫療保健似乎可從經費資助、供給與治理等特定體系的角度來瞭解。這種探究取向已變成經濟合作暨發展組織國家之著作，以及一系列針對醫療保健經費資助與服務輸送之比較研究的重點。前面所提到三種經濟合作暨發展組織國家的類型架構，已普遍的為其他學者所使用。在那些國家當中，即使一個國家的醫療保健體系是由這三種模型中的一種所支配，但我們仍可從這些國家中找到許多的差異或變異。然而，大多數國家論證的是跨類型間財政經費、服務供給與行政治理的混合特徵，而且單一國家內也常因時空不同而有差異。但是，這些分類架構也引發需要進一步思考的問題：從國家介入的角度來看，這些國家真的適合這樣的分類嗎？在健康政策的解釋上，這些分類究竟是有用的分析或誤導的解讀？

問題與討論

1. 從跨文化角度來看，國際醫療體系可區分為個人醫療保健體系、自然醫療保健體系、科學醫療保健體系、中國醫療與整體醫療等醫療保健信念與實務。你較偏好哪一種醫療體系？請說明原因。

2.較諸其他工業化國家，美國醫療保健體系有哪些不同的主要特色？

3.在你看來，支持與批評英國與紐西蘭等許多國家之全民健康服務的主要理由是什麼？

4.你覺得日本分散化國家醫療計劃的明顯特色何在？其醫療保健服務又存有哪些可能問題？

5.根據政府介入的方式，我們可將醫療保健體系區分成哪四種模型？請說明它們之間的主要差異或特色。

第十六章
比較健康政策

比較健康政策的論題包括：提供所有公民適當取得醫療服務的機會、控制持續上漲的醫療保健費用之成本，以及確保醫療保健服務品質的提高與改善。為了比較其他國家的可能健康政策模型，並解決這些問題，醫療市場與健康管制政策選擇的探討不免引發政治辯論或社會論戰。醫療保健體系的歷史發展可能限制政策的選擇，甚至製造出助長持續強調醫療技術與結構分散化的壓力。

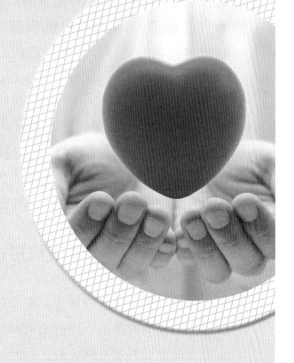

「健康政策」(health policy) 可界定為：由政府提出或採行的行動過程，它們對健康服務的財務與／或供給產生影響。若將醫療保健的普遍性看作一種問題，則需提問的是：各國政府到底採取哪些健康政策而使它們政治表現不同？對於最希望解決或管理的醫療保健問題，它們究竟採取哪些政策取向與策略？僅只花費更多金錢，就能改善一般民眾的健康嗎？如若不然，事實又怎樣？透過跨國健康政策的檢證，我們會發現：不同國家採取不同取向，並建立許多機制以滿足一般民眾的健康需求。為了確切瞭解已開發國家間的健康政策是否趨向聚合，實有必要分析這些跨國間的健康政策趨勢。

第一節
健康議題與社會政策

　　社會政策的目的在於改善個人生活福祉，尤其關懷弱勢族群的社會福利。一直以來，社會政策變遷已深遠的影響到個人生活、福利與選擇。在社會政策的健康領域裡，我們不難看到許多**政策行動主義 (policy activism)** 的範例。譬如說，1995 年，臺灣為配合總統直選而實施全民健康保險制度；在澳洲，採行的相關健康政策措施則包括：1940 年代晚期至 1950 年代的**製藥給付方案 (the Pharmaceutical Benefits Scheme)**，以及 1970 年代與 1980 年代的**醫療銀行 (Medibank)** 與**醫療照護 (Medicare)** 制度。這些政策變遷不僅影響醫療保健的取得機會，也改變整個社會的醫療資源分配與成本支出方式。

❖ 一、社會政策：界定與形式 ❖

　　政策行動主義所以需要，至少有三個理由：㈠改變可能造成傷害的政策；㈡釐清或凸顯不同的價值與信仰；㈢回應變遷的需求。由於政策與社會政策有許多不同定義，因此，我們可從許多面向或角度來瞭解社

會政策 (Blakemore, 1998: 1–5; McClelland, 2006: 8–18)。

㈠定義與特色

笛姆斯 (Titmuss, 1974) 指出：政策是支配或指引行動導向既定目標的原則。布里吉曼與戴維斯 (Bridgman and Davis, 2004: 5) 則認為：政策可看作一種活動領域的標誌、一般目的或想望形勢的說法、特定的計畫或提議、源自重要選擇契機的決策、正式權威化（特定法案或法規）、計畫方案（特定的配套立法、組織與資源）、政府的實際輸送產出（不同於透過立法而來的允諾或權威）、特定的活動產生、理論（當做某事時，其他事情會跟著產生），以及長期顯露的過程。其他學者 (Dalton et al., 1996: 4) 也強調：社會政策包含特定政策的產出與結果，以及人際間的重要反思、行動與論戰過程。社會政策關注的是社會目標、目的與價值。由此觀之，社會政策有八個重要特色 (McClelland, 2006: 14–16)：

1.具有不同意義：包括特定政策、研究領域與行動過程。

2.計畫而非任意的：牽涉到某種目的、意向之活動，而且常是官方的選擇。

3.考慮個人與社會團體福利：社會政策關懷個人與社會團體福利或福祉，也顯示福利意義應廣義的界定。

4.與社會關係有關：涉及個人與個人、個人與團體，以及社會團體間的關係。

5.與整體福利有關：考慮不同團體間的健康、教育與就業等重要生活面向之福利或福祉分配。

6.考慮目標與原則釐清：牽涉到有關價值與達成價值之行動的辯論，不同價值與信仰也意味對福利組成與福利最佳促進方式各有不同瞭解。

7.過程涉及理性分析：社會政策分析需瞭解社會內部的權力關係，因為它牽涉不同價值與團體地位的政治論戰。

8.涉及價值與意識形態辯論：援引實證經驗的知識進行社會問題分析與解決方法之評估。

㈡形式與意義

就社會政策形式而言，它至少有三種不同意義 (Alcock, 1998; Baldock et al., 2003; Erskine, 1998)：

1.產出或結果：作為一種或一套政策、達成政策目標的體制與組織，以及政策影響。若把社會政策當作產出，則社會政策可視為某種結果。社會政策概可分成三種形式：⑴社會政策作為意向與目標，意味社會政策可作為達成想望目標的闡明與辯論；⑵社會政策作為行政與財政體制，意味可透過服務組織與制度以達成這些意向與目標；⑶社會政策作為結果，意味社會政策的衝擊，例如貧窮程度、不同團體的對待方式或總體人口生活品質。

2.學科或研究領域：瞭解社會政策的另一種形式是將它當作一種學科或研究領域。社會政策研究涉及政策如何影響個人與團體福利的分析，這也意味它包括許多特色：審視福利的構成要素、評估政策對個人與團體福利的影響、瞭解新社會論題、需求與體制如何影響個人與團體福利，以及將社會政策研究視為跨學科研究領域。

3.行動過程：社會政策也可理解成一種改善社會福利的行動過程，亦即為採行新政策或改變現有政策而由人群、團體與制度所推展的活動。在社會政策作為過程的制定上，尤其強調政策過程的規範面向。透過有用的行動，也較可能帶來良好政策的變遷。良好政策的變遷不僅意味政策可改善社會福利，也顯示它是可公開的討論與辯論。

❖ 二、健康政策：結構與行動 ❖

社會脈絡與經濟條件影響醫院發展或醫生手術的事實顯示：政府政策是由許多因素所決定。政府醫療服務供給的方式、醫藥費用的上漲、公眾對醫療服務的期待與醫療科技的發展等因素均助長健康政策的發展形態。回過頭來，它又將限制個別醫生或護理人員的服務供給。狹義的

健康政策可界定為：政府透過醫療服務與醫治方式改善民眾健康的努力成果與政策措施，而廣義的健康政策則可界定為：任何影響健康與疾病的政府活動，並不限於衛生部門、全民健康保險、醫療專業或其他醫療服務的活動 (Blakemore, 1998: 122-123)。

廣義的健康政策圖像顯示：健康政策與其他許多政策，例如煙酒稅收、空氣與水污染管制、食物安全與工作環境等相關。貧窮的開發中國家例證：健康與疾病通常比健康政策更受其他領域的政策影響。譬如說，在非洲國家裡，農業政策對婦女與兒童平均壽命的影響可能比健康政策更大。反之，增加現金作物生產的經濟或農業政策可能影響地方食物生產的成本增加，因而威脅到最貧窮家庭的兒童健康與飲食均衡。然而，即使健康政策被狹義的界定為：只關懷醫療服務，但它應包含預防與環境服務、醫治服務，以及醫療從業人員與病患的互動關係 (Lewis, 2006: 201-202)。

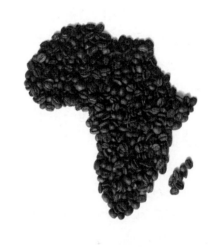

圖 16-1　咖啡為非洲國家生產的現金作物之一。

❖ 三、健康政策：難題與壓力 ❖

健康政策難題之一是：醫療專業對於個人問題醫療化漸增的要求似乎無法適切發揮功能與回應問題。自 1970 年代以來，抑制公部門支出已變成較富裕國家日益重要的目標。許多健康政策的特色均論證：公部門確實是依此趨勢發展。然而，醫治病患的創新方法與昂貴技術之日益可取得與使用也造成健康預算的強烈壓力 (Blakemore, 1998: 128-129;

Lewis, 2006: 203–204)。

㈠健康政策難題

社會生活醫療化的一個例證是：自我傷害與自殺。這不僅包括結束生命者，也包含因用藥過量或採取其他行動而導致身心障礙或永久傷殘者。有些人認為：政府相信醫療專業者有助於達成此一目標的信念可能是誤置的想法。在處理病患自我傷害的問題上，醫療從業人員與護理人員並無很好的記錄。此外，自我傷害與自殺可能太過輕易的被視為「**醫療問題**」(medical problem)。因此，就自我傷害與自殺情況而言，醫療專業工作可能使問題變得更糟而非更好。這不僅因為醫生處置病患的方式會傷害病患，也可能由於悲傷醫療化而使時間與資源轉向，不再更深入探求自殺的社會根源與更有效的照護方法 (Blakemore, 1998: 126–127)。

無疑的，上述範例凸顯現代醫療的有限性。就不同國家的健康服務，以及它對健康政策的影響而言，醫療專業地位有明顯的差異。這可透過庶民日常生活的醫療介入，或所謂「**健康政策難題**」(health policy dilemmas) 所提出的某些重要問題之探討而得到論證。就醫療專業人員角色及其工作倫理層面所引發的辯論而言，我們可提出某些健康政策難題的範例：病患對於其情況有知的權利；自願的安樂死；掃描或醫療檢查的價值；新治療法或藥物用於病患的實驗；誤診的控訴與賠償；以及醫療專業者於私人與公共醫療部門所引發的利益衝突等。當我們審視這些難題時，即會發現：並無明確的解決方法，而且政策也是不清楚的。對於醫生、病患、照護者或醫療工作者的適當角色，尤其在面對醫療不確定性時，醫生決定該怎麼辦的權限問題，可能也沒有共識 (De Swaan, 1989)。

㈡健康政策壓力

人口老化意味愈來愈多人壽命變長，但在他們年老時，也需要更複

雜與昂貴的治療。當生命是透過新醫療技術介入而獲救時，表示有愈來愈多慢性病與身心障礙。隨著經濟與人口變遷，公民期望透過健康變遷作為醫療服務供給改善的態度也提高。因此，醫療保健消費者不僅更感同身受且清楚的陳述，對於健康服務的選擇與品質要求也更有主見。由於病患對另類醫療的興趣與使用迅速增加，加上醫療消費者的期望提高與醫療訴訟的威脅增加，醫院也安排更多診斷與檢查。現今，醫療服務的要求似乎是無限制的 (Lewis, 2006: 203-204)。

　　由於這些壓力的存在，許多西方國家的醫療保健支出也持續增加。譬如說，過去 30 年來，澳洲醫療保健支出從約占 5% 的國內生產毛額增加到 2001 年的 9.3% (OECD, 2004)；美國的醫療支出情形更顯突出，2001年時，其醫療支出占 13.9% 的國內生產毛額。健康政策的成本抑制動力並不限於已開發國家，同樣也出現於許多開發中國家。譬如說，東南亞國家的醫療體系是集中化與公共資助的體系，但晚近，醫療保健供給已有市場化與私有化的趨勢。資料顯示：從經濟合作暨發展組織國家和東南亞國家的醫療支出來看，它們之間的差異是明顯的，程度從美國的

表 16-1　1990 年代世界各國醫療支出占國內生產毛額比例與男性預期壽命

國　家	1990 年醫療支出佔國內生產毛額比例	1995 年男性預期壽命
澳洲	7.8	75
加拿大	9.0	75.1
印尼	2.01	64
日本	5.9	76.4
馬來西亞	2.96	71
紐西蘭	6.9	74.2
菲律賓	2.15	66
新加坡	3.0	76
泰國	4.98	69
英國	6.0	74
美國	11.9	72.5

資料來源：OECD, 2004; Ramesh and Asher, 2000.

11.9% 到印尼與菲律賓的 2% 左右（參見表 16–1）。然而，醫療支出較多並不保證壽命較長。最貧窮國家（印尼的 64 歲）與較富裕國家（日本的 76 歲）間的男性預期壽命差距約 12 歲。

第二節
比較健康政策

所謂的「比較健康政策」(comparative health policy)，係指以比較觀點檢證跨國健康政策所面臨的問題。再者，比較健康政策也檢證重要的健康風險，並揭露國家健康政策可能扭曲社會大眾對這些健康風險瞭解背後的政治權力與組織運作因素。

❖ 一、比較社會政策 ❖

社會政策分析的特色是：日益國際化與愈來愈具比較色彩。學者對比較社會政策的興趣出現於 1980 年代初期，亦即工業化福利國家戰後大擴展後的數十年，這在早期文獻中也留下其標誌。然而，早期比較研究是非常歐洲與盎格魯美國色彩的，並反映出其最大關懷在於將福利國家支出成長的統計數據放在一起檢視。就理論上來看，初期研究傾向較未發展狀態。第二階段的比較研究較具分類特性，它是在福利國家類型中就特定國家經驗加以分類。現今，我們正經歷一種比較社會政策爆炸的年代。這有部分是受到民族國家集中成區塊（例如歐盟）的推動，也反映出社會政策於亞洲工業化國家迅速的興起。所有這一切均促使比較社會政策成為有趣的探究主題，也成為現今社會政策研究的基本項目。

㈠第一波比較分析

第一波比較政策是非常一般性的層次分析，關注焦點則擺在已開發福利國家的社會支出總額 (Flora and Heidenheimer, 1981)。有關福利國家

成長的解釋，通常屬於功能論的解釋類型。其中，有兩種競爭或對抗的詮釋：「工業化」(industrialisation) 解說與馬克思主義者（結構論者）觀點，它們充分反映出當時的優勢社會學典範。前工業社會是極具鄉村色彩的社會，它們往往透過擴大家庭、較大公民社會團體、教會與其他互惠性社會形式等長期發展的傳統體制以滿足社會需求。工業化不僅帶來新生產技術，也造成社會生活的明顯轉變，主要特徵包括：都市化、個體化，以及日益依賴市場以滿足社會經濟需求。在工業化解說看來，老人、病患、身心障礙者，以及不再有傳統社會支持體系給予適當支持的某些團體，被排除於市場之外或多或少是必然的。為了迎合這些團體需要，「福利國家」(the welfare state) 的發展是必然的 (Cutright, 1965; Wilensky, 1975)。

　　馬克思主義者（結構論者）觀點認為：在資本主義通向現代化過程中，福利國家的發展較少是自然演化的結果，更多是階級關係組根本衝突的一種體現。面對資本主義生產方式之採行與勞動力再製之需要，它們的形成是作為一種解決或包含階級衝突的方法。一方面，為了推動資本主義發展過程，政府被迫要確保與促進統治階級的資本積累。另一方面，若要維持體系的續存，工人階級必須承認它的合法性及其利益。譬如說，1870年代，隨著俾斯麥 (Bismarck) 所創建的德國原型福利國家之發展，社會政策成長也被認為係循著此種合法性邏輯運行 (O'Connor, 1973)。對於福利國家發展，有愈來愈多審視不同社會政策地區或特定社會團體的比較文獻提出類似此種早期的解說，其解釋也出自許多不同學科的觀點。到了 1980 年代晚期，無論在社會政策研究與教學上，比較社會政策均變成一獨特的領域 (Clasen, 1999; Smyth, 2006:

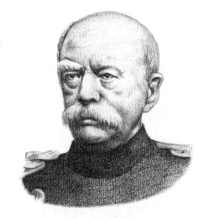

圖 16-2　俾斯麥 (Otto von Bismarck, 1815-1898)，德國政治家，有「鐵血宰相」之稱。

113–115)。

㈡第二波比較政策

第二波比較社會政策形成於 1990 年代，關注焦點則從比較社會支出總額轉向瞭解這些支出在公共政策整體模式中的不同目的。過去，比較政策關注的社會總支出數據，並無法對金錢使用加以區別。無疑的，福利國家發展的功能論或結構論解釋也遭到批評。它們暗示福利國家的發展是必然的，但並未提出類似的證據。譬如說，它們並未解釋福利國家出現的不同時間順序，也未說明類似工業化社會內部的社會政策差異。於是，新觀點的解釋開始關注造成這些差異的政治機構。其中，最具影響力的解釋是凸顯工人階級角色作為社會政策發展之政治動因的探究取向，亦即所謂「**權力資源**」(power resource) 學派。在此，工人階級力量被視為福利國家力量的一種先決條件。然而，大多數研究關注的是左派政治勢力與福利國家進步間的相關性 (Smyth, 2006: 115–116)。

在這些研究中，有關福利政體歷史起源的重要性常從「**歷史妥協**」(historic compromises) 或「**歷史和解**」(historic settlement) 的角度來詮釋。這種解釋強調：原有制度設定時具有明顯的長期持久性，並在 1990 年代日益取得影響力。誠如學者所指出：尤其在 1980 年代，姑且不論所有福利國家拆解的修辭，制度實體大多仍然維持原封不動 (Pierson, 1994)。直到晚近，這種將關注焦點擺在制度以瞭解福利國家形成的論點才受到其他學者的挑戰與批判。這些挑戰與批判的看法試圖重新強調理念力量的重要性，它們認為：這些新理念構成的典範其實可在最基本層次上，甚或長期制度上，產生長期的變遷 (Hall and Soskice, 2001)。

❖ 二、醫療保健作為公共政策 ❖

「公共政策」(public policy) 可界定為：政府或代表政府之機構所採取的行動。它是一種目標取向的行動過程，主要在促進、維持或避免特

殊情況產生。在理論架構分析上，公共政策可分成三種基本類型：管制型、分配型與再分配型。管制型政策對團體或個人行動產生強制或限制作用：它們由政府權威所支持，並提供獎懲的行為規則。分配型政策係指提供服務或福利給付給社會中的某些特定人口群，它們往往置基於資格權利或公共財的概念，一般指涉使所有個人受益，但卻非缺乏資源之個人能志願行動的產生貨物與服務。再分配型常引發爭議，因為它們必須透過政府的有計畫努力以改變社會團體間的收入、財富或財產分配。透過累進稅率與其他機制而來的資源再分配常出現於所有民主國家，但這對福利國家的運作是特別重要的 (Blank and Burau, 2004: 15–17)。

　　一般而言，醫療保健常包含上述三種類型。在所有已開發國家中，姑且不論醫療體系的類型如何歧異，醫療保健似乎是最受管制的部門之一。在全民健康服務體系下，醫療保健的分配政策是最明顯的，但在不同程度上，它們也透過醫療教育方案、醫療保健研究資助、公共衛生服務供給，以及健康促進活動等來進行。再分配的醫療保健政策是置基於需求與資格權利的概念上，也包括政府致力於將資源從健康公民轉向非健康公民的努力。這些政策機制包括：利用一般稅收以提供服務給缺乏資源者、利用家計調查方式的社會救助方案幫助窮人，以及透過計畫方案將一般稅收的社會資源再分配給老人或貧民。因為各國政府會試圖影響其公民的醫療保健供給，因此，健康政策往往是一種不同政策類型的複雜混合體。由於醫療保健資源使用的高度集中化，因此，不免造成醫療使用模式的扭曲。再者，醫療保健需求不僅因為年齡、族群、性別與文化背景的差異而有不同，健康平等目標也需要將醫療資源從多數健康人口群再分配給醫療保健的高度使用者 (Blank and Burau, 2004: 18–19)。

❖ 三、比較健康政策 ❖

　　隨著國民收入的日益下降與稀有資源的持續增加，無論各國間社會支出有多大的差異，但它們都面臨醫療保健之財政與輸送日益增加的問

題。表 16-2 明顯的論證：雖然各國投入醫療保健占其國內生產毛額的比例有相當差異，但過去 30 年來，所有的國家均明顯的增加。這意味著：醫療保健成本增加的程度超過經濟成長的速度，而這樣的模式也不是所有國家所能維持。雖然其他貨物支出的擴展會被認為有助於經濟福利，但為何醫療保健消費的增加卻應該被視為一種問題？主要理由是：因為國家在經費資助上扮演重要角色，也因為它無法適切回應一般市場力量。然而，另一種更深層的考慮原因是：經費資助問題與每個西方國家的晚近福利改革努力。儘管跨國間會有程度的差異，但這些趨勢卻也代表未來數十年醫療保健經費將陷於不利的標誌。

表 16-2　1970–1998 年醫療支出占國內生產毛額的比例

時間 國家	1970	1980	1992	1998	變遷比例 (%)
澳　　洲	5.7	7.0	8.2	8.6	2.9
法　　國	5.7	7.4	9.1	9.4	3.7
德　　國	6.3	8.8	9.7	10.3	4.0
義大利	5.1	7.0	8.4	8.2	3.1
日　　本	4.6	6.5	6.3	7.4	2.8
荷　　蘭	7.2	8.0	8.9	8.7	1.5
紐西蘭	5.2	6.0	7.6	8.1	2.9
新加坡	n/a	n/a	3.2	2.9	0.1
瑞　　典	6.9	9.1	8.5	7.9	1.0
英　　國	4.5	5.6	6.9	6.8	2.3
美　　國	6.9	8.7		13.0	12.9

資料來源：引自 OECD (2001) 與 Singapore Ministry of Health (2001)。

　　雖然不加批判的將政策從某個國家移植至另一個國家是相當危險的事，但在擴大政策選擇與論證許多政策應用經驗上，比較健康政策是有用的視野。透過比較政策檢證，可瞭解不同國家間的政策差異、洞察這些差異存在的原因，以及確認在哪些條件下，哪些政策會成功或失敗？因此，比較公共政策是公共政策概括化的一種來源。回過頭來，它們又

是瞭解任何國家政策的重要依據。另一方面，比較政策分析也可論證：在某個國家被看作壓倒性的因素，可能在其他國家產生不同結果。由於醫療保健的錯綜複雜與潛在醫療保健體系的多種可能，因此，只有比較研究才能形成證據，並考慮到選擇的諸面向 (Blank and Burau, 2004: 19–20)。

在某種程度上，雖然健康政策對每個國家都是獨特的，但我們不應再忽略問題的全球化趨勢與可能的解決方法。透過大眾媒體宣傳而來的新醫療技術知識之立即傳播，也引發取得這些創新制度的公眾與專業期望和要求。在某些學者看來，這些全球化力量可說強化了**聚合理論** (convergence theory)；當國家邁向工業化後，它們往往會聚合成相同的政策混合體。儘管不同國家有不同的政策目標與策略，但晚近的重建則已帶來澳洲與英國醫療體系的聚合。雖然醫療保健體系存有差異，但對於醫療保健資助、組織與管理而言，醫療體系改革已帶來一種普遍形貌或典範的出現。然而，聚合理論批評者指出：它們似乎過度簡化發展過程，並低估跨國間的明顯差異。要言之，聚合理論忽略經濟發展之外與國家相關的特定因素之重要性，而發現聚合證據的大多數研究也難以適用於其他國家。是故，這也使它們在其他領域出現差異 (Blank and Burau, 2004: 20–21)。

第三節
健康與福利政治經濟學

無論老人年金或醫療保健費用的補助等特定社會政策之採行與發展，是與福利國家的發展密切相關。特定福利國家的形式與運作不僅形塑特定政策的結果，也影響政策變遷的能力。一般而言，福利國家的範圍與焦點和社會政策的範疇與旨趣有相當程度的重疊。因此，要瞭解某特定國家的健康狀況與醫療服務，就應瞭解其意義與社群角色。然而，醫療保健輸送也和政治與金錢密切相關。顯然的，健康、疾病與醫療社

會學也非常強調國家與市場的醫療服務供給和管制角色之探討。

❖ 一、福利國家興起與健康政策制定 ❖

　　從西方福利國家發展的歷史來看，國家廣泛介入醫療保健供給、健康政策制定與「福利國家」的興起有關。「福利國家」的基本理念是：國家同時提供主要社會服務與安全網給社會中的最弱勢團體。典型上，這些服務包括透過國家補助與財富再分配方式，試圖處理貧窮、失業與疾病等問題。究竟什麼因素決定國家介入程度，以及影響醫療保健體系形態從企業模型到普遍服務模型的光譜式呈現呢？一般而言，其結果端視許多結構與文化性因素而定。在醫療保健供給或健康政策制定上，有利形成強勢國家介入的條件包括 (Haralambos et al., 1996: 174)：

　　㈠強勢工人階級運動或政黨：這是因為社會主義者的理想強調照顧窮人與弱者的重要，以及國家管制重要服務的需要。

　　㈡強勢中央集權政府而非聯邦體制政府：為達到健康計畫全國實施之目的，以有別於針對地方特別設定的一連串解決之道，中央集權政府是必要的。

　　㈢國家價值體系強調以集體力量解決社會論題：基本上，倡導個人主義的體系往往會抗拒「國家介入」(state interference) 自由選擇的事務。

　　㈣與國營健康方案創設相關的醫療專業與醫療制度政策和策略：基本上，醫療組織往往反對國家介入，因為這些方案已威脅到醫療優勢與利潤。

　　在北美相當有限的國家醫療保健供給實例裡，我們可看出這些不同因素的運作情形。譬如說，在缺乏高度工會組織化與社會主義政黨的美國，不僅具有一種聯邦體制的政府，而且大多數的醫療管制也是由州政府負責。由於它具有一種個人主義的價值體系與強勢的醫療專業，因此，它尤其強烈反對任何介入其自主性與權力的意圖。在澳洲，則有一種中

度或適度國家介入的情形。雖然澳洲也有上述最後三項因素（儘管以較弱形式出現），但它還有一種較強勢的左派政治傳統，澳洲工黨 (the Australian Labor Party) 即是其範例的例證。

❖ 二、健康政策的非預期結果 ❖

在某些方面，醫療保健或健康政策本身的成功，也可能帶來其受害者。譬如說，在澳洲，當國民醫療保健體系設立時，約有 40–50% 的人有私人保險。至 1996 年時，數據已非常接近 30%。結果，比預期更多的需求就落在國民醫療保健體系上，形成經費枯竭的窘態。澳洲學者指出：擔憂醫療費用上漲是一種恐怖的根源，它將持續糾纏未來的澳洲政府。對於國民醫療保健而言，除了這種持續的民眾支持外，還有許多可能因素會助長其發展 (Daniel, 1995)：

㈠若要持續的醫療進步，需要昂貴的醫療器材與技術人員之投資。

㈡若無「使用者付費」(user-pay) 方式控制人們看醫生與醫療處置需求，則民眾需求將呈冪數方式擴展。

㈢人口老化意味著，愈來愈多人將變成醫療體系資源的龐大使用者。

㈣由於醫療專業自主性的存在，使它難以形成強制責信措施或醫療支出的外部審查系統。

其實，澳洲政府的擔憂並非無緣由的臆測。因為，從實際值來看，自 1982 年以來，澳洲政府的醫療支出即以每年 4% 的速度成長。大多數減少醫療行政成本與固定費用明細表的布告體系，皆是試圖控制醫療支出的方式之一。近年來，健康政策朝向經理論方向轉變與醫療體系內部市場的創設，均是澳洲醫療服務與健康政策回應挑戰的另一種變遷。

❖ 三、健康政策改革 ❖

有關英國全民健康服務的國家醫療支出增加的解釋，通常圍繞著五

個主題進行辯論 (Senior and Viveash, 1998: 258-264)：㈠**行政成本增加**：是否因為國營的全民健康服務無效率，致使需要增加管理人員數而增加行政成本？㈡**病患需求**：是否因為全民健康服務的免費而造成病患的濫用？㈢**技術變遷**：增加醫療技術的使用是否也同時增加醫治成本，以及建造能配置昂貴機械

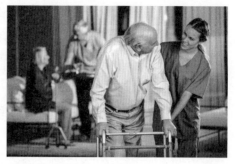

圖 16-3　隨著人口老化，醫療支出成本也隨之增加。

器材的醫院資本費用？㈣**醫療職員的薪資**：在勞力密集的醫療保健體系中，是否也增加醫療職員的薪資成本？㈤**人口老化**：隨著老年人口的老化，是否會造成依賴負擔，也增加醫療支出的成本？批評者認為：健康政策改革並不是一種全然有計畫的策略，而是一連串針對減少醫療支出成本之目的而來的特定變遷。這樣的計畫是藉由：將市場力量引進醫療保健體系、擴大私人與志願的正式醫療保健，以及增加個人與家庭在非正式醫療保健中的角色等方法來降低成本。

　　目前，英國全民健康服務涉及的主要變遷包括：㈠將醫療導向市場取向，建立購買者與供給者關係；㈡對於一般醫生與信託醫院均實施預算制；㈢鼓勵私人醫療保健扮演更積極的角色；㈣將地方當局的社會服務角色與提供醫治的醫院間加以區分，因為前者主要在滿足長期照顧者的需求。有關英國全民健康服務有效性評估，可能涉及五個相關論題：㈠**英國全民健康服務及其改革**：可能改善整體健康水準，但也引發服務品質測量的問題；㈡**醫療行為模型**：不健康行為是患病原因，而非處理症狀問題；㈢**醫療社會模型**：貧窮是患病原因，而非處理症狀問題；㈣**醫源病**：西方醫學可能嚴重損害到病患健康；㈤**西方醫學的有限性**：補充醫學的貢獻需要加以評估 (Griffiths, 1988)。

第四節
21 世紀醫療社會學新論

　　人類史前平均壽命約 30-40 歲，而現代人大多可活到當時歲數的兩倍。於是，身體超出預期壽命，組成器官與系統也開始衰退。儘管這樣的衰退並未造成死亡，但它們卻會阻礙人們積極與充分參與社會生活的可能性。過去，醫療進步只被視為對抗病菌的成果，但今天，醫療體系愈來愈需要處理因長期患病引起的健康、福利與社會問題。醫生需要瞭解與緊張相關的病因，或家庭動力對老人照護的重要性。同樣的，療養院與養護中心等醫療機構數的日益增加，也顯現其社會功能與醫療責任。

❖ 一、21 世紀醫療社會學研究 ❖

　　多年來，健康、疾病與醫療社會學者一直是有系統研究醫療體系的學術團體之一。在醫療體系變遷過程中，健康、疾病與醫療社會學者可說做出重大貢獻。現今，各國政府與醫療專業直接回應的論題，多半是健康、疾病與醫療社會學者過去 20 年來論辯的議題。譬如說，在刺激婦女健康做出相關新措施上，女性主義的醫療研究是相當重要的。在激勵健康政策轉向社區醫療與預防健康上，社會流行病學者的著作與研究具有相當的影響力。30 年前，與標籤和精神疾病社會建構的概念往往被視為前衛的或先驅的社會學理論觀點。現在，它們已是社會大眾普遍接受的常識或知識 (Haralambos, 1996: 195)。

　　值得注意的是：健康、疾病與醫療社會學著作與健康政策研究本身並未帶來這些變遷。只有當廣泛的社區或社會信念產生變遷時，健康、疾病與醫療社會學理論與健康政策研究才可能形成影響。無論從制度形式或生物醫療知識的基礎來看，這顯然是正統醫療體制的合法性式微。對於健康、疾病與醫療社會學研究發現而言，過去可能被視為外來的理

念，現今則為社會大眾所接受的知識提供孕育基礎。未來，隨著社會大眾對醫療宰制快速成長的不滿，可預期的是：在社會福利與健康政策議論、規劃、評估與改革上，醫療社會學新論或健康與疾病社會學甚至可能變得更重要。

❖ 二、未來福利與健康政策議題 ❖

所有健康政策均涉及政府的基本選擇，亦即採取特殊行動或無所作為。對於某些國家來說，醫療保健領域的無所作為似乎比採取行動更普遍。就概念而言，健康政策可能有別於公共政策的其他領域，但實際上，它與一般社會和經濟政策通常是密切相關的。然而，若將社會福利、失業、貧窮、住宅與一般經濟政策孤立起來，則可能無法真正瞭解醫療保健與健康政策的意涵 (Blank and Burau, 2004: 16)。顯然的，不管社會大眾或某個人口群的健康都與政府的公共政策或社會政策有關，並牽涉到未來福利的問題。因此，在評估一個國家的醫療保健有效性時，往往涉及五個重要的健康政策議題（胡幼慧，2001: 65–69；Senior and Viveash, 1998: 281）：

㈠**服務品質的測量：**健康政策與福利改革可能涉及醫療保健與社會福利標準的改善，但它也牽涉到服務品質的測量問題。健康服務有效性的測量方法之一是：檢證罹病率與死亡率。醫療績效的測量雖可藉由許多方法來測量，但過去通常是透過醫療統計的量化研究分析。此種方法受批評的地方在於：它是以某醫院或某醫療部門之相對迅速與簡單醫療的多數人拿來與某醫院或某醫療部門之專科花費時間與複雜外科手術的許多較小人數做比較。其實，醫院等待時間、手術取消人數與特殊手術花費時間等都可能是測量指標。若要分析醫院方面的醫療資料與一般民眾對醫療服務品質的看法是否相符，醫療保健的質性觀點或許可將這兩種資料做比較分析。

㈡**健康的行為模型：**該模型常被標誌為個人主義者模型，因為它強

調：病患要為其自身的症狀負責。此種觀點的政治意涵是：它讓政治人物常將行為模型當作一種不健康理由的解釋或擋箭牌。然而，批評者認為：行為模型轉移或模糊不健康的真正原因，例如資本主義社會體系所製造出來的貧窮、剝削與社會排除。其實，某些貧窮者採取不健康生活方式的原因可能是其結構情境使然。譬如說，貧窮者吸更多煙可能是為了舒緩其社會經濟地位，以及來自工作疏離特性所產生的壓力。再者，人們的行為「選擇」也常受到社會中強有力的公司利益之形塑，例如煙草公司有能力透過商品廣告刺激消費者的吸煙。重要的是：人們如何瞭解其特定情境而做出選擇？

　　㈢**醫療的社會模型**：該模型認為：絕非全民健康服務或全民健康保險帶來健康的戲劇性改變，而是生活水準改善大大影響民眾的醫療保健。因此，我們應處理的是個人的患病原因或貧窮困境，而非生理症狀。據此，社會政策的目標應處理貧窮、失業、匱乏生活條件與社會排除等問題。麥克翁 (Mckeown, 1976) 強調，改善健康的一個要素是：提升民眾抵抗疾病的能力，使他們更健壯、更少受到傳染病的傷害。健康不平等並未被全民健康服務或全民健康保險有效的降低，因此，更多關注應擺在貧窮問題的處理上。無疑的，較佳健康促進與初級醫療保健都有增加健康改善的機會。

　　㈣**醫源病的傷害性**：現代醫學或西方醫學，都可能造成病患健康的嚴重傷害。依利希 (Illich, 1976) 認為：西方式醫治不僅是無效的，也可能造成病患的傷害。他提醒我們：醫療可能從造福大眾健康變成危害大眾健康的一種集體性**醫源病 (iatrogenesis)**。在分析醫療體系或健康政策的特性上，醫源病概念依醫療傷害層次可分成三種： 1.**臨床醫源病 (clinical iatrogenesis)**：是由臨床治療過程中因藥品或外科手術所引起的副作用、病院感染與誤診等。然而，臨床醫源病常被刻意忽略，而且當醫生權威愈大時，傷害也愈嚴重。 2.**社會醫源病 (social iatrogenesis)**：指涉醫療產業試圖醫療化人類情境的方式，亦即健康政策醫療化、醫療宰制進入政治運作，而轉變成制度。 3.**文化醫源病 (cultural** iatrogenesis)：是指醫療「反健康」(anti-health) 更高層次的結果。當文化價值與信仰接受科學醫療宰制健康，並將醫療化生命歷程視為常規，甚至理想的健康服務時，即形成文化醫源病。只有民眾取回「健康權」，才能打破醫療壟斷；唯有致力於健康保障與健康促進政策與研究，方能有效制衡這三種醫源病。

㈤**正統醫學有限性：**由於正統西方醫學的有限性，補充醫學或另類治療的貢獻需重新評價。補充醫學或另類治療這個名詞，通常指涉有別於正統西方醫學或非醫療的處置方式。即使在西方國家裡，我們仍可看到某些官方醫療／健康中心採取另類治療師的服務。其實，傳統另類治療所指的就是這些可增加現有生物醫療服務之醫治的補充醫學。至今，仍然少有研究針對補充醫學的有效性進行深入探討，這使我們很難對補充醫學加以評估。然而，民眾對於補充醫學似乎有一定的需求。隨著愈來愈多正統醫療制度使用補充醫學，社會學者應從更複雜的角度來看待醫療保健體系。補充醫學或許可被建構成一種官方醫療體制可接受的形式，但需探究的是：哪些類型的補充醫學是全民健康服務或全民健康保險可接受與使用的？這些恐怕還是官方醫療保健領域之外的重要議題。

小　結

邁入 21 世紀的今天，健康政策改革將回應人口老化問題、醫療技術迅速提升與公眾期望和要求增加等三種主要因素而持續進展，也因勞動力減少而引發經濟縮減與福利抑制，並帶來更大醫療保健問題與需求。就當前已開發國家的社會發展趨勢觀之，未來，影響健康政策方向的要素包括：醫療保健費用支出與控制將日益受重視，並影響社會政策的發展；基於醫療成本考量，預防醫學服務將受到社會更大關注；為因應公眾健康期望和要求，政府將建構更有效能的醫療保健體系管理機制；為滿足且符合全民醫療保健體系建構的福祉，政府與決策制定者也擔負更

多健康政策規劃與評估的責任。儘管不同國家有不同醫療保健需求，也發展出適合於它們自己的醫療體系，但相同的是：所有國家的健康政策均將朝向控制醫療成本與消弭健康不平等目標邁進。

問題與討論

1. 就社會政策形式而言，它至少有哪三種不同意義？
2. 試概述第一波比較社會政策與第二波比較社會政策的分析重點與特色差異。
3. 在醫療保健供給或健康政策制定上，有利形成強勢國家介入的條件包括哪些？
4. 有關英國全民健康服務的國家醫療支出增加的解釋常圍繞哪些主題進行辯論？如果要有效評估英國全民健康服務，又可能涉及哪些相關議題？
5. 在評估一個國家的醫療保健有效性時，常涉及五個重要的健康政策議題。你認為哪一個健康政策議題更重要？為什麼？

參考書目

一、中文部分

內政部 (2004)，《外籍與大陸配偶生活狀況調查報告》，臺北：內政部。

內政部統計處 (2011a)，〈99 年平均餘命統計結果〉，《內政部統計通報》，http://www.moi.gov.tw/stat/news_content.aspx?sn=5648，搜尋時間：20120109。

內政部統計處 (2011b)，〈表 28 主要國家嬰兒死亡率〉、〈表 29 主要國家歷年平均餘命〉，《內政國際指標》，http://sowf.moi.gov.tw/stat/national/list.htm，搜尋時間：20120109。

中廣新聞網 (2011)，〈青春期睡眠不足傷腦〉，http://tw.news.yahoo.com/article/url/d/a/111011/1/30bfb.html，搜尋時間：20111012。

王振輝、張家麟譯，K. Browne 原著 (2000)，《社會學入門》(*An Introduction to Sociology*, 2nd ed.)，臺北：韋伯文化事業出版有限公司，頁 503–528。

王道還譯，R. Porter 原著 (2005)，《醫學簡史》(*Blood and Guts: A Short History of Medicine*)，臺北：商周出版、城邦文化事業股份有限公司。

王鼎鈞 (2011)，〈安寧病床不足　衛署推一般病床照護措施〉，http://nettalk.tw/news_read.php?oid=13538，搜尋時間：20140104。

反毒大聯盟 (2011)，〈吸煙對社會及個人的影響〉，http://www.buddhanet.com.tw/poison/smoke/smoke3_7.htm，搜尋時間：20120103。

行政院衛生署 (2006)，《公共衛生年報》，臺北：行政院衛生署。

行政院衛生署 (2009)，〈大家一起來預防青少年吸煙〉，http://www.doh.gov.tw/CHT2009/DM/SEARCH_RESULT.aspx，搜尋時間：20120104。

行政院衛生署 (2011)，〈99 年死因統計結果分析〉，http://www.doh.gov.tw/CHT2006/DM/DM2_2.aspx?now_fod_list_no=11962&class_no=440&level_no=4，搜尋時間：20120109。

行政院衛生署中央健康保險局 (2011)，〈全民健康保險安寧共同照護試辦方案〉，http://www.nhi.gov.tw/epaper/ItemDetail.aspx?DataID=2499&IsWebData，搜尋時間：20110815。

行政院衛生署國民健康局 (2007)，〈安寧共同照護簡介〉，http://tw.myblog.yahoo.com/jw!H7.e9yGTHkeinqVADO6sQCgXwls-/article?mid=2351，搜尋時間：20110815。

江東亮 (1999)，《醫療保健政策：台灣經驗》，臺北：巨流圖書公司。

江亮演、曾華源、田麗珠 (1995)，《社會工作概論》，臺北：國立空中大學，頁 235-260。

江亮演、余漢儀、葉肅科、黃慶鑽 (2005)，《老人與身心障礙福利》，臺北：國立空中大學。

朱巧豔、蕭佳華譯，W. C. Cockerham 原著 (2002)，《醫學社會學》(*Medical Sociology*, 8th ed.)，臺北：五南圖書出版股份有限公司。

李佳倫、顏雅玲、王思雯、周繡玲 (2009)，〈安寧共同照護服務介紹：以某醫學中心為例〉，《護福》，185，8-11。

李明亮編 (2004)，《2003 全國衛生醫療政策會議總結報告書》，臺北：國家衛生研究院。

李城譯，R. Roberto 原著 (2005)，《醫學的歷史》(*The History of Medicine*)，臺北：究竟出版股份有限公司。

李維、張詩忠主編 (2004)，《心理健康百科全書：社會問題卷》，上海：上海教育出版社。

李維 (2005)，《風險社會與主觀幸福：主觀幸福的社會心理學研究》，上海：上海社會科學院出版社。

李選 (2002)，〈兩性工作平等法對護理專業產生之影響〉，《國政評論》，社會（評）091-049 號，3 月 13 日。

何斐瓊譯，W. C. Cockerham 原著 (2013)，《醫學社會學》(*Medical Sociology*, 12th ed.)，臺北：雙葉書廊有限公司。

沈藥子 (2011)，〈晚睡、熬夜的傷害〉，《線上醫書》，http://yibian.hopto.org/shu/?sid=81866，搜尋時間：20120104。

季瑋珠、楊志良 (1985)，〈醫學生社會化影響因素之探討〉，《中華民國公共衛生學會雜誌》，5: 3-18。

林天送 (2005)，〈長期睡眠不足　健康惡夢〉，http://tw.knowledge.yahoo.com/question/question?qid=1305091503436，搜尋時間：20120104。

林芸芸 (1982)，〈健康指標之探討〉，《公共衛生》，9 (3): 271-279。

林富士 (2001)，《疾病終結者：中國早期的道教醫學》，臺北：三民書局。

林瑞穗譯，C. Calhoun, D. Light and S. Keller 原著 (2002)，《社會學》，臺北：雙葉書廊有限公司，頁 391-410。

林綺雲 (1999)，《社會學與醫護現象》，臺北：洪葉文化事業有限公司。

林歐貴英、郭鐘隆譯，N. R. Hooyman & A. Kiyak 原著 (2003)，《社會老人學》(*Social Gerontology: A Multidisciplinary Perspective*, 6th ed.)，臺北：五南圖書出版公司。

吳佑珍、唐文慧 (2005)，〈新移民女性的母職實踐與社會政策制訂〉，發表於「社會暨健康政策的變動與創新趨勢：邁向多元、整合的福利體系」國際學術研討會，5 月 6-7 日，高雄：高雄醫學大學。

易之新譯，T. Dethlefsen and R. Dahlke 原著 (2002)，《疾病的希望：身心整合的療癒力量》，臺北：心靈工坊文化。

周月清 (1998)，《身心障礙者福利與家庭社會工作：理論、實務與研究》，臺北：五南圖書出版公司。

周兵等譯，V. N. Parrillo, J. Stimson and A. Stimson 原著 (2002)，《當代社會問題》(*Contemporary Social Problems*)，北京：華夏出版社。

周海娟 (2003)，〈新加坡 SARS 防疫與危機處理經驗的啟示〉，《社區發展季刊》，第 104 期，頁 203-212。

洪成志、廖敏華、王正如、鄭之雅 (2011)，《臺灣醫界》，第 54 卷，第 9 期，頁 10-18。

夏曉鵑 (2003)，〈從全球化新女性移民人權反思多元文化政策〉，《女性電子報》，第 157 期 (http://forum.yam.org.tw/bongchhi/old/light/light155-3.htm)。

姚建安 (2008)，〈緩和醫療（安寧療護）源由與發展〉，http://health.edu.tw/health/upload/tbteaching_kb/20050602034318_file1.pdf，搜尋時間：20110815。

姚燕、周惠譯，B. Karger-Decker 原著 (2004)，《圖像醫藥文化史》(*Die Geschichte der Medizin: Von der antike bis zur Gegenwart*)，臺北：邊城出版、城邦文化事業股份有限公司。

胡幼慧 (2001)，《新醫療社會學：批判與另類的視角》，臺北：心理出版社。

胡愈寧著，胡愈寧、葉肅科主編 (2011)，〈導論：老化、年齡與社會老年學新論〉，《老化、照護與社會：社會老年學新論》，臺北：華立圖書股份有限公司，頁 3-30。

徐震、莊秀美、王宏倫、杜秀秀 (2014)，《社會老年學：老年人口的健康、福利與照顧》，臺北：洪葉文化事業有限公司。

秦燕 (1992)，〈醫療團隊及社會工作師在其中的角色〉，《社區發展季刊》，第 60 期，頁 16-20。

孫牧虹等譯，F. D. Wolinsky 原著 (1999)，《健康社會學》(*The Sociology of Health*)，北京：社會科學文獻出版社。

孫曉萍 (2003)，〈醫生讓病人傷心的一句話〉，《健康雜誌》，第 53 期，頁 138-143。

莊素玉 (2005)，〈白袍褪色：醫院也瘋狂〉，《天下雜誌》，第 319 期，頁 94-122。

陳月娥 (2011)，《社會福利服務》，臺北：千華數位文化股份有限公司，頁 227-265。

陳月娥 (2014)，《社會政策與社會立法》，臺北：千華數位文化股份有限公司，頁

247–311。

陳建仁、簡吟曲與陳毓璟 (2003)，〈從 SARS 疫災評估我國公衛醫療體系的危機處理能力：回顧與前瞻〉，《社區發展季刊》，第 104 期，頁 12–16。

陳達夫、李明濱 (2011)，〈帕金森失智症治療新獻〉，《臺灣醫界》，第 54 卷，第 2 期，頁 8–10。

陳德如 (2005)，〈熬夜不利健康〉，《大紀元時報》，http://www.epochtimes.com/b5/5/1/22/n789347.htm，搜尋時間：20120103。

陳榮基 (2011)，〈安寧緩和醫療條例二度修法後的因應措施〉，http://profrcchenmd.blogspot.com/2011/01/blog-post15.html，搜尋時間：20110816。

黃貞貞 (2009)，〈研究：女性運動過量　生育能力大減〉，《大紀元時報》，http://www.epochtimes.com/b5/9/11/10/n2717205.htm，搜尋時間：20120104。

黃源協、蕭文高 (2012)，《社會政策與社會立法》（修訂二版），臺北：雙葉書廊有限公司，頁 249–293。

郭俊偉 (2003)，〈論 SARS 在臺灣之社會意涵〉，《社區發展季刊》，第 104 期，頁 164–177。

郭寶蓮、黃俊榮譯，A. Barry and C. Yuill 原著 (2009)，《健康社會學導論》(*Understanding the Sociology of Health*)，臺北：韋伯文化國際出版有限公司，頁 229–245。

莫藜藜 (1995)，〈醫務社會工作〉，於李增祿主編，《社會工作概論》，臺北：巨流圖書公司，頁 405–435。

莫藜藜 (2002)，《醫療福利》，臺北：亞太圖書出版社，頁 115–158。

國民健康局癌症防治組 (2010)，〈安寧療護　尊重生命〉，http://health99.doh.gov.tw/Hot_News/h_NewsDetailN.aspx?TopIcNo=5666，搜尋時間：20110815。

張苙雲 (1998)，《醫療與社會：醫療社會學的探索》，臺北：巨流圖書公司。

張茂桂 (1999)，〈種族與族群關係〉，於王振寰、瞿海源主編，《社會學與台灣社會》，臺北：巨流圖書公司，頁 239–279。

張朝琴 (2003)，《臺灣山地鄉原住民醫療照護體系之研究》，國立臺灣師範大學教育學院政治學研究所博士論文。

張榮祥 (2011)，〈單次劇烈運動有害健康〉，《中央通訊社》，http://tw.news.yahoo.com/%E5%96%AE%E6%AC%A1%E5%8A%87%E7%83%88%E9%81%8B%E5%8B%95–%E6%9C%89%E5%AE%B3%E5%81%A5%E5%BA%B7–094816941.html，搜尋時間：20120103。

游卉庭譯，D. Wainwright 主編 (2012)，《健康的社會學視界》(*A Sociology of Health*)，
臺北：韋伯文化國際出版有限公司。

陶泰山 (2008)，〈英研究：每週運動 3 小時可使人年輕 9 歲〉，《中廣新聞網》，
http://blog.udn.com/07191107/1583935，搜尋時間：20120104。

董氏基金會 (2002)，〈吸煙率參考資料〉，http://www.jtf.org.tw/JTF06/060-2.htm，搜
尋時間：20120104。

溫如慧、李易蓁、黃琇櫻、溫淑真、練明枋、吳兆鈺譯，C. Zastrow and K. K.
Kirst-Ashman 原著 (2007)，《人類行為與社會環境》(*Understanding Human
Behavior and the Social Environment*, 7th ed.)，臺北：湯姆生，頁 479-504。

楊志良 (1990)，《公共衛生新論》，臺北：巨流圖書公司。

楊志良主編 (1998)，《健康保險》，臺北：巨流圖書公司。

楊詠梅 (2003)，〈外籍新娘的優生保健與健康〉，《回饋會訊》，第 69 期，頁 49-53。

楊輝、張拓紅等譯，W. C. Cockerham 原著 (2000)，《醫學社會學》(*Medical Sociology*,
7th ed.)，北京：華夏出版社。

葉肅科 (2002)，〈身心障礙者福利與人權保障〉，《社區發展季刊》，第 99 期，頁
363-377。

葉肅科 (2003)，〈SARS 全球化與風險管理〉，《社區發展季刊》，第 104 期，頁 189-202。

葉肅科 (2006)，《外籍與大陸配偶家庭問題與政策：社會資本／融合觀點》，臺北：
學富文化事業有限公司。

葉肅科、葉至誠、張天鈞、陳燕禎、王淑芬 (2010)，《人類行為與社會環境》，臺北：
國立空中大學，頁 193-218。

葉肅科 (2011)，〈安寧照護服務：健康照護社工員的角色與功能探討〉，《社區發展》，
第 136 期，頁 180-195。

葉肅科著，胡愈寧、葉肅科主編 (2011a)，〈社會老年學理論：不要世代之比較研究〉，
《老化、照護與社會：社會老年學新論》，臺北：華立圖書股份有限公司，頁 31-59。

葉肅科著，胡愈寧、葉肅科主編 (2011b)，〈老化與生命歷程：從童年到老年?〉，《老
化、照護與社會：社會老年學新論》，臺北：華立圖書股份有限公司，頁 63-87。

葉肅科著，胡愈寧、葉肅科主編 (2011c)，〈結論：21 世紀高齡社會的展望〉，《老化、
照護與社會：社會老年學新論》，臺北：華立圖書股份有限公司，頁 263-285。

葉肅科、董旭英 (2012)，《社會學概論》(第二版)，臺北：學富文化事業有限公司。

趙可式 (1999)，《安寧歸去：如何面對生命終點》，臺北：財團法人中華民國安寧照
顧基金會。

趙可式 (2000)，〈安寧療護的起源與發展〉，《北市衛生》，第 46 期，頁 8–13。

趙可式 (2011)，〈為何「安寧緩和醫療條例」要修正?〉，http://tw.myblog.yahoo.com/buddhist-chaplain/article?mid=1167&prev=-1&next=1164，搜尋時間：20110816。

廖湘英 (2003)，《癌症的早期發現與治療》，臺北：棉花田出版社。

葛謹 (2009)，〈植物人權益與安寧緩和醫療條例之發展〉，《臺灣醫界》，第 52 卷，第 1 期，頁 30–38。

鄭玉菁譯，P. Abbott, C. Wallace and M. Tyler 原著 (2008)，《女性主義社會學》(*An Introduction to Sociology: Feminist Perspectives*, 3nd ed.)，臺北：巨流圖書公司。

鄭詩韻 (2008)，〈研究：不愛活動加速老化〉，http://blog.yam.com/jackygood/article/13678056，搜尋時間：20120104。

劉仲冬 (1998)，《女性醫療社會學》，臺北：女書文化。

劉鶴群、房智慧譯，R. T. Schaefer 原著 (2005)，《社會學》(*Sociology*, 9th ed.)，臺北：巨流圖書公司。

薛承泰、林慧芬 (2003)，〈台灣家庭變遷：外籍新娘現象〉，《國家政策論壇》，冬季號 92. 10 (http://www.npf.org.tw/monthly/0304/theme-236.htm)。

顏國鉉 (2006)，《嫁來臺灣：新興移民的婚姻故事》，臺北縣：新新聞文化事業股份有限公司。

癌症專家 (2011)，〈安寧療護〉，http://cancer.idv.tw/Patient/hospice.htm，搜尋時間：20110815。

譚健民、馮長風 (2011)，〈漫談急性 E 型肝炎：一種易被忽視的人畜共通傳染的急性病毒性肝炎〉，《臺灣醫界》，第 54 卷，第 10 期，頁 10–14。

顧景怡 (2001)，〈如何告訴他「你得了癌症」?〉，《健康雜誌》，第 32 期，頁 108–121。

二、外文部分

Abbot, A. (1988). *The System of Professions.* Chicago: The University of Chicago Press.

Abbott, P. and Wallace, C. (eds.) (1990). *The Sociology of the Caring Professions.* London: Falmer Press.

Abercrombie, N. and Warde, A. (1994). *Contemporary British Society* (2nd ed.). Cambridge: Polity Press.

Adler, N., Boyce, T. Chesney, M., Cohen, S., Folkman, S., Kahn, R. and Syme, S. (1994). "Socioeconomic Status and Health: The Challenge of the Gradient", *American Psychologist*, 49: 15–24.

Ahmad, W. I. U. (1989). "Policies, Pills and Political Will: Critique of Policies to Improve the Health Status of Ethnic Minorities", *The Lancet*, 148–150.

Ahmad, W. I. U. (ed.) (1993). *"Race" and Health in Contemporary Britain.* Buckingham: Open University Press.

Albrecht, G. L., Fitzpatrick, R. and Scrimshaw, S. C. (eds.) (2000). *Handbook of Social Studies in Health and Medicine.* Thousand Oaks, CA: Sage Publications, Ltd.

Alcock, P. (1998). "The Discipline of Social Policy", in P. Alcock, A. Eriskine and M. May (eds.), *The Students Companion to Social Policy.* Oxford: Blackwell.

Alexander, J. A. and Fennell, M. L. (1986). "Patterns of Decision Making in Multihospital Systems", *Journal of Health and Social Behavior*, 27: 220–235.

Altman, L. K. (1991). "Many Hispanic Americans Reported in Ill Health and Lacking Insurance", *The New York Times*, January 9, A16.

American Cancer Society (2011). "Hospice Care". Accessed at http://www.cancer.org/acs/groups/documents/webcontent/002868-pdf on August 15, 2011.

Amin, K. (1992). *Poverty in Black and White: Deprivation and Ethnic Minorities.* London: CAPG with the Runneymede Trust.

Andersen, M. L. and Taylor, H. F. (2006). *Sociology: Understanding a Diverse Society.* Blemont, CA: Thomson Learning, Inc., pp. 363–389, 353–559.

Appelbaum, R. P. and Chambliss, W. J. (1997). *Sociology: A Brief Introduction.* New York: Addison Wesley Longman, Inc., pp. 255–357.

Arber, S. and Ginn, J. (eds.) (1995). *Connecting Gender and Ageing: A Sociological Approach.* Milton Keynes: OUP.

Aries, P. (1962). *Centuries of Childhood.* London: Jonathan Cape.

Armitage, S. (1980). "Non-Compliant Recipients of Health Care", *Nursing Times*, 76: 1–3.

Armstrong, D. (1983). *The Political Anatomy of the Body.* Cambridge: Cambridge University Press.

Association of American Medical Colleges (2000). *2000 Medical School Graduate Report: All Schools Report.* Washington, DC: AAMC.

Balarajan, R. and Bulusu, L. (1990). "Morality Among Immigrants in England and Wales 1979–83", in M. Britton (ed.), *Morality and Geography: A Review in the Mid–1980s, England and Wales.* London: OPCS Series, DS No. 9.

Baldock, J., Manning, N. and Vickerstaff, S. (2003). "Social Policy, Social Welfare, and the Welfare State", in J. Baldock, N. Manning and Vickerstaff (eds.), *Social Policy* (2nd ed.). Oxford: Oxford University Press.

Barber, B. (1963). "Some Problems in the Sociology of Professions", *Daedalus*, 92: 669–688.

Barker, L. C. (1995). "Differences in Earnings between Male and Female Physicians", *New England Journal of Medicine*, 334 (11): 960–964.

Barr, D. A. (2008). *Health Disparities in the United States: Social Class, Race, Ethnicity, and Health.* Baltimore: Johns Hopkins University Press.

Baudrillard, J. (1988). *Selected Writings.* Cambridge: Polity Press.

Baum, F. (1999). "Social Capital: Is It Good for Your Health? Issues for a Public Health Agenda", *Journal of Epidemiological Community Health*, 53: 195–196.

Becker, H. S. (1963). *Outsiders: Studies in the Sociology of Deviance.* New York: Free Press.

Becker, H. S., Greer, B., Hughes, E. C. and Strauss, A. (1961). *Boys in White: Student Culture in Medical School.* Chicago: University of Chicago Press.

Becker, M. H. (ed.) (1974). *The Health Belief Model and Personal Health Behavior.* San Francisco: Society for Public Health Education, Inc.

Belloc, N. and Breslow, L. (1972). "Relationship of Physical Health Status and Health Practices", *Preventive Medicine*, 1: 409–421.

Berkman, L. (1988). "The Changing and Heterogeneous Nature of Aging and Longevity: A Social and Biological Perspective", *Annual Review of Gerontological Geriatrics*, 8: 37–68.

Berkman, L. F. and Kawachi, I. (2000). "A Historical Framework for Social Epidemiology", in L. F. Berkman and I. Kawachi (eds.), *Social Epidemiology.* Oxford: Oxford University Press, pp. 3–12.

Beveridge, W. H. (1942). *Social Insurance and Allied Services: Report by Sir William Beveridge, Command Paper 6404.* London: HMSO.

Blackburn, C. (1991). *Poverty and Health: Working with Families.* Milton Keynes: Open University Press.

Blakemore, K. (1998). *Social Policy: An Introduction.* Buckingham: Open University Press.

Blank, R. and Burau, V. (2004). *Comparative Health Policy.* London: Palgrave Macmillan, pp. 1–28.

Blaxter, M. (1990). *Health and Lifestyles.* London: Tavistock.

Bloom, S. W. (1963). *The Doctor and His Patient.* New York: The Free Press.

Bloor, M. (1976). "Professional Autonomy and Client Exclusion: A Study in ENT Clinics", in M. Wadsworth and D. Robinson (eds.), *Studies in Everyday Medical Life.* London: Martin Robertson.

Bloor, M., Samphier, M. and Prior, L. (1987). "Artifact Explanations of Inequalities in Health: An Assessment of the Evidence", *Sociology of Health and Illness*, 9 (3): 231–264.

Bilton, T., Bonnett, K., Jones, P., Skinner, D., Stranworth, M. and Webster, A. (1996). *Introductory Sociology* (3rd ed.). London: Macmillan Press, Ltd., pp. 409–446.

Bingham, R. (1981). "Outrageous Ardor", *Science*, 81: 56–61.

Bonita, R. (1998). *Women, Ageing and Health: Achieving Health Across the Life Span.* Geneva: World Health Organization.

Bosk, C. (1979). *Forgive and Remember: Managing Medical Failure.* Chicago: University of Chicago Press.

Bruhn, J. G. and Rebach, H. M. (1996). *Clinical Sociology: An Agenda for Action.* New York: Plenum Press.

Bungey, J. B. and Winter, C. J. (1986). "Alcohol Consumption Patterns in South Australia, 1988", *The Medical Journal of Australia*, 144: 6–9.

Burrows, R., Nettleton, S. and Bunton, R. (1995). "Sociology and Health Promotion: Health, Risk and Consumption under Late Modernity", in R. Bunton, S. Nettleton and R. Burrows (eds.), *The Sociology of Health Promotion: Critical Analysis of Consumption, Lifestyle and Risk.* London: Routledge.

Bury, M. R. (1986). "Social Constructionism and the Development of Medical Sociology", *Sociology of Health and Illness*, 8: 137–171.

Burgoyne, J. (1987). "Change, Gender and the Life Course", in G. Cohn (ed.), *Social Change and Life Course.* London: Tavistock, pp. 33–66.

Byrne, P. and Long, B. (1976). *Doctors Talking to Patients.* London: HMSO.

Calnan, M. (1987). *Health and Illness: The Lay Perspective.* London: Tavistock.

Cartwright, A. and O'Brien, M. (1976). "Social Class Variations in Health Care", in M.

Stacey (ed.), *The Sociology of Health and Healing*. London: Unwin Hyman.

Carr-Saunders, A. M. and Wilson, P. A. (1933). *The Professions*. Oxford: The Clarendon Press.

Catell, V. (2001). "Poor People, Poor Places, and Poor Health: The Mediating Role of Social Networks and Social Capital", *Social Science & Medicine*, 52: 1501–1516.

Cawley, J. F. (1985). "The Physician Assistant Profession: Current Status and Future Trends", *Journal of Public Health Policy*, 6: 78–79.

Centre for Education and Information on Drugs and Alcohol (1986). *An Australian Guide to Drug Issues*. Canberra: AGPS.

Chrisman, N. J. (1977). "The Health-Seeking Process: An Approach to the Natural History of Illness", *Culture, Medicine and Psychiatry*, 1: 351–377.

Clark, C. (1983). "Sickness and Social Control", in H. Robboy and C. Clark (eds.), *Social Interaction: Readings in Sociology* (2nd ed.). New York: St. Martin's Press.

Clarke, A. (2001). *The Sociology of Healthcare*. Harlow, England: Pearson Education Ltd.

Clasen, J. (ed.) (1999). *Comparative Social Policy: Concepts, Theories, and Methods*. Malden: Blackwell Publishers.

Cockerham, W. C. (2001). *Medical Sociology* (8th ed.). New Jersey: Prentice Hall.

Coe, R. M. (1978). *Sociology of Medicine* (2nd ed.). New York: McGraw-Hill.

Coleman, J. W., Kerbo, H. R. and Ramos, L. L. (2002). *Social Problems* (8th ed.). Upper Saddle River, New Jersey: Pearson Education, Inc., pp. 173–218.

Commonwealth Department of Health (1986). *National Dietary Survey of Adults: 1986, No. 1, Food Consumed*. Canberra: AGPS.

Connelly, J. and Crown, J. (eds.) (1994). *Homelessness and Ill Health*. London: Royal College of Physicians.

Conrad, P. and Schneider, J. W. (1980). *Deviance and Medicalization: From Badness to Sickness*. St. Louis: Mosby.

Crawford, R. (1977). "You Are Dangerous to Your Health: The Ideology and Politics of Victim-Blaming", *International Journal of Health Services*, 7(4): 663–680.

Crawford, R. (1984). "A Cultural Account of Health: Control, Release, and the Social Body", in J. McKinley (ed.), *Issues in the Political Economy of Health Care*. New York: Tavistock, pp. 60–103.

Cribb, A. (1993). "Health Promotion—A Human Science", in J. Wilson-Barnett and J. Macleod Clark (eds.), *Research in Health Promotion and Nursing*. London: Macmillan.

Csikai, E. L. (2002). "The State of Ethics Committees in Hospice and the Social Work Role", *Omega: Journal of Death and Dying*, 45: 261–275.

Csikai, E. L. (2004). "Social Workers' Participation in the Resolution of Ethical Dilemmas in Hospice Care", *Health & Social Work*. Accessed at http://www.allbusiness.com/human_resources/3589346–1.html on August 15, 2011.

Cullen, M. and Whiteford, H. (2001). *The Interrelations of Social Capital with Health and Mental Health*. Canberra: Commonwealth Department of Health and Aged Care.

Cumming, E. and Henry, W. (1961). *Growth Old: The Process of Disengagement*. New York: Basic Books.

Curran, D. J. and Renzetti, C. M. (1996). *Social Problems: Society in Crisis* (4th ed.). Boston: Allyn and Bacon, pp. 308–341.

Cutright, P. (1965). "Political Structure, Economic Development and National Social Security Programs", *American Journal of Sociology*, 70: 537–550.

Dalton, T., Draper, M., Weeks, W. and Wiseman, J. (eds.) (1996). *Making Social Policy in Australia: An Introduction*. St. Leonards: Allen & Unwin.

Daniel, A. (1990). *Medicine and the State*. Sydney: Allen & Unwin.

Daniel, A. (1995). "The Politics of Health", in G. Lupton and J. Najman (eds.), *Sociology of Health and Illness*. Melbourne: Macmillan, pp. 57–76.

Davey Smith, G., Dorling, D, and Shaw, M. (eds.). (2001). *Poverty, Inequality and Health in Britain 1800–2000: A Reader*. Bristol: Policy Press.

Davis, A. and George, J. (1993). *States of Health*. Sydney: Harper-Educational.

Day, R. and Day, J. (1977). "A Review of the Current State of Negotiated Order Theory", *Sociological Quarterly*, 18: 126–142.

De Swaan, A. (1989). "The Reluctant Imperialism of the Medical Profession", *Social Science and Medicine*, 28 (11): 1165–1170.

Doll, R. and Bradford Hill, A. (1954). "The Mortality of Doctors in Relations to Their Smoking Habit", *BMJ*, June: 1451–1455.

Doll, R. and Peto, R. (1981). *The Causes of Cancer*. Oxford: Oxford University Press.

Dougal, C., Kalman, C. and Kalman, T. (1985). "Homophobia among Physicians and Nurses", *Hospital Community Psychiatry*, 36 (12): 108–111.

Dubos, R. (1969). *Man, Medicine, and Environment.* New York: Mentor.

Dubos, R. (1981). "Health and Creative Adaptation", in P. Lee, N. Brown and I. Red (eds.), *The Nation's Health.* San Francisco: Boyd & Fraser, pp. 6–13.

Dunnell, K. (1995). "Population Review: (2) Are We Healthier?" *Population Trends*, No.82, Winter, 12–18.

Eames, A. and Everrigton, S. (1993). "Racial Discrimination Against Doctors from Ethnic Minorities", *British Medical Journal*, 306: 691–692.

Ehrenreich, E. and English, D. (1973). *Complaints and Disorder: The Sexual Politics of Sickness.* New York: Feminist Press.

Eikemo, T. A., Huisman, M., Bambra, C. and Kunst, A.E. (2008). "Health Inequalities According to Educational Level in Different Welfare Regimes: A Comparison of 23 European Countries", *Sociology of Health & Illness*, 30(4): 565–582.

Eitzen, D. S. and Zinn, M. B. (1997). *Social Problems* (7th ed.). Boston: Allyn and Bacon, pp. 424–453.

Elling, R. H. (1980). *Cross-National Study of Health Systems.* New Brunswick, N.J.: Transaction.

Elston, M. A. (1991). "The Politics of Professional Power: Medicine in a Changing Health Service", in J. Gabe, M. Calnan and M. Bury (eds.), *The Sociology of the Health Service.* London: Routledge, pp. 58–88.

Elston, M. A. (1993). "Women Doctors in a Changing Profession: The Case of Britain", in E. Riska and K. Weger (eds.), *Gender, Work and Medicine: Women and the Medical Division of Labour.* London: Sage.

Elston, M. A. and Doyal, L. (1983). *The Changing Experience of Women, Unit 14 Health and Medicine.* Milton Keynes: Open University Press.

Epstein, R. (2005). "Psychology's Top 10 Misguided Ideas", *Psychgology Today*, 38: 55–60.

Erskine, A. (1998). "The Approach and Methods of Social Policy", in P. Alcock, A. Erskine and M. May (eds.), *The Students Companion to Social Policy.* Oxford: Blackwell.

Estes, C. L., Swan, J. S. and Gerard, E. (1982). "Dominant and Competing Paradigms in

Gerontology: Towards a Political Economy of Ageing", *Ageing and Society*, 2: 151–164.

Farley, J. N. (1998). *Sociology* (4ᵗʰ ed.). Upper Saddle River, New Jersey: Prentice-Hall, Inc., pp. 386–414.

Field, M. G. (1993). "The Physician in the Commonwealth of Independent States: The Difficult Passage from Bureaucrat to Professional", in F. Hafferty and J. McKinley (eds.), *The Changing Medical Profession.* New York: Oxford University Press.

Fildes, V. (1988). *Wet Nursing: A History from Antiquity to the Present.* Oxford: Blackwell.

Fitchett, G. (1980). "It's Time to Bury the Satges Theory of Death and Dying", *Oncology Nurse Exchange*, 2: 6–12.

Fitzpatrick, M. (2001). *The Tyranny of Health.* London: Routledge.

Flora, A. G. and Heidenheimer, A. J. (eds.) (1981). *The Development of Welfare States in Europe and America.* New Brunswick: Transaction Books.

Forster, G. and Anderson, B. (1978). *Medical Anthropology.* London: John Wiley & Sons.

Foster, P. (1989). "Improving the Doctor/Patient Relationship", *Journal of Social Policy*, 18 (3): 337–361.

Fosu, G. B. (1989). "Access to Health Care in Urban Areas of Developing Societies", *Journal of Health and Social Behavior*, 30: 398–411.

Foucault, M. (1973). *The Order of Things: An Archaeology of the Human Sciences.* New York: Vintage/Random House.

Foucault, M. (1979). *History of Sexuality*, Vol. 1. London: Allen Lane.

Foucault, M. (1980). *Power/Knowledge.* Brighton: Harvester Press.

Fox, A. J., Goldblatt, P. O. and Jones, D. R. (1986). "Social Class Mortality Differentials: Artefact, Selection or Life Chances", in R. G. Wilkinson (ed.), *Class and Health: Research and Longitudinal Data.* London: Tavistock.

Fox, R. (1957). "Training for Uncertainty", in R. K. Merton, G. Reader and P. L. Kendall (eds.), *The Student-Physician.* Cambridge, Mass.: Harvard University Press, pp. 207–241.

Freidson, E. (1970). *The Profession of Medicine: A Study of the Sociology of Applied Knowledge.* New York: Harper Row.

Freidson, E. (1975). "Dilemmas in the Doctor/Patient Relationship", in C. Cox and A. Mead (eds.), *A Sociology of Medicine Practice.* London: Collier Macmillan.

Freidson, E. (1994). *Professionalism Reborn: Theory, Prophecy and Policy.* Chicago: University of Chicago Press.

Frost, W. H. (1937). "How Much Control of Tuberculosis?" *American Journal of Public Health*, 27: 759–766.

Fuchs, V. (1974). *Who Shall Live? Health, Economics and Social Choice.* New York: Basic Books.

Fulcher, G. (1989). "Disability: A Social Construction", in G. M. Lupton and J. M. Najman (eds.), *Sociology of Health and Illness: Australian Readings*, Melbourne: Macmillan, pp. 41–67.

Fulcher, J. and Scott, J. (1999). *Sociology.* Oxford: Oxford University Press, pp. 188–227.

Gamarnikow, E. (1978). "Sex Division of Labour: The Case of Nursing", in A. Kuhn and A. Wolfe (eds.), *Feminism and Materialism.* London: Routledge and Kegan Paul.

Geckler, C. (1995). *Practice Perspectives and Medical Decision-Making in Medical Residents: Gender Differences—A Preliminary Report.* Wellesley, MA: Centre for Research on Women.

Germov, J. (1995). "Medi-Fraud, Managerialism and the Decline of Medical Autonomy", *Australian & New Zealand Journal of Sociology*, 31 (3): 51–66.

Giddens, A. (1991). *Modernity and Self-Identity: Self and Society in the Late Modern Age.* Cambridge: Polity Press.

Goldberg, D. P. and Huxley, P. (1992). *Common Mental Disorders: A Bio-Social Model.* London: Routledge.

Gonzalez, T. E. (1996). "Social Control of Medical Professionals, Cultural Notions of Pain, and Doctors as Social Scientists", Unpublished Junior Thesis, Princeton, NJ: Princeton University.

Good, C. M. (1987). *Ethnomedical Systems in Africa.* New York: Guilford.

Goode, W. J. (1960). "Encroachment, Charlatanism and the Emerging Profession: Psychology, Medicine and Sociology", *American Sociological Review*, 25: 902–914.

Gottfried, R. S. (1983). *The Black Death: Natural and Human Disaster in Medieval Europe.* New York: Free Press.

Graham, H. (1984). *Women, Health and Family.* London: Tavistock.

Graham, H. (1985). *Health and Welfare.* Edinburgh: Nelson.

Graham, H. (1993). *Hardship and Health in Women's Lives.* New York and London: Wheatsheaf.

Graham, H. (1987). "Women's Smoking and Family Health", *Social Science and Medicine*, 25: 47–56.

Green, L. W. and Anderson, C. L. (1986). *Community Health.* St. Louis: Morsby College.

Griffiths, R. (1988). *Community Care: Agenda for Action.* London: HMSO.

Hak, T. (1994). "The Interactional Forms of Professional Dominance", *Sociology of Health and Illness*, 16 (4): 245–256.

Hall, O. (1948). "The Stages of a Medical Career", *American Journal of Sociology*, 53: 327–336.

Hall, P. and Soskice, D. (eds.) (2001). *Varieties of Capitalism: The Institutional Foundations of Comparative Advantage.* Oxford: Oxford University Press.

Haralambos, M., Van Krieken, R., Smith, P. and Holborn, M. (1996). *Sociology: Themes and Perspectives (Australian Edition).* Melbourne: Addison Wesley Longman Australia Pty Limited, Chapter 4, pp. 157–195.

Hart, N. (1985). "The Sociology of Health and Medicine", in M. Haralambos (ed.), *Sociology: New Directions.* Ormskirk: Causeway.

Haug, M. (1973). "Deprofessionalization: An Alternative Hypothesis for the Future", *Sociological Review Monograph*, 20: 195–211.

Havinghurst, R., Neugarten, B. and Tobin, S. (1968). "Disengagement and Patterns of Ageing", in B. L. Neugarten (ed.), *Middle Age and Ageing.* Chicago: The University of Chicago Press.

Hearn, J. (1987). *The Gender of Oppression: Men, Masculinity and the Critique of Marxism.* Brighton: Wheatsheaf.

Hector, M. (2011). "What Is the Definition of Hospice". Accessed at http://dying. lovetoknow.com/What_Is_the_Definition_of_Hospice on August 15, 2011.

Heikes, E. J. (1991). "When Men Are in the Minority: The Case of Men in Nursing", *Sociological Quarterly*, 32 (3): 389–401.

Henslin, J. M. (2000). *Essentials of Sociology: A Down-To-Earth Approach (3rd ed.).* Boston: Allyn and Bacon, pp. 70–77.

Herd, P., Goesling, B., and House, J. S. (2007). "Socioeconomic Position and Health: The Differential Effects of Education versus Income on the Onset versus Progression of Health Problems", *Journal of Health and Social Behavior*, 48(3): 223–238.

Herzlich, C. and Pieret, J. (1986). "Illness: From Causes to Meaning", in C. Currer and M. Stacey (eds.), *Concepts of Health, Illness and Disease: A Comparative Perspective.* Leamington Spa: Berg.

Hillier, S. and Barrow, G. M. (1999). *Aging, the Individual, and Society* (7th ed.). Belmont, CA: Wadsworth Publishing Company, pp.65–90.

HMSO (1992). *General Household Survey.* London: HMSO.

HMSO (1994). *Social Trends.* London: HMSO.

Hockey, J. and James, A. (2003). *Social Identities Across the Life Course.* Basingstoke: Palgrave Macmillan.

Holohan, A. (1977). "Diagnosis: The End of Transition", in A. Davids and G. Horobin (eds.), *Medical Encounters: The Experience of Illness and Treatment.* New York: St. Martin's Press, pp. 87–97.

Horton, P. B., Leslie, G. R., R. F. and Horton, R. L. (1997). *The Sociology of Social Problems* (12th ed.) Upper Saddle River, New Jersey: Prentice Hall, Inc., pp. 203–228.

House, J. K., Landis, K. R. and Umberson, D. (1988). "Social Relationships and Health", *Science*, 214: 540–545.

Hugh, D. (1988). "When Nurse Knows Best: Some Aspects of Nurse/Doctor Interaction in a Casualty Department", *Sociology of Health and Illness*, 10 (1): 1–22.

Hughes, E. (1963). "Profession", *Daedalus*, reprinted in G. Esland, G. Salaman and M. A. Speakman (eds.) (1975), *People and Work.* Edinburgh: Holmes McDougall.

Hughes, G. (1998). "A Suitable Case for Treatment? Constructions of Disability", in E. Saraga (ed.), *Embodying the Social: Constructions of Difference.* London: Routledge, pp. 43–90.

Illich, I. (1976). *Limits to Medicine: Medical Nemesis.* Harmondsworth: Penguin.

Illich, I. (1993). "The Epidemics of Modern Medicine", in N. Black, D. Boswell, A. gary, S. Murphy and J. Popay (eds.), *Health and Disease: A Reader.* Milton Keynes: Open University Press.

Jeffery, R. (1979). "Normal Rubbish: Deviant Patients in Casualty Departments",

Sociology of Health and Illness, 1 (1): 90–107.

Jewson, N. (1976). "The Disappearance of the Sick Man from Medical Cosmology 1770–1870", *Sociology*, 10: 225–244.

Johnson, T. (1972). *Professions and Power*. London: Macmillan.

Johnson, T. (1977). "Professions in the Class Structure", in R. Scase (eds.), *Industrial Society: Class, Cleavage and Control*. London: Allen& Unwin.

Johnstone, D. (1998). *An Introduction to Disability Studies*. London: David Fulton Publishers.

Kawachi, I. and Kennedy, B. (1997). "Socioeconomic Determinants of Health: Health and Social Cohesion: Why Care about Income Inequality?" *British Medical Journal*, 314 (5): 1037–1040.

Kawachi, I. and Berkman, L. F. (2001). "Social Ties and Mental Health", *Journal of Urban Health*, 78: 838–863.

Kelly, M. P. and May, D. (1982). "Good Patients and Bad Patients: A Review of the Literature and a Theoretical Critique", *Journal of Advanced Nursing*, 7: 147–156.

Kennedy, B., Kawachi, I., Glass, G. and Prothrow-Smith, D. (1998). "Income Distribution, Socioeconomic Status, and Self Rated Health in the United States: Multilevel Analysis", *British Medical Journal*, 317: 917–921.

Kirby, M., Kidd, W., Koubel, F., Barter, J., Hope, T. Kirton, A., Madry, N., Manning, P. and Triggs, K. (1997). *Sociology in Perspective*. Oxford: Heinemann.

Kossoff, J. (1995). "Second Class Males", *Times Out*, 1–8 February.

Kratz, C. R. (ed.) (1979). *The Nursing Process*. London: Balliere Tindall.

Kuber-Ross, E. (1966). *On Death and Dying*. New York: Scribner.

Laslett, P. (1987). "The Emergence of the Third Age", *Ageing and Society*, 7(2): 133–169.

Laslett, P. (1989). *Fresh Map of Life: Emergence of the Third Age*. London: Weidenfeld and Nicholson.

Lassey, M. L., Lassey, W. R. and Jinks, M. J. (eds.) (1997). *Health Care Systems around the World*. Upper Saddle, N.J.: Prentice Hall.

Lauer, R. H. (1995). *Social Problems and the Quality of Life* (6th ed.). Madison, Wisconsin: Wm. C. Brown Communications, Inc., pp. 462–499.

Laumann, E. O., Gagnon, J. H., Michael, R. T. and Michaels, S. (1994). *The Social*

Organization of Sexuality: Sexual Practices in the United States. Chicago: University of Chicago Press.

Le Fanu, J. (1999). *The Rise and fall of Modern Medicine.* London: Little Brown & Co.

Lesson, J. and Gray, J. (1978). *Women and Medicine.* London: Tavistock.

Li, Pui-Ling (1992). "Health Needs of the Chinese Population", in W. Ahmad (ed.), *The Politics of Race and Health.* London: Race Relation Research Unit, University of Bradford.

Link, B. and Phelan, J. (1995). "Social Conditions as Fundamental Causes of Disease", *Journal of Social Behavior.* Extra Issue: 95–114.

Littlewood R. and Lipsedge, M. (1982). *Ethnic Minorities and Psychiatry.* Harmondsworth: Penguin.

Livingston, I. L. (1994). *Handbook of Black American Health: The Mosaic of Conditions, Issues, and Prospects.* Westport, CT: Greenwood.

Lupton, G. and Najman, J. (eds.) (1989). *Sociology of Health and Illness: Australian Readings.* Melbourne: Macmillan.

Lynch J. W. and Kaplan, G. A. (1997). "Understanding How Inequality in the Distribution of Income Affects Health", *Journal of Health Psychology*, 2: 297–314.

Lynch, J. W., Smith, G. D., Kaplan, G. A. and House, J. S. (2000). "Income Inequality and Mortality: Importance to Health of Individual Income, Psychosocial Environment, or Material Conditions", *BMJ*, 320: 1200–1204.

Macfarlane, A. (1990). "Official Statistics and Women's Health and Illness", in R. Roberts (ed.), *Women's Health Counts.* London: Routledge & Kegan Paul.

Macintyre, S. (1993). "Gender Differences in the Perceptions of Common Cold Symptoms", *Social Science and Medicine*, 36 (1): 15–20.

MacVicar, J. (1990). "The Asian Mother and Child", in B. McAvoy and L. Donaldson (eds.), *Health Care for Asians.* Oxford: Oxford University Press.

Marks, D. (1999). *Disability: Controversial Debates and Psychosocial Perspectives.* London: Routledge.

Marmot , M. (2004). *Status Syndrome.* London: Bloomsbury Publishing.

Marmot, M. G., Bosma, H., Hemmingway, H., Brunner, E., and Stansfeld, S. (1997). "Contribution of Job Control and Other Risk Factors to Social Variation in Coronary Heart Disease Incidence", *Lancet*, 350: 235–239.

Marmot , M. and Wilkinson, R. G. (eds.) (1999). *Social Determinants of Health*. Oxford: Oxford University Press.

Marshall, T. H. (1964). *Class, Citzenship, and Social Development*. Garden City, N.Y.: Doubleday.

Marmot, M., Davey-Smith, G., Stansfield, S., Patel, C., North, F. and Head, J. (1991). "Health Inequalities among British Civil Servants: The Whitehall Study II", *Lancet*, 3371387–1392.

Marsland, D. and Anderson, D. (1981). *Breaking the Spell of the Welfare State*. London: Social Affairs Unit.

Martin, E. (1989). *The Woman in the Body: A Cultural Analysis of Reproduction*. Milton Keynes: Open University Press.

McCarthy, P., Byrne, S. and Keithley, J. (1985). "Respiratory Conditions: Effects of Housing and Other Factors", *Journal of Epidemiology and Community Health*, 39: 15–19.

McClelland, A. (2006). "What Is Social Policy?" in A. McClelland and P. Smyth (eds.), *Social Policy in Australia: Understanding for Action*. South Melbourne: Oxford University Press, pp. 5–18.

Mckeown, T. (1976). *The Role of Medicine: Dream, Mirage or Nemesis*. London: Nuffield Provincial Hospitals Trust.

McKeown, T. (1988). *The Origins of Human Disease*. Oxford: Basil Blackwell.

McKinlay, J. (1984). *Issues in the Political Economy of Health Care*. London: Tavistock.

McKinlay, J. and Arches, J. (1985). "Towards the Proletarianization of Physicians", *International Journal of Health Services*, 15: 161–195.

Millen, N. (1989). "The Factors Behind the Emergent Militancy of Nurses in the Pursuit of Work Satisfaction and Professionalism", in G. M. Lupton and J. Najman (eds.), *Sociology of Health and Illness*. Melbourne: Macmillan, pp. 236–258.

Millerson, G. L. (1964). *The Qualifying Association*. London: Routledge and Kegan Paul.

Monaem, A. (1989). "An Orientation to Health Promotion", in G. M. Lupton and J. M. Najman (eds.), *Sociology of Health and Illness: Australian Readings*. Melbourne: Macmillan, pp. 283–308.

Morgan, M., Calnan, M. and Manning, N. (1985). *Sociological Approaches to Health and Medicine*. London: Croom Helm.

Morrow, A. (2010). "What Does the Hospice Social Worker Do?" Accessed at http://dying.about.com/od/thepalliativecareteam/f/hospice_social_worker.htm on August 15, 2011.

Morse, J. M. (1991). "Negotiating Commitment and Involvement in the Nurse-Patient Relationship", *Journal of Advanced Nursing*, 16: 455–468.

Mwabu, G. M. (1984). "A Model of Household Choice among Medical Treatment Alternatives in Rural Kenya", Unpublished Ph. D. Dissertation, Boston University.

National Cancer Institute (2000). *Cancer Among Blacks and Other Minorities: Statistical Profiles.* Washington, DC: U.S. Department of Health and Human Services, Public Health Service, National Institutes Services.

National Heart Foundation of Australia (1983). *Risk Factor Prevalence Study, Report 2.* Sydney: National Heart Foundation of Australia.

Nava, M. (1992). *Changing Cultures: Feminism, Youth and Consumer.* London: Sage.

Navarro, V. (1978). *Class, Struggle, the State and Medicine.* London: Martin Robertson.

Navarro, V. (1979). *Medicine Under Capitalism.* London: Croom Helm.

Nettleton, S. (1995). *The Sociology of Health and Illness.* Cambridge: Polity Press.

Nettleton, S. and Bunton, R. (1995). "Sociological Critiques of Health Promotion", in R. Bunton, S. Nettleton and R. Burrows (eds.), *The Sociology of Health Promotion: Critical Analyses of Consumption, Lifestyle and Risk.* London: Routledge, pp. 41–58.

New South Wales Traffic Authority (1984). *Road Accident Factor, Who, When, Where?* Sydney: NSW Traffic Authority.

Nutbeam, D. (1985). *Health Promotion Glossary.* Copenhagen: WHO Regional Office for Europe.

Oakley, A. (1972). *Sex, Gender and Society.* London: Temple Smith.

Oakley, A. (1984). *The Captured Womb: A History of the Medical Care of Pregnant Women.* Oxford: Blackwell.

Oakley, A. (1993). *Women, Medicine and Health.* London: Edinburgh: Edinburgh University Press.

O'Connor, J. (1973). *The Fiscal Crisis of the State.* New York: St. Martin's Press.

Office for National Statistics (1998). *Social Trends 28.* London: The Stationery Office.

ONS (Office for National Statistics) (2005). *Focus on Older People.* London: The

Stationery Office.

OPCS (1992). *General Household Survey 1990.* London: HMSO.

Ott, E. M. (1989). "Effects of the Male-female Ratio at Work: Policewomen and Male Nurses", *Psychology of Women Quarterly*, 13: 41–57.

Paffenbarger, R. S. and Hyde, R. T. (1984). "Exercise in the Prevention of Coronary Heart Disease", *Preventive Medicine*, 13: 3–12.

Pahl, J. (1993). "The Allocation of Money and the Structuring of Inequality within Marriage", *Sociological Review*, 31: 237–262.

Parkin, F. (1974). "Strategies of Social Closure and Class Formation", in F. Parkin (ed.), *The Social Analysis of Class Structure.* London: Tavistock.

Parrillo, V. N., Stimson, J. and Stimson, A. (1996). *Contemporary Social Problems* (3rd ed.), Boston: Allyn and Bacon, pp. 383–413.

Parry, N. and Parry, J. (1976). *The Rise of the Medical Profession.* London: Croom Helm.

Parsons, L., Macfarland, A. and Golding, J. (1993). "Pregnancy, Birth and Maternity Care", in W. I. U. Ahmad (ed.), *"Race" and Health in Contemporary Britain.* Buckingham: Open University Press.

Parsons, T. (1942). "Age and Sex in the Social Structure of the United States", *American Sociological Review*, 7: 604–616.

Parsons, T. (1951). *The Social System.* Glencoe: Free Press.

Parsons, T. (1958). "Definitions of Health and Illness in the Light of the American Values and Social Structure", in E. G. Jaco (ed.), *Patients, Physicians, and Illness.* New York: Free Press.

Parsons, T. (1975). "The Sick Role and the Role of the Physician Reconsidered", *Health and Society*, 53 (3): 257–278.

Parsons, T. and Fox, R. C. (1953). "Illness, Therapy and the Modern Urban American Family", *Journal of Social Issues*, 8: 31–44.

Paton, C. (1992). *Competition and Planning in the NHS: The Danger of Unplanned Market.* London: Chapman Hall.

Payne, S. (1991). *Women, Health and Poverty: An Introduction.* London: Harvester/ Wheatsheaf.

Pearson, M. (1991). "Ethnic Differences in Infant Health", *Archives of Disease in Childhood*, 66: 88–90.

Perrow, C. (1963). "Goals and Power Structures: A Historical Case Study", in E. Freidson (ed.), *The Hospital in Modern Society*. New York: The Free Press, pp. 112–146.

Perrow, C. (1979). *Complex Organizations: A Critical Essays* (2nd ed.). Glenview, IL: Scott, Foresman & Company, pp. 220–221.

Phillimore, P., Beattie, A. and Townsend, P. (1994). "Widening Inequality of Health in Northern England", *British Medical Journal*, 308: 1126–1138.

Pierson, C. (1994). *Dismantling the Welfare State?* Cambridge: Cambridge University Press.

Pill, R. and Scott, N. (1982). "Concepts of Illness Causation and Responsibility: Some Preliminary Data from a Sample of Working Class Mothers", *Social Science and Medicine*, 16 (1): 43–52.

Polednak, A. (1990). "Morality from Diabetes Mellitus, Ischaemic Heart Disease and Cerebrovascular Disease Among Blacks in Higher Income Areas", *Public Health Reports*, 105 (45): 3939–3999.

Popay, J. (2000). "Social Capital: The Role of Narrative and Historical Research", *Journal of Epidemiological Community Health*, 54: 401–405.

Porter, S. (1991). "A Participant Observation Study of Power Relations between Nurses and Doctors in a General Hospital", *Journal of Advanced Nursing*, 16: 728–735.

Porter, S. (1992). "Women in a Women's Job: The Gendered Experience of Nurses", *Sociology of Health and Illness*, 14 (4): 510–527.

Potter, S. and McKinley, J. B. (2005). "From a Relationship to Encounter: An Examination of Longitudinal and Lateral Dimensions in the Doctor-Patient Relationship", *Social Sciences & Medicine*, 61(2): 4650470.

Powles, J. and Salzberg, M. (1989). "Work, Class or Life-Style? Explaining Inequality in Health", in G. M. Lupton and J. K. Najman (eds.), *Sociology of Health and Illness: Australian Readings*. Melbourne: Macmillan Education Australian, Ltd., pp. 135–168.

Power C. and Hertzman, C. (1997). "Social and Biological Pathways Linking Early Life and Adult Disease", in M. Marmot and M. E. J. Eadsworth (eds.), *Fetal and Early Childhood Environment: Long-term Health Implications*. London: Royal Society of Medicine Press Limited/British Medical Bulletin, 53 (1): 210–222.

Pretorius, E., de Klerk, G. W. and van Rensburg, H. C. J. (1993). *The Traditional Healer in South African.* Pretoria: Human Sciences Research Council.

Punamaki, R. and Aschan, H. (1994). "Self-Care and Mastery among Primary Health Care Patients", *Social Science and Medicine*, 39 (5): 124–137.

Raftery, J., Jones, D. and Rosato, M. (1990). "The Mortality of First and Second Generation Irish Immigrants in the UK", *Social Science and Medicine*, 31: 577–584.

Ramesh, M. and Asher, M. (2000). *Welfare Capitalism in Southeast Asia: Social Security, Health and Education Policies.* London: Macmillan.

Reid, I. (1989). *Social Class Differences in Britain* (3rd ed.). Glasgow, U.K.: Fontana Press.

Reid, I. (1998). *Class in Britain.* Cambridge: Polity Press.

Reidy, A. (1984). "Marxist Functionalism in Medicine: A Critique of the Work of Vicente Narvarro on Health and Medicine", *Social Science and Medicine*, 19 (9): 897–910.

Relman, A. S. (1980). "The New Medical Industrial Complex", *New England Journal of Medicine*, 303: 963–970.

Rensburg, H. C. U. van (1996). "Demographic Transition, Social Security, and Health Care: The South African Case", in W. Yang and M. Lee (eds.), *Demographic Transition, Health Care and Social Security.* Taipei: Academia Sinica.

Riessman, C. T. (1980). "Women and Medicalization", *Social Policy*, 14: 3–18.

Roberts, H. (1985). *Women: The Patient Patients.* London: Pandora Press.

Robertson, I. (1989). *Society: A Brief Introduction.* New York: Worth Publishers, Inc. pp. 292–313.

Roemer, M. I. (1976). *Health Care Systems in World Perspective.* Ann Arbor: Health Administration Press.

Rose, G. (1992). *The Strategy of Preventive Medicine.* Oxford: Oxford Medical Publications.

Rosenhan, D. L. (1973). "On Being Sane in Insane Places", *Science* 179 (January 19): 250–258.

Rosenstock, I. (1966). "Why People Use Health Services", *Milbank Memorial Fund Quarterly*, 44: 94–127.

Rosenthal, C. J., Marshall, V. W., Macpherson, A. S. and French, S. E. (1980). *Nurses,*

Patients and Families. London: Croom Helm.

Ross, M. (1994). "AIDS and the New Public Health", in C. Waddell and A. Petersen (eds.), *Just Health.* Melbourne: Churchill Livingston, pp. 323–335.

Russell, C. and Schofield, T. (1986). *Where It Hurts: An Introduction to Sociology for Health Workers.* Sydney: Allen & Unwin.

Russell, R. and Tyler, M. (2002). "Thank Heaven for Little Girls: 'Girl Heaven' and the Commercial Context of Feminine Childhood", *Sociology*, 36(3): 619–637.

Saggers, S. and Gray, D. (1991). *Aboriginal Health and Society.* Sydney: Allen & Unwin.

Salvage, J. and Kershaw, B. (1990). *Models for Nursing.* London: Heinemann.

Sargent, M. (1994). *The New Sociology for Australians* (3rd ed.). Melbourne: Longman, pp. 135–163.

Schaefer, R. T. (2008). *Sociology: A Brief Introduction (7th ed.).* Boston: The Mc-Graw-Hill Companies, Inc., pp.260–288.

Schaefer, R. T. (2003). *Sociology* (8th ed.). New York: the McGraw-Hill Companies, Inc., pp. 472–497.

Schaefer, R. T. and Lamm, R. P. (1998). *Sociology* (6th ed.). New York: the McGraw-Hill Companies, Inc., pp. 479–507.

Scheff, T. (1966). *Being Mentally Ill: A Sociological Theory.* Chicago: Aldine.

Schon, D. (1991). *The Reflective Practitioner* (2nd ed.). San Francisco: Jossey Bass.

Schwartz, H. D. and Kart, C. S. (1978). "Variations in Introductory Sociology Courses", *American Sociologists*, 7 (9): 19–20.

Scott, W. R. (2003). *Organizations: Rational, Natural, and Open Systems* (5th ed.). New Jersey: Pearson Education, Inc.

Scully, D. and Bart, P. (1978). "A Funny Thing Happened on the Way to the Orifice: Women in Gynaecological Textbooks", in J. Ehrenrich (ed.), *The Cultural Crisis of Modern Medicine?* New York: Monthly Press.

Senior, M. and Viveash, B. (1998). *Health and Illness.* London: Macmillan Press, Ltd.

Shapiro, M. (1995). "Doctors Learning Their Trade", in G. Lupton and J. Majman (eds.), *Sociology of Health and Illness.* Melbourne: Macmillan, pp. 217–235.

Simpson, I. H., Back, K., Ingles, T., Kerckhoff, A. and McKinney, J. C. (1979). *From Student to Nurse: A Longitudinal Study of Socialization.* Cambridge: Cambridge University Press.

Skrabanek, P. and McCormick, J. (1989). *Follies and Fallacies in Medicine.* London: Tarragon Press.

Skrimshire, A. (1978). *Area Disadvantage, Social Disadvantage and Health Service.* Oxford: Oxford University Press.

Smith, J. (1983). *The Idea of Health.* New York: Teachers College Press.

Smyth, P. (2006). "Australian Social Policy in An International Context", in A. McClelland and P. Smyth (eds.), *Social Policy in Australia: Understanding for Action.* Melbourne: Oxford University Press, pp. 112–116.

Sontag, S. (1990). *AIDS and Its Metaphor.* Harmondsworth: Penguin.

Stacey, M. (1988). *The Sociology of Health and Healing.* London: Unwin Hyman.

Starr, P. (1982). *The Social Transformation of American Medicine.* New York: Basic Books.

Stein, L. (1978). "The Doctor-Nurse Game", in R. Dingwall and J. McIntosh (eds.), *Readings in the Sociology of Nursing.* Edinburgh: Churchill Livingstone.

Stern, J. (1983). "Social Mobility and the Interpretation of Social Class Mortality Differentials", *Journal of Social Policy*, 12 (1): 27–49.

Stevens, R. (1989). *In Sickness and in Wealth: American Hospitals in the Twentieth Century.* New York: Basic Books.

Stipp, D. (1995). "Our Prehistoric Past Casts Ills in New Light, Some Scientists Say", *The Wall Street Journal* , May 24, pp. 1, 5.

Stockwell, F. (1972). *The Unpopular Patient.* London: Royal College of Nursing.

Strauss, A., Erlich, D., Bucher, R., Sabschin, M. and Schatzman, L. (1978). "The Hospital and Its Negotiated Order", in P. Worsley et al. (eds.), *Modern Sociology.* Harmondsworth: Penguin, pp. 394–405.

Strauss, R. (1957). "The Nature and Status of Medical Sociology", *American Sociological Review*, 22: 200–204.

Strong, P. M. (1979). *The Ceremonial Order of the Clinic: Patients, Doctors and Medical Bureaucracies.* London: Routledge and Kegan Paul.

Sullivan, T. J. (1995). *Sociology: Concepts and Applications in a Diverse World* (3rd ed.). Boston: Allyn and Bacon, pp. 268–301.

Suillivan, T. J. (1997). *Introduction to Social Problems* (4th ed.). Boston: Allyn and Bacon, pp. 118–163.

Susser, M. and Susser, E. (1996a). "Choosing a Future for Epidemiology: I Eras and Paradigms", *American Journal of Public Health*, 86: 668–673.

Susser, M. and Susser, E. (1996b). "Choosing a Future for Epidemiology: II From Black Box to Chinese Boxes and Eco-epidemiology", *American Journal of Public Health*, 86: 674–677.

Szasz, T. (1970). *The Manufacture of Madness*. New York: Dell.

Szasz, T. (1986). *Insanity: The Idea and Its Consequences*. New York: Wiley.

Szasz, T. and Hollender, M. (1956). "A Contribution to the Philosophy of Medicine: The Basic Models of the Doctor-Patient Relationship", *Journal of the American Medical Association*, 97: 585–588.

Thio, A. (1997). *Sociology: A Brief Introduction* (3rd ed.). New York: Addison Wesley Longman, Inc., pp. 283–294.

Thompson, W. E. and Hickey, J. V. (1994). *Society in Focus: An Introduction to Sociology*. New York: Harper Collins College Publishers, pp. 454–477.

Thorogood, N. (1992). "What Is the Relevance of Sociology for Health Promotion", in R. Buton and G. Macdonald (eds.), *Health Promotion: Discipline and Diversity*. London: Routledge.

Titmuss, R. (1974). *Social Policy: An Introduction*. London: Allen & Unwin.

Torrey, E. F. (1974). *The Death of Psychiatry*. New York: Penguin.

Townsend, P. (1995). "The Burden of Smoking", in M. Benzeval, K. Judge and M. Whitehead (eds.), *Tackling Inequalities in Health*. London: King's Fund.

Townsend, P. and Davidson, N. (1982). *Inequalities in Health: The Black Report*. Harmondsworth: Penguin.

Tuckett, D. (ed.) (1976). *An Introduction to Medical Sociology*. London: Tavistock.

Turner, B. S.(ed.) (1993). *Citizenship and Social Theory*. London: Sage.

Turner, B. S. (1995). *Medical Power and Social Knowledge* (2nd ed.). London: Sage Publications.

Turner, B. S (1996). *The Body and Society*. London: Sage.

Twaddle, A. and Hessler, R. (1986). *A Sociology of Health*. (2nd ed.). New York: Macmillan.

UN (United Nations) (2010). *The United Nations and Disabled Persons: The First 50 Years*. New York: United Nations/Division for Social Policy and Development.

Ussher, J. (1989). *The Psychology of the Female Body*. London: Routledge.

Wadsworth, M. E. J. (1986). "Serious Illness in Childhood and Its Association with Later-Life Achievement", in R. G. Wilkinson (ed.), *Class and Health: Research and Longitudinal Data*. London: Tavistock.

Wagstaff, A., Doorslaer, E. and Rutten, F. (eds.) (1991). *Equity in the Finance and Delivery of Health Care*. Milton Keynes: Open University Press.

Waitzkin, H. (1983). *The Second Sickness: Contradictions of Capitalist Health Care*. New York: Free Press.

Walker, A. (1986). "The Politics Ageing in Britain", in C. Phillipson, M. Bernard and P. Strang (eds.), *Dependency and Interdependency in Old Age: Theoretical Perspectives and Policy Alternatives*. London: Croom Helm.

Ward, P. (1985). *Welfare Politics in Mexico*. London: Allen & Unwin.

Warner, D. C. (1991). "Health Issues in the U.S.-Mexican Border", *JAMA*, 265: 242–247.

Warren, J. R. (2009). "Socioeconomic Status and Health across the Life Course: A Test of the Social Causation and Health Selection Hypotheses", *Social Forces*, 87(4): 2125–2153.

Watson, J. (1988). *Nursing: Human Science and Human Care*. New York: National League for Nursing.

Watt, A. and Rodmell, S. (1993). "Community Involvement in Health Promotion: Progress or Panacea?", in A. Beattie, M. Gott, L. Jones and M. Sidell (eds.), *Health and Wellbeing: A Reader*. London: Macmillan.

Weiss, G. L. and Lonquist, L. E. (1994). *Sociology of Health, Healing, and Illness*. Englewood Cliffs, N.J.: Prentice Hall.

Weitz, R. (2001). *The Sociology of Health, Illness, and Health Care: A Critical Approach*. Belmont, CA: Wadsworth.

Weitz, R.and Sullivan, D. (1986). "The Politics of Childbirth: The Re-Emergence of Midwifery in Arizona", *Social Problems*, 33: 163–175.

West, P. (1991). "Rethinking the Health Selection Explanation for Health Inequalities", *Social Science and Medicine*, 32 (4): 373–384.

White, K. (1991). "The Sociology of Health and Illness", *Current Sociology*, 39: 32–48.

Whitehead, M. (1988). *The Health Divide*. Harmondsworth: Penguin.

Whitehead, M. (1992). "The Health Divide", in *Inequalities in Health.* Harmondsworth:

Penguin.

Wilensky, H. L. (1975). *The Welfare State and Equality: Structural and Ideological Roots of Public Expenditures.* Berkeley: University of California Press.

Wilkinson, R. G. (1986). "Income and Mortality", in R. G. Wilkinson (ed.), *Class and Health: Research and Longitudinal Data.* London: Tavistock.

Wilkinson, R. G. (1994). "The Epidemiological Transition: From Material Scarcity to Social Disadvantages?", *Daedalus*, 123(4): 61–77.

Wilkinson, R. G. (1996). *Unhealthy Society: The Afflictions of Inequality.* London: Routledge.

Wilkinson, R. (1999). "Income Inequality, Social Cohesion, and Health: Clarifying the Theory—A Reply to Muntaner and Lynch", *International Journal of Health Services*, 29: 525–543.

Wilkinson, R. (2000). "Inequality and the Social Environment: A Reply to Lynch et al.", *Journal of Epidemiology and Community Health*, 54: 411–413.

Williams, C. L. (1992). "The Glass Escalator: Hidden Advantages for Men in the 'Female, Professions", *Social Problems*, 39 (3): 253–267.

Williams, D. R. and Collins, C. (1995). "U.S. Socioeconomic and Racial Differences in Health: Patterns and Explanations", *Annual Review of Sociology*, 21: 349–386.

Williams, R. (1992). "The Health of the Irish in Britain", in W. Ahmad (ed.), *The Politics of Race and Health.* London: Race Relations Research Unit, University of Bradford.

Willis, E. (1994). *Illness and Social Relations.* Sydney Allen & Unwin.

Witz, A. (1992). *Professions and Patriarchy.* London: Routledge.

WHO (World Health Organization) (1986). "Life-Style and Health", *Social Science and Medicine*, 22: 117–124.

WHO (World Health Organization) (1990). "Cancer Pain Relief and Palliative Care", *Report of a WHO Expert Committee (WHO Technical Report Series, No. 804).* Geneva: World Health Organization.

WHO (World Health Organization) (2001). *International Classification of Functioning, Disability Health.* Geneva: WHO.

Zastrow, C. (2000). *Social Problems: Issues and Solutions* (5th ed.). Belmont, CA: Wodsworth/Thomson Learning, pp. 296–320.

Zborowski, M. (1969). *People in Pain.* San Francisco: Jossey-Bass.

Zola, I. (1966). "Culture and Symptoms: An Analysis of Patients Presenting Complaints", *American Sociological Review*, 31: 615–638.

Zola, I. (1972). "Medicine as an Institution of Social Control", *Sociological Review*, 20: 480–504.

Zola, I. (1975). "In the Name of Health and Illness: On the Socio-political Consequences of Medical Influence", *Social Science and Medicine*, 9: 83–87.

Zola, I. (1983). *Socio-Medical Inquiries: Recollections, Reflections and Reconsiderations.* Philadelphia, PA: Temple University Press.

Zubin, J. and Spring, B. (1977). "Vulnerability: A New View of Schizophrenia", *Journal of Abnormal Psychology*, 86: 103–126.

中英索引

六　劃

九　劃

十二劃

十三劃

英中人名對照表

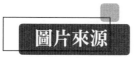
圖片來源

各篇扉頁，第一章扉頁上圖，第二章扉頁下圖，第三章扉頁圖，第四章扉頁上圖，第六章扉頁上圖，第十五章扉頁圖，圖 1-2，圖 2-3，圖 4-4，圖 15-1：Dreamstime

第一章扉頁下圖，第二章扉頁上圖，第四章扉頁下圖，第五章扉頁圖，第六章扉頁下圖，第七章扉頁圖，第八章扉頁圖，第九章扉頁圖，第十章扉頁圖，第十一章扉頁圖，第十二章扉頁圖，第十三章扉頁圖，第十四章扉頁圖，第十六章扉頁圖，圖 1-1，圖 1-3，圖 1-4，圖 2-2，圖 2-4，圖 3-1，圖 3-2，圖 3-3，圖 3-4，圖 4-1，圖 4-2，圖 5-1，圖 5-2，圖 6-1，圖 6-2，圖 6-3，圖 7-1，圖 7-2，圖 7-3，圖 8-1，圖 8-2，圖 8-3，圖 9-1，圖 9-2，圖 10-1，圖 10-2，圖 10-3，圖 11-1，圖 11-2，圖 12-1，圖 12-2，圖 13-1，圖 13-2，圖 14-1，圖 14-2，圖 15-2，第十四章第二節及第三節國旗圖樣，圖 16-1，圖 16-3：ShutterStock

圖 2-1：American Sociological Association

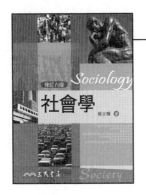

社會學　蔡文輝／著

　　社會學是一門研究人與人之間互動的社會科學，它試圖瞭解並分析人與團體、社會組織以及社會體系的相互關係，因此，社會學的範疇廣及家庭、政治、經濟、教育、宗教、社會等靜態與動態層次。本書以簡潔的文字將社會學的基本概念深入淺出地介紹給讀者，同時將中國社會結構充分與西方社會學概念整合，是每一個對社會學有興趣者必讀的入門書籍。

人口學　蔡宏進／著

　　人口學是社會科學的基礎學科之一，更是社會學領域的重要學門。作者以淺顯易懂的文字，開啟讀者對人口研究的認識之門。本書論述人口研究的重要性與發展趨勢，並論及人口研究的方法與理論、歷史與變遷、多種重要概念、人口與其他多項重要變數的關聯。全書架構完整，囊括人口學的重要議題，為對人口學有興趣的讀者必讀之佳作。

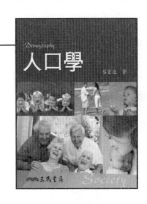

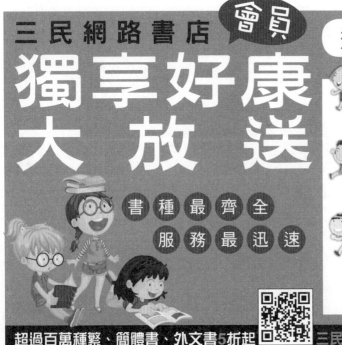
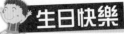